J. van Amerongen
F. Hersevoort-Zomer

Medisch-technisch handelen voor doktersassistenten

Toegang tot de website

Aan ieder exemplaar van de vierde druk van *Medisch-technisch handelen voor doktersassistenten* is een unieke inlogcode toegekend die gratis en onbeperkt toegang geeft tot de online versie van dit boek. Op de bijbehorende website staan meer dan 20 video's, toetsen, ruim 40 protocollen en volledige tekst en afbeeldingen.
Surf naar extras.bsl.nl/mth, registreer u met onderstaande activeringscode en maak uw eigen account aan.

Activeringscode:

Let op: de activeringscode waarmee u zich registreert kan slechts **eenmaal gebruikt** worden. Mocht u dit boek verkopen dan is deze code door de nieuwe eigenaar niet opnieuw te gebruiken om toegang te krijgen tot de website.

Technische ondersteuning nodig?

Heeft u problemen met inloggen of andere technische problemen met het gebruik van de website? Neem dan contact op met: onlineklantenservice@bsl.nl.

J. van Amerongen
F. Hersevoort-Zomer

Medisch-technisch handelen voor doktersassistenten

Vierde, herziene druk

Basiswerk AG staat onder redactie van:
H. Elling (AA)
J. van Amerongen (DA)

Bohn
Stafleu
van Loghum

Springer Media

Houten 2015

ISBN 978-90-368-0918-4

NUR 891
Afbeeldingen: J. van Amerongen, Medisch Service Nederland
Basisontwerp omslag: Studio Bassa, Culemborg
Automatische opmaak: Crest Premedia Solutions (P) Ltd., Pune, India

Bohn Stafleu van Loghum
Het Spoor 2
Postbus 246
3990 GA Houten

www.bsl.nl

Woord vooraf

Bij de vierde druk zijn de medisch-technische handelingen geactualiseerd aan de vigerende standaarden. Daarnaast is het boek uitgebreid met een tweetal handelingen, te weten het hechten van wonden en de zuurstofsaturatiemeting.

Bij de beschrijving van de handelingen dienden de (werkveld)standaarden (NHG, CBO, WIP, RIVM en JGZ) steeds als leidraad. In dit basiswerk zijn vrijwel alle in het kwalificatiedossier genoemde medisch-technische handelingen opgenomen, met uitzondering van de reanimatie en EHBO-handelingen. Voor deze handelingen verwijzen we naar het boekje *Eerste hulp* van het Nederlandse Rode Kruis of het *Oranje-Kruisboekje*.

Met de aankoop van dit boek wordt toegang verkregen tot de website extras.bsl.nl/mth. Deze website bevat meer dan veertig protocollen en video's van medisch-technische handelingen. In de hoofdstukken van het boek wordt met behulp van genummerde icoontjes verwezen naar de bijbehorende protocollen op de website.

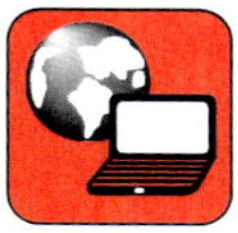

Protocol 1

Voor de totstandkoming van dit boek zijn we veel mensen dank verschuldigd; het zou te ver voeren hen allemaal te noemen. We maken graag een uitzondering voor Dorry Laarakkers-van Oort. We hebben dankbaar gebruikgemaakt van haar opmerkingen.

Uiteraard is dit boek niet volmaakt en zal het dat waarschijnlijk ook nooit worden. We stellen kritische opmerkingen van de kant van de gebruikers daarom zeer op prijs.

J. van Amerongen en **F. Hersevoort-Zomer**

Hoogeveen, 2015

Inhoud

Het uitvoeren van medisch-technische handelingen

1.1 Beroepshouding

In dit boek worden veel medisch-technische handelingen aangeleerd. Het gevaar bestaat daarbij dat je je als beginnend beroepsbeoefenaar in de praktijk zo sterk op de handeling moet concentreren dat je de patiënt als het ware uit het oog verliest. Anderzijds kan een handeling voor een ervaren beroepsbeoefenaar zo normaal geworden zijn dat vergeten wordt dat deze handeling voor de patiënt wel heel bijzonder is. Belangrijk is daarom een goede beroepshouding waarbij je de patiënt volledig aandacht geeft.

Realiseer je daarbij altijd dat veel medisch-technische handelingen voor de meeste patiënten nieuw en onbekend zijn. Een patiënt kan het maken van een hartfilmpje (ECG) als bedreigend ervaren doordat hij aan allerlei draden vastgelegd wordt. Bij wondverzorging zul je zelf niet meer zo snel schrikken van een vies verband. Je let vooral op de wond en als je daarin vooruitgang ziet, ben je tevreden. Je weet dat een vies verband heel normaal is in deze situatie. Bij een patiënt kan dat heel andere gevoelens oproepen, zoals afkeer van het eigen lichaam. Een goed inlevingsvermogen zorgt ervoor dat je de situatie leert zien door de ogen van de patiënt. Hierdoor ben je in staat om de patiënt die informatie te geven die hij op dat moment nodig heeft. Realiseer je steeds weer dat alle medisch-technische handelingen in wezen vreemd zijn voor een patiënt. Hierdoor kun je voorkomen dat je deze handelingen routinematig gaat uitvoeren, zonder aandacht te besteden aan de gevoelens van de patiënt.

Hetzelfde geldt voor het ontkleden van de patiënt. Voor jou is het heel gewoon om te zeggen: 'Doet u uw bloes maar even uit', enzovoort. Er zijn echter nog veel mensen die er moeite mee hebben zich voor een onderzoek uit te kleden. Dit geldt vooral voor ouderen, die opgroeiden in een andere tijd. Ook mensen uit een andere cultuur of pubers kunnen het moeilijk vinden om zich voor een onderzoek uit te kleden. Dit gaat ook op voor lichamelijk contact. In je beroep raak je veel mensen aan op plekken waar je dat normaal gesproken niet doet. Dit kan voor sommige mensen heel vervelend zijn, zeker als ze te maken hebben gehad met mishandeling of misbruik. Ze ervaren het echt als een inbreuk op hun intimiteit, waarbij ook traumatische herinneringen boven kunnen komen. Voldoende privacy, uitleg en de patiënt op zijn gemak stellen, zijn zaken die weinig moeite hoeven te kosten, maar voor een patiënt veel kunnen betekenen.

1.2 Wet op de geneeskundige behandelingsovereenkomst

Aandacht voor je beroepshouding is ook terug te vinden in de Wet op de geneeskundige behandelingsovereenkomst (WGBO). Deze wet regelt de rechten van de patiënt. In de WGBO wordt ervan uitgegaan dat er bij een medische handeling sprake is van een overeenkomst tussen de hulpverlener (bijvoorbeeld een doktersassistent) en de patiënt. De WGBO kent hierbij twee belangrijke uitgangspunten: de informatieplicht en het toestemmingsvereiste. Je bent verplicht om de patiënt duidelijk te informeren over een behandeling, onderzoek of ingreep. Uitzonderingen hierop vormen patiënten die geen informatie willen. Als een patiënt bijvoorbeeld zegt: 'Verzorg die wond nu maar, ik hoef niet te weten wat je gaat doen', dan hoef je deze patiënt niet te vertellen wat er gaat gebeuren. De tweede uitzondering is een situatie waarin informatie schadelijk kan zijn voor de patiënt; vooral in de psychiatrie kom je dit nogal eens tegen. Informatie over de therapie die gevolgd moet worden kan een averechts effect hebben op die therapie.

Nadat de patiënt geïnformeerd is, moet hij toestemming geven. Bij eenvoudige onderzoeken en ingrepen hoef je daar niet apart om te vragen. Het uitsteken van de arm voor een venapunctie kan beschouwd worden als het geven van toestemming. Voor ingrijpende behandelingen is een uitdrukkelijke vraag om toestemming wel verplicht. Ook hier zijn er weer enkele uitzonderingen. Zo hoef je in acute situaties geen toestemming te vragen. En bij patiënten die geen toestemming kunnen geven, vraag je toestemming aan een vertegenwoordiger (zoals de ouders).

Deze combinatie van uitleg en toestemming wordt ook wel aangeduid met de term 'informed consent'. De patiënt verklaart daarbij toestemming te geven en geeft aan dat hij voldoende geïnformeerd is over de behandeling.

1.3 Wet beroepen in de individuele gezondheidszorg

De Wet beroepen in de individuele gezondheidszorg (Wet BIG) heeft als belangrijkste doel het verbeteren en waarborgen van de kwaliteit van de medische hulpverlening. Dit gebeurt onder andere met een openbaar register van mensen die een bepaalde (medische) opleiding hebben gevolgd. Voor acht beroepen in de gezondheidszorg is er via deze Wet BIG sprake van titelbescherming: arts, tandarts, apotheker, gezondheidszorgpsycholoog, psychotherapeut, fysiotherapeut, verloskundige en verpleegkundige.

De Wet BIG beschermt patiënten tegen ondeskundige hulpverleners. Een aantal medische handelingen is namelijk zo riskant dat alleen mensen die daarvoor voldoende bekwaam zijn ze mogen uitvoeren. Dit zijn de dertien 'voorbehouden handelingen':

1. verrichten van heelkundige handelingen;
2. verrichten van verloskundige handelingen;
3. verrichten van endoscopieën (onderzoek van lichaamsholten of inwendige kanalen);
4. verrichten van katheterisaties (inbrengen van een slangetje in bijvoorbeeld een bloedvat of de plasbuis);
5. geven van injecties;
6. verrichten van puncties (met behulp van een holle naald wordt bloed, vocht of weefsel uit het lichaam genomen);
7. onder narcose brengen;
8. in de gezondheidszorg gebruikmaken van radioactieve stoffen of toestellen die radioactieve stralen uitzenden;
9. verrichten van electieve cardioversie (het corrigeren van het hartritme met behulp van een elektrische schok);
10. verrichten van defibrillatie (het corrigeren van een hartstilstand met behulp van een elektrische schok);
11. toepassen van elektroconvulsieve therapie (met een korte elektrische stroomstoot wordt een epileptische aanval opgewekt om een ernstige depressie te behandelen);
12. steenvergruizing voor geneeskundige doeleinden;
13. verrichten van handelingen ten aanzien van menselijke geslachtscellen en embryo's, tenzij dit gedaan wordt om een zwangerschap tot stand te brengen.

1

Tabel 1.1 Voorbehouden handelingen die regelmatig aan de doktersassistent gedelegeerd worden

Voorbehouden handeling	Wat deze handeling onder meer inhoudt	Wat erop lijkt, maar geen voorbehouden handeling is
Heelkundige handelingen	– kleine chirurgische ingrepen – verwijderen van een wonddrain (een slangetje dat bloed en wondvocht uit het wondgebied afvoert) – wondtoilet (het reinigen van een wond)	– verwijderen van hechtingen – wondverzorging – verwijderen van tampons uit een bestaande holte
Geven van een injectie	– intramusculaire injectie – subcutane injectie – intracutane injectie – toedienen van lokale anesthesie (verdoving) per injectie	
Verrichten van puncties	– venapunctie (bloed opzuigen uit een ader)	– vingerprik

Het beroep doktersassistent wordt niet in de Wet BIG genoemd. Toch heeft ook een doktersassistent met deze wet te maken. Je verricht immers handelingen op het gebied van de individuele gezondheidszorg. Een groot aantal van deze handelingen valt niet onder de dertien voorbehouden handelingen, zoals wondverzorging, een vingerprik of het geven van advies bij koorts. Een aantal handelingen valt wel onder deze voorbehouden handelingen, zoals het geven van een injectie of het verrichten van een venapunctie. In tabel 1.1 zie je een overzicht van de voorbehouden handelingen die regelmatig aan doktersassistenten gedelegeerd worden.

Bij het verrichten van een medische handeling stelt de Wet BIG de voorwaarden van deskundigheid en bekwaamheid. Je bent deskundig als je voldoende scholing hebt gehad (zowel theorie als praktijk). Je bent bekwaam als je voldoende ervaring hebt om deze handeling zelfstandig uit te voeren. Dit betekent dat je een handeling regelmatig moet doen om bekwaam te zijn. Als je slechts enkele keren per jaar een venapunctie verricht, ben je hierin niet langer bekwaam. Daarnaast moet je jezelf geregeld laten beoordelen (meestal eens per jaar) bij het uitvoeren van de handeling door iemand die 'zelfstandig bevoegd' is in de Wet BIG (zoals een arts).

Bij de voorbehouden handelingen komen er nog twee voorwaarden bij: opdracht en mogelijkheid van tussenkomst van de arts. Dit betekent dat je de handeling alleen mag uitvoeren na een uitdrukkelijke opdracht van de arts. Dit hoeft niet voor iedere handeling apart: de arts kan je de opdracht geven om alle patiënten die vanmiddag komen een griepvaccinatie te geven of in het medisch dossier vastleggen dat er iedere drie weken een vitamine B12-injectie gegeven moet worden. De mogelijke tussenkomst van de arts houdt in dat deze, indien nodig, direct beschikbaar moet zijn om bij de voorbehouden handeling te assisteren of deze over te nemen, en er moet de mogelijkheid zijn van toezicht door de arts. Voor de griepspuit en de venapunctie maakt de Wet BIG wat dit betreft een uitzondering, want bij deze handelingen hoeft de arts alleen telefonisch bereikbaar te zijn. Wel moeten er dan duidelijke en schriftelijk vastgelegde afspraken zijn over wat de assistent moet doen als er iets niet goed gaat tijdens de handeling.

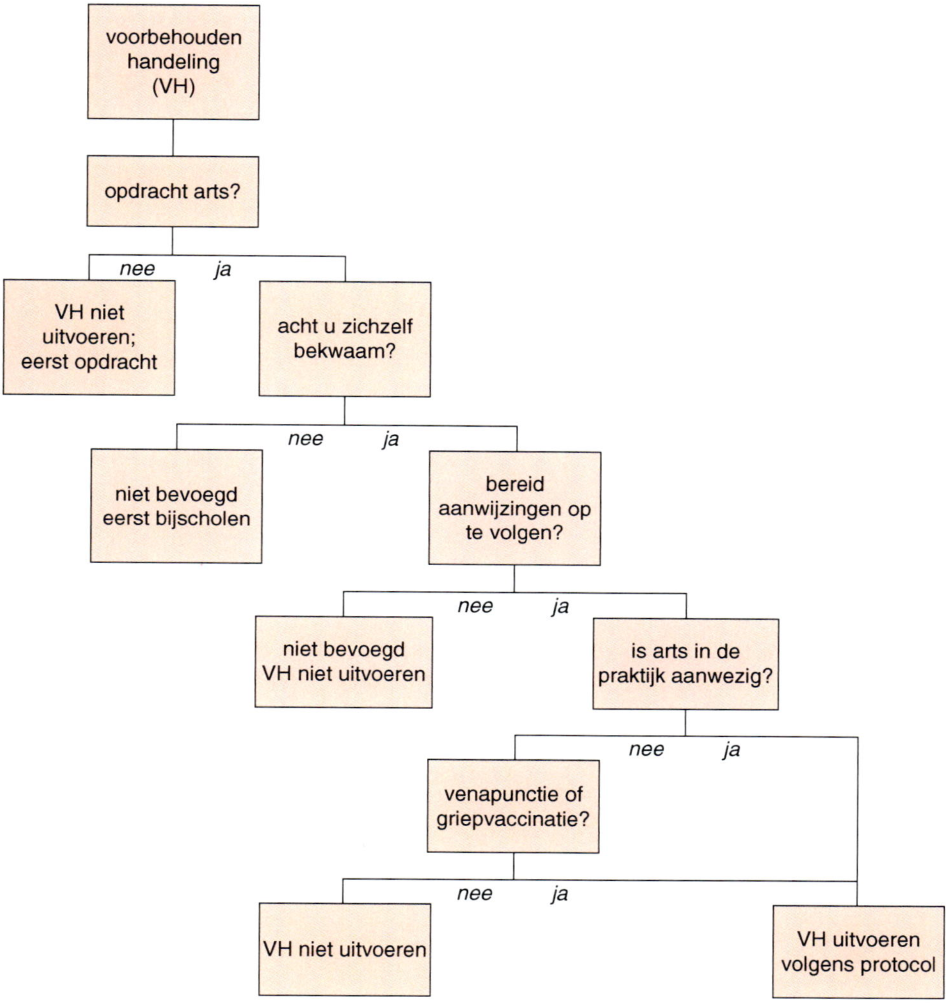

Figuur 1.1 Beslisschema voor het uitvoeren van een voorbehouden handeling (VH) door een doktersassistent.

Voor alle medische handelingen geldt dat de uitvoerder zelfstandig verantwoordelijk is voor die handelingen. Als je als doktersassistent een medische handeling verricht, dan ben je daar zelf verantwoordelijk voor en kun je daar ook zelf op aangesproken worden. Doordat doktersassistent geen geregistreerd beroep is volgens de Wet BIG, is er geen tuchtrecht op van toepassing. De aansprakelijkheid loopt dan via het gewone strafrecht of civiel recht. Bij iedere handeling moet je je daarom afvragen of je voldoet aan de eisen zoals die gesteld worden in de Wet BIG: deskundigheid en bekwaamheid en – bij voorbehouden handelingen – de opdracht en mogelijke tussenkomst van de arts. Als aan deze voorwaarden niet voldaan is, mag je de handeling niet uitvoeren. Een overzicht van deze afweging zie je in figuur 1.1.

De Wet BIG wordt voor doktersassistenten vaak in verband gebracht met medisch-technische handelingen, maar de wet speelt ook een rol bij andere aspecten van het beroep. Ook bij het afnemen van een anamnese, bij het geven van advies of voorlichting of als je besluit de arts wel of niet langs te sturen voor een visite, verricht je een handeling die valt onder de Wet BIG. En daarom moet je je steeds afvragen of je in staat bent om deze handeling zelfstandig uit te voeren. Goede werkafspraken en een geregeld werkoverleg met de arts kunnen veel problemen voorkomen. Dit betekent ook dat je verplicht bent om je deskundigheid op peil te houden, door het bijhouden van vakliteratuur en het volgen van bijscholingen.

1.4 Administratieve afhandeling

Na elke handeling moeten de gegevens in het medisch dossier van de patiënt worden vastgelegd. Dit kan in het journaaldeel (met de SOEP-notatie) of in het diagnostisch archief van het Elektronisch Medisch Dossier (EMD) van de patiënt. Vergeet daarbij niet dat voor sommige verrichtingen geldt dat ze apart gedeclareerd kunnen worden (voor meer informatie zie de *basiswerken AG* over administratie.)

SOEP-notatie:
- Subjectief: welke klachten heeft de patiënt?
- Objectief: wat is er bij onderzoek gevonden?
- Evaluatie: klacht- of ziektediagnose en ICPC-code.
- Plan: wat gaat er gebeuren (zoals advies, medicatie of verwijzing)?

Veilig werken

2.1 Algemeen

Het spreekt eigenlijk vanzelf dat het belangrijk is om veilig te werken. Dat heeft niet alleen te maken met de risico's die je als doktersassistent kunt lopen, maar ook met de veiligheid van de patiënt. Door onvoldoende veilig te werken zou je namelijk een ziektekiem van de ene patiënt kunnen overbrengen op de andere. Dit laatste wordt een kruisbesmetting genoemd.

De hoeveelheid voorzorgsmaatregelen die je moet nemen om veilig te werken, hangt echter wel samen met de plaats waar je werkt en met de patiënt waarmee je werkt. In een thuissituatie is de kans op besmetting met een agressieve ziektekiem namelijk niet zo groot. Die kans neemt toe in de huisartsenpraktijk en is nog weer groter in het ziekenhuis. De voorzorgmaatregelen die je moet treffen zijn in een ziekenhuis daarom veel uitgebreider en strenger dan in de huisartsenpraktijk.

Ook de soort patiënt kan van invloed zijn op de mate waarin je veilig moet werken. Zo moet je veel voorzichtiger zijn bij patiënten met een verminderde weerstand. Als je zelf een besmettelijke ziekte hebt maar nog wel in staat bent om te werken (bijvoorbeeld verkoudheid of diarree), kun je bij deze groep patiënten beter direct patiëntencontact vermijden.

Patiënten met verminderde weerstand

Bij de volgende patiënten moet je rekening houden met een verminderde weerstand:

- patiënten met een ziekte waardoor de afweer verzwakt kan zijn (zoals diabetes mellitus, kanker of aids);
- patiënten die medicijnen gebruiken die de afweer onderdrukken (zoals prednison, methotrexaat of azathioprine);
- patiënten jonger dan zes maanden of ouder dan zeventig jaar;
- patiënten met een verstandelijke beperking.

2.2 Persoonlijke hygiëne

Hygiënisch werken houdt allereerst persoonlijke hygiëne in. Elke dag douchen, goede gebitsverzorging en schone kleren dragen spreken hopelijk vanzelf. Daarnaast gelden de volgende regels.

Kleding

Als er bij kleine ingrepen kans bestaat op spatten van bloed of verontreiniging met ander lichaamsvocht, moet je speciale beschermende kleding dragen (zoals een schort). Beschermende kleding wordt vervangen bij verontreiniging of na maximaal een week. Wassen moet gedaan worden bij een temperatuur van ten minste 60°C. Om de handen en de onderarmen goed te kunnen reinigen moet er kleding worden gedragen met korte mouwen en mogen er geen sieraden, polshorloges, piercings en braces gedragen worden. Let erop dat de eigen kleding niet onder de korte mouwen van de beschermende kleding heen komt. Een laboratoriumjas heeft daarentegen altijd lange mouwen om de onderarmen te beschermen tegen het spatten van patiëntenmateriaal of chemicaliën. Draag op of over de beschermende kleding geen sieraden of accessoires.

Haren

Lang haar moet zo worden opgebonden of in een staart gedragen, dat contact van het haar met een patiënt niet mogelijk is. In een aantal situaties kan ook gebruikgemaakt worden van een muts die de haren helemaal bedekt.

Hoofddoek

Het dragen van een hoofddoek is toegestaan mits deze niet loshangt over de beschermende kleding en tijdens de uitvoering van de werkzaamheden niet in contact komt met de patiënt of met (patiënten)materiaal. De hoofddoek moet iedere dag verschoond worden. Dit verschonen moet direct gebeuren bij zichtbare verontreiniging.

Nagels

De nagels moeten kortgeknipt (wit gedeelte niet langer dan 2 mm) en schoon zijn. Omdat kunstnagels, gelnagels en nagellak een bron van een infectie kunnen vormen, zijn deze niet toegestaan.

Eten en drinken

Eet en drink niet in ruimten waarin patiënten behandeld worden of waar wordt gewerkt met patiëntenmateriaal. Het voedsel en de drank mogen ook niet, zelfs niet tijdelijk, in deze ruimten bewaard worden.

Bril

Een beschermende bril en een mond-neusmasker worden gedragen wanneer tijdens de behandeling een grote kans bestaat op spatten of spuiten van bloed of ander lichaamsvocht. Je kunt daarbij denken aan kleine chirurgische ingrepen als een ingegroeide teennagel, het hechten van een kleine snijwond of het verwijderen van een vetbult. Een normale bril kan als beschermende bril fungeren, als deze tenminste goed te reinigen is met water en zeep en te desinfecteren met alcohol 70%. Bij een beschermende bril en een mond-neusmasker wordt ook altijd beschermende kleding gedragen.

Ziek en werken?

Het kan gebeuren dat je niet helemaal fit bent, maar ook weer niet zo ziek dat je niet zou kúnnen werken. Vraag in dat soort situaties toch ook altijd aan je werkgever of je wel mág werken. Doe dit zeker ook als je last hebt van een huidinfectie (bijvoorbeeld een steenpuist), een nagelbedontsteking, aanhoudende diarree, waterpokken, gordelroos, koortsuitslag of een oogontsteking. Check dit ook altijd na een recent verblijf in een buitenlandse gezondheidszorginstelling.

Handen reinigen

Protocol 1

In principe moeten rond elk patiëntencontact de handen gereinigd worden. De WHO (Wereldgezondheidsorganisatie) beveelt aan om daarbij als uitgangspunt de vijf momenten van handhygiëne te gebruiken. Daarbij moeten de handen gewassen worden:

1. voordat een patiënt wordt aangeraakt;
2. voordat er wordt schoongemaakt of er wordt begonnen aan een medische procedure;
3. na contact met lichaamsmaterialen en vloeistoffen;
4. na lichamelijk contact met patiënten;
5. na contact met de omgeving van de patiënt.

In de huisartsenpraktijk hebben we echter veel minder te maken met ziektekiemen die niet of nauwelijks meer gevoelig zijn voor antibiotica. Daarom is het daar bij kort contact met patiënten (zoals een hand geven) niet nodig de handen te reinigen. Dat geldt echter wel in veel andere situaties. Zo moeten de handen altijd gereinigd worden voor en na:

- behandeling van wonden of contact met een wond;
- contact met bloed, urine, pus of ontlasting;
- contact met slijmvliezen;
- na toiletbezoek, hoesten en het snuiten van de neus (uiteraard met een papieren wegwerpzakdoekje). Als er geen wegwerpzakdoekje voorhanden is, kan eventueel gehoest of geniest worden in de elleboogholte.

In de praktijk heb je de keuze tussen handen wassen met water en zeep, en het inwrijven van de handen met handalcohol. Als de handen zichtbaar vuil zijn, wordt er echter altijd eerst gewassen met water en zeep.

Handen reinigen met handalcohol Zorg ervoor dat de handen helemaal droog zijn. Breng minimaal 3 ml handalcohol uit de dispenser (zie ◘ figuur 2.1) op de droge handen aan. Let erop dat er voldoende handalcohol wordt gebruikt. Wrijf de handen nu gedurende circa dertig seconden zorgvuldig over elkaar tot ze droog zijn. Ook de vingertoppen, duimen en de gebieden tussen de vingers en de polsen moeten grondig met de oplossing worden ingewreven.

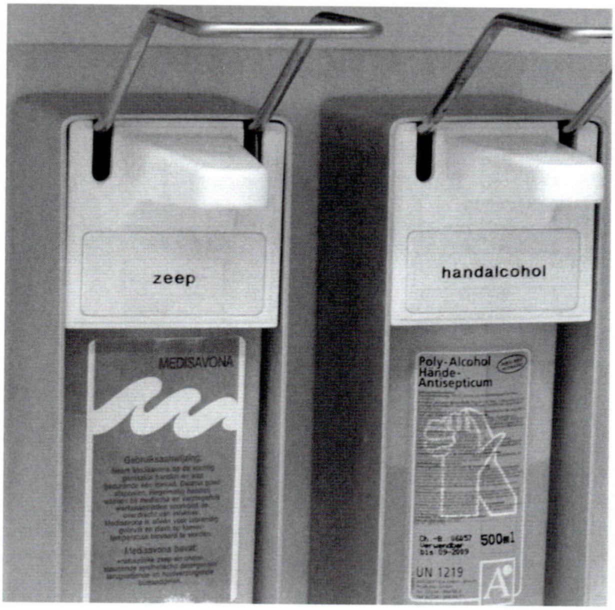

Figuur 2.1 Dispensers voor zeep en handalcohol met elleboogbediening.

Handen wassen met water en zeep Zet de kraan open en laat het water eerst even goed doorstromen. Maak de handen en de polsen nat en neem dan wat vloeibare zeep uit de zeephouder. Wrijf de handen gedurende tien seconden goed over elkaar en vergeet daarbij niet de vingertoppen, duimen en de gebieden tussen de vingers en de polsen mee te nemen (zie figuur 2.2). Spoel de handen goed af door het water vanaf de handen over de polsen naar beneden te laten stromen. Droog ze daarna met een papieren wegwerphanddoek en denk eraan om ook de polsen en de huid tussen de vingers goed te drogen. Sluit de kraan zonder die met de handen aan te raken (met de elleboog of met de papieren wegwerphanddoek). Doe ten slotte de wegwerphanddoek in de afvalbak, zonder daarbij de afvalbak met de handen aan te raken.

Handschoenen

Handschoenen verkleinen het risico op overdracht van ziektekiemen en worden altijd gedragen wanneer de handen in contact (kunnen) komen met bloed, urine, ontlasting, wonden, wondvocht of slijmvliezen. Ook worden er handschoenen gedragen bij het omgaan met materialen die hiermee in aanraking zijn geweest. Let op: handschoenen bieden geen bescherming tegen prikaccidenten.

Er zijn steriele en niet-steriele handschoenen. Het gebruik van steriele handschoenen in de huisartsenpraktijk blijft meestal beperkt tot ingrepen in slecht doorbloede gebieden (zoals de onderbenen of pezen) of bij mensen met een verminderde afweer. In alle andere gevallen kan volstaan worden met het gebruik van disposable niet-steriele handschoenen. In het ziekenhuis is het gebruik van steriele handschoenen echter bij elke bloederige ingreep noodzakelijk.

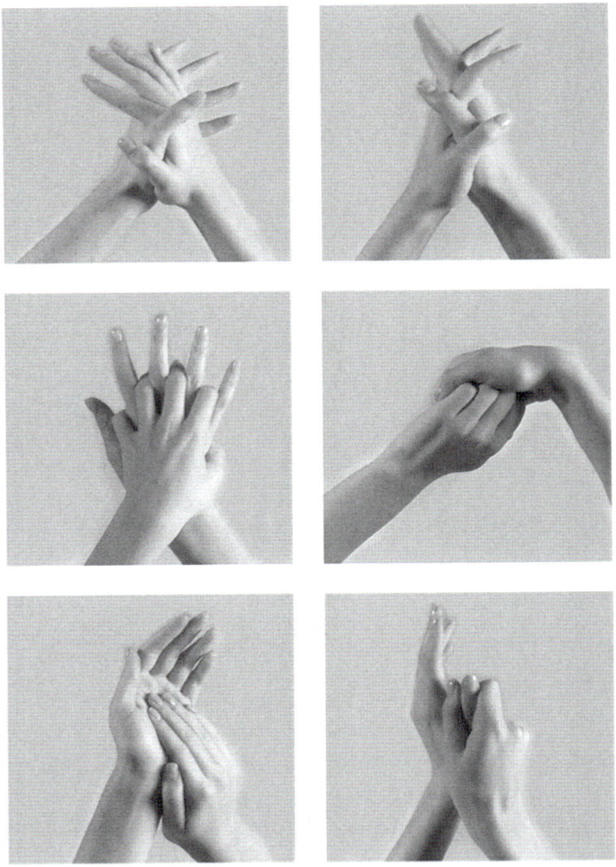

Figuur 2.2 Handen wassen.

Protocol 2

Steriele handschoenen aantrekken

Reinig de handen volgens voorschrift en maak de verpakking van de steriele handschoenen open. Vouw de binnenverpakking open en leg deze zo neer dat de linker handschoen aan de linkerkant en de rechter handschoen aan de rechterkant ligt.

Als je rechtshandig bent (linkshandigen kunnen het meestal het best net andersom doen), pak je met de linkerhand de omgeslagen flap van de rechter handschoen en trek je deze aan zonder de buitenkant van de handschoen aan te raken. Als vingers of duim niet in de juiste opening terecht zijn gekomen, wacht dan met corrigeren tot je de andere handschoen ook aan hebt.

Steek de vingers van je rechterhand in de omgeslagen flap van de linker handschoen en trek deze aan zonder met de rechter handschoen in contact te komen met de huid van de linkerhand of -arm. Corrigeer zonodig een vinger of duim die niet goed in de handschoen terechtgekomen is. Steek de vingers in de omgeslagen flappen en vouw deze om in de richting van de pols, zonder de huid aan te raken. De verschillende stappen kun je bekijken in figuur 2.3.

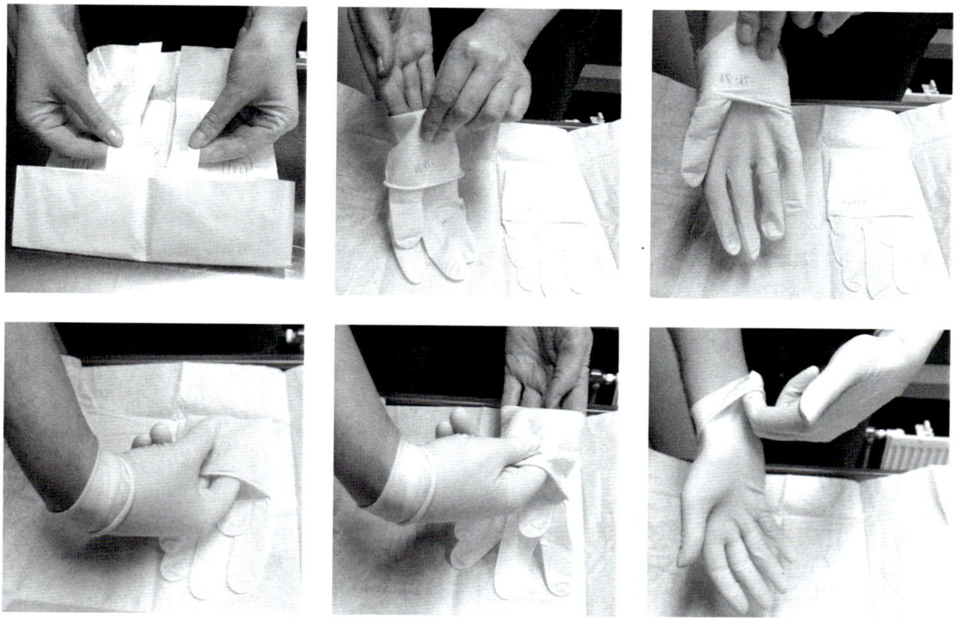

Figuur 2.3 Aantrekken van steriele handschoenen.

Bij het uittrekken van de handschoenen moet je ervoor zorgen dat ze, ter bescherming van jezelf, binnenstebuiten komen te zitten. Gooi ze daarna direct in de afvalemmer.

Aangeven steriele handschoenen

Aangeven steriele handschoenen als zowel de assistent als de arts steriele handschoenen aan moeten hebben Reinig de handen volgens voorschrift en vouw de binnenverpakking van twee paar steriele handschoenen open. Trek volgens voorschrift eerst zelf steriele handschoenen aan. Pak dan een van de andere handschoenen op door de vingers van een hand onder de flap te steken. Steek aan de andere kant van de flap de vingers van je andere hand onder de flap en trek de handen zo ver uit elkaar dat er een ruime opening ontstaat, zodat de andere persoon er gemakkelijk zijn hand in kan steken. Houd de handschoenen ruim van je af, zodat ze niet per ongeluk ergens tegenaan kunnen komen. Doe hetzelfde met de andere handschoen. De andere persoon kan nu zelf de flappen richting de pols omslaan.

Aangeven steriele handschoenen als alleen de arts steriele handschoenen aan moet hebben Reinig de handen volgens voorschrift en vouw de binnenverpakking van een paar steriele handschoenen open. Pak dan met twee handen één steriele handschoen (die van de dominante hand van de arts) op door met duim en wijsvinger van beide handen de omgeslagen flappen te pakken en uit elkaar trekken, zodat de arts er gemakkelijk zijn hand in kan steken. Let erop dat je de buitenkant van de steriele handschoen niet aanraakt! Met de steriele handschoen kan de arts vervolgens zelf de andere handschoen aantrekken.

2

Handig om te weten

- Leesbrillen met halve glazen en contactlenzen vormen onvoldoende bescherming tegen spatten in de ogen van bloed of ander lichaamsvocht.
- Reinig de wandhouder met zeep of handalcohol telkens als er een nieuw reservoir geplaatst wordt.
- Als je vaak je handen wast, kan de huid daardoor beschadigd worden. Dit kun je voorkomen door de handen regelmatig in te smeren met een barrièrecrème of vette handcrème. Gebruik hiervoor geen potje maar bij voorkeur een dispenser of tube. Let erop dat de mond van de tube en de onderkant van de dop bij het nemen van crème niet worden aangeraakt, om besmetting van de crème te voorkomen.
- Als er naast de handschoenen nog meer beschermende materialen gebruikt worden (denk aan bril, jas, mondkapje), doe je de handschoenen altijd als laatste aan.
- Doe bij patiëntencontact handschoenen aan als je zelf een wondje of andere beschadiging aan je handen hebt.
- Het dragen van handschoenen is geen alternatief voor handreiniging. Voordat de handschoenen aangetrokken worden, moeten de handen daarom eerst volgens de regels gereinigd worden.
- Handschoenen worden alleen tijdens patiëntgebonden handelingen gedragen en worden direct na deze handelingen uitgetrokken.
- De handschoenen mogen tijdens het dragen niet in contact komen met omgevingsmaterialen (zoals telefoons, deurknoppen, apparatuur of toetsenborden).
- Direct na het uittrekken van de handschoenen worden de handen gewassen met water en zeep of ingewreven met handalcohol.
- Sommige handschoenen bevatten latex. Voor mensen die daar allergisch voor zijn, bestaan er latexvrije handschoenen.
- Denk erom dat je tijdens laboratoriumwerkzaamheden, zowel met als zonder handschoenen, je gezicht (vooral mond, ogen en neus) niet aanraakt. Doe daarom tijdens deze werkzaamheden ook geen potlood of pen in de mond of achter het oor. Realiseer je dat een met 'vieze' handschoenen aangeraakte pen of potlood ook gedesinfecteerd moet worden.

2.3 Reinigen, desinfecteren en steriliseren van instrumenten

Op grond van hun doel worden instrumenten ingedeeld in niet-kritisch, semikritisch en kritisch instrumentarium. Zoals je in tabel 2.1 kunt zien hangt de manier waarop ze schoongemaakt moeten worden, hiermee nauw samen.

Mechanische reiniging

Gebruikte instrumenten worden, tot het moment dat ze schoongemaakt worden, veelal bewaard in een instrumentenbak of -emmer met daarin opgelost een desinfectans. Als de instrumenten meer dan 24 uur na gebruik gesteriliseerd worden, moeten ze tot die tijd worden bewaard in een afgesloten, lekdichte, bij voorkeur afgesloten bak

Tabel 2.1 Reinigen, desinfecteren of steriliseren

Soort instrument	Behandeling instrumentarium na gebruik		
	Als het instrument in contact is geweest met:	Voorbeelden:	Mechanisch reinigen, desinfecteren en/of steriliseren:
Niet-kritisch instrumentarium	intacte huid	– reflexhamer – stethoscoop	alleen mechanisch reinigen
Semikritisch instrumentarium	slijmvliezen	– oorspuit – keelspiegel	mechanisch reinigen en desinfecteren
Kritisch instrumentarium	beschadigde huid of slijmvliezen, steriele lichaamsholte	– naaldvoerder – scherpe lepel – oogboortje – speculum – uterussonde – oorspuit (na gebruik bij ontstoken of beschadigde gehoorgang)	mechanisch reinigen, desinfecteren en steriliseren

met een eiwitoplossend middel. Bij het schoonmaken van gebruikte instrumenten is het dragen van handschoenen van belang om eventuele besmetting te voorkomen. Bij handmatige reiniging van kritisch instrumentarium moeten een plastic schort, handschoenen en een spatbril worden gedragen. Let erop dat de handschoenen voldoen aan de norm NEN-EN 37412: 'Beschermende handschoenen tegen chemicaliën en micro-organismen' (o.a. handschoenen met nummer EN-374-1 voldoen hieraan).

Gebruik bij het reinigen een kunststof borstel en een handwarm sopje met een allesreiniger. Probeer, om spatten te voorkomen, het instrument zo veel mogelijk onder het wateroppervlak te borstelen. Daarna onder een lopende kraan de zeepresten afspoelen. Hierbij heeft, indien aanwezig, het gebruik van demiwater (water waaruit alle zouten verwijderd zijn) de voorkeur omdat dit kalkaanslag op de instrumenten voorkomt. Na schoonmaken moeten de instrumenten met een theedoek goed gedroogd worden. De theedoek wordt, na elk gebruik, machinaal gewassen bij een temperatuur van ten minste 60°C. Het drogen is tevens een mooie gelegenheid om de instrumenten te beoordelen op beschadigingen (zoals speling in de bladen van een schaar of een braam op het snijvlak).

In plaats van handmatig reinigen kan er ook gebruikgemaakt worden van een ultrasoonreiniger: een soort kleine vaatwasser voor instrumenten, die het vuil met geluidsgolven los trilt. Een ultrasoonreiniger combineert een betere reiniging met een sterk verkleinde kans op spatten.

Desinfecteren

Het verlagen van het aantal micro-organismen op voorwerpen en/of materialen tot een aanvaardbaar niveau wordt desinfecteren of ontsmetten genoemd. Omdat desinfecteermiddelen minder goed werken als ze verdund zijn of in contact zijn geweest met materiaal dat afkomstig is van mensen of dieren (organisch materiaal), moeten de instrumenten eerst altijd goed schoon- en drooggemaakt worden. Er zijn verschillende stoffen die als desinfectans of ontsmettingsmiddel gebruikt kunnen worden, zoals alcohol en chloor.

Om instrumenten te desinfecteren, moeten ze minimaal vijf minuten in het desinfectans ondergedompeld liggen. Haal de instrumenten daarbij zo veel als mogelijk is uit elkaar of leg ze in geopende toestand in het desinfecteermiddel. Neem de instrumenten daarna met schone handschoenen uit de bak, spoel ze af met water en leg ze te drogen op een schone doek of rekje. Berg ze, als ze helemaal droog zijn, op in een schone lade of kast.

Instrumenten die niet met bloed in aanraking zijn geweest, kunnen worden gedesinfecteerd met alcohol 70% of 250 ppm chlooroplossing. Bij instrumenten die wel met bloed in aanraking zijn geweest moet als desinfecteermiddel gebruikgemaakt worden van een 1000 ppm chlooroplossing.

Let er bij het werken met chloor op dat je handschoenen en een veiligheidsbril draagt en je de ruimte waarin je werkt goed ventileert (zet een raam open).

Ppm

De afkorting ppm staat voor 'parts per million'. Dat betekent dat er in de verhouding 1 op miljoen verdund is. Om een concentratie van 250 ppm te krijgen moet je één tablet van 1,5 gram actief chloor oplossen in 6 liter handwarm water. Er zijn ook tabletten in de handel met 1,0 gram actief chloor per tablet, in dat geval moet er 1 tablet worden opgelost in 4 liter water.

Voor de 1000 ppm-oplossing moet één tablet van 1,5 gram actief chloor opgelost worden in 1½ liter handwarm water. Een tablet met 1,0 gram actief chloor moet voor die concentratie opgelost worden in 1 liter water.

Steriliseren

Als instrumenten gesteriliseerd zijn gaan we ervan uit dat er geen enkel levend micro-organisme meer op het instrument aanwezig is. Omdat dat in de praktijk echter vrijwel onmogelijk is, noemen we elk instrument steriel als de kans op de aanwezigheid van levende organismen kleiner is dan één op een miljoen. Sterilisatie is nodig voor alle instrumenten en materialen die in contact komen met beschadigde huid, beschadigd slijmvlies of steriele lichaamsholten. Als basisregel geldt: reinigen gaat altijd vooraf aan steriliseren.

In de huisartsenpraktijk wordt gebruik gemaakt van heteluchtsterilisatoren en stoomsterilisatoren. In een heteluchtsterilisator worden de instrumenten gedurende 120 minuten op 160°C verwarmd. Omdat heteluchtsterilisatoren minder betrouwbaar zijn dan stoomsterilisatoren, wordt het gebruik van een heteluchtsterilisator ontraden. Bovendien kunnen in een heteluchtsterilisator de instrumenten, door de hoge temperatuur en de lange blootstelling daaraan, verkleuren en bot worden. Voor sterilisatie in een heteluchtsterilisator wordt als verpakkingsmateriaal gebruikgemaakt van een metalen cassette. Na afloop van het programma wordt de cassette gesloten en opgeborgen.

De stoomsterilisator of autoclaaf (zie figuur 2.4) is de beste methode voor in de huisartsenpraktijk. Nadat de instrumenten in de autoclaaf geplaatst zijn, wordt eerst de aanwezige lucht eruit gezogen. Vervolgens wordt er stoom in geblazen, waardoor

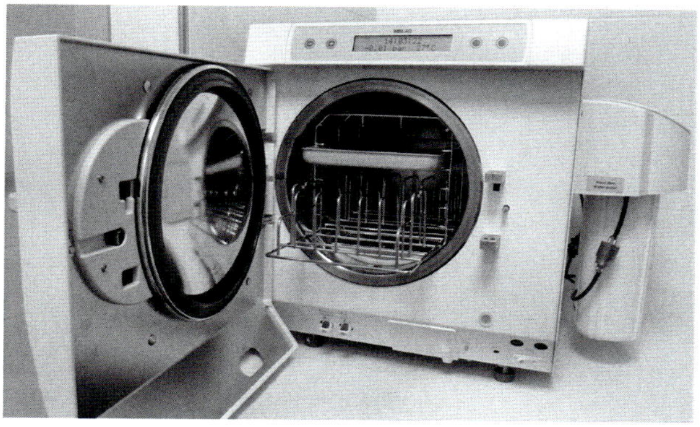

Figuur 2.4 Autoclaaf.

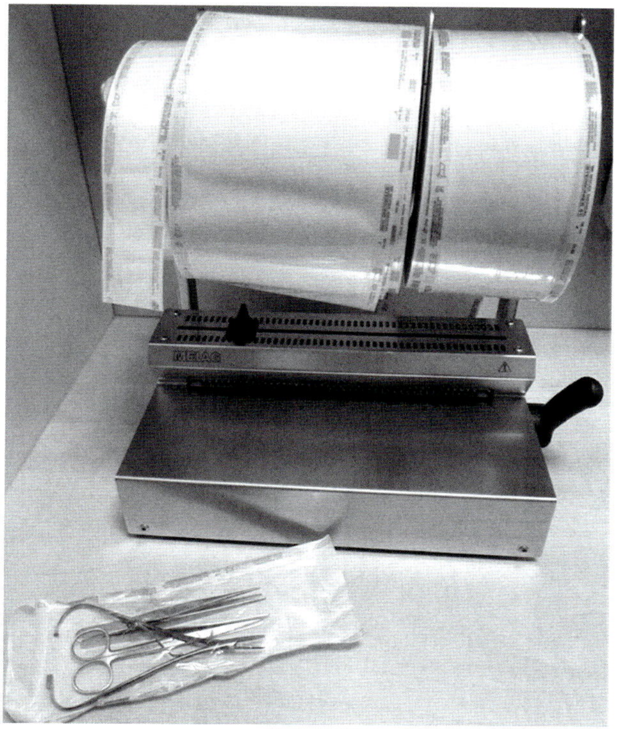

Figuur 2.5 Laminaatzakjes.

een hogere druk in de autoclaaf ontstaat. Door de hoge druk en de hoge temperatuur worden de micro-organismen gedood. Door de vacuümpomp wordt vervolgens de stoom na het sterilisatieproces verwijderd, zodat de instrumenten droog uit de sterilisator komen en meteen gebruikt kunnen worden.

Bij verpakt steriliseren wordt gebruikgemaakt van laminaatzakjes zoals afgebeeld in figuur 2.5. Na mechanische reiniging worden de instrumenten en materialen in deze laminaatzakjes verpakt. Haal de instrumenten daarbij zo veel als mogelijk is uit elkaar of leg ze er in geopende toestand in.

De meeste laminaatzakjes hebben aan de zijkant een indicatorstrook die verkleurt wanneer een bepaalde temperatuur wordt bereikt of wanneer deze temperatuur gedurende een vastgestelde tijd wordt vastgehouden. Het kan ook voorkomen dat er op de laminaatzakjes een indicatortape wordt aangebracht. Deze papierstrookjes worden met de instrumenten mee gesteriliseerd. Sommige indicatortapes verkleuren wanneer een bepaalde temperatuur wordt bereikt, andere alleen wanneer deze temperatuur ook gedurende een vastgestelde tijd wordt vastgehouden. Let op: een verkleurde indicatortape duidt aan dat de verpakking uit de sterilisator komt, maar dit is nooit een bewijs van steriliteit.

Voor het steriliseren worden de instrumenten per stuk verpakt en de autoclaaf voor maximaal 75% gevuld. Zorg dat de wanden en het plafond van de autoclaaf vrij blijven (volg de gebruiksaanwijzing van de fabrikant). Leg de laminaatzakjes, als ze niet rechtop gezet kunnen worden, met de papierkant naar beneden en met de doorzichtige zijde omhoog. Verspreid ze zo goed mogelijk over de tray en leg ze niet op elkaar. Stel het sterilisatieprogramma in. De meest gebruikelijke instelling is 3 minuten op 134°C en 3 atmosfeer druk of 15 minuten op 121°C en 2 atmosfeer druk. In de tweede situatie kunnen ook instrumenten van textiel of kunststof gesteriliseerd worden. Check zonodig de temperatuur- en drukmeter op de autoclaaf.

Plak na afloop van het sterilisatieproces een stickertje met de sterilisatiedatum op de laminaatzijde van de verpakking (dus: niet op de papierzijde schrijven). Sla de droge gesteriliseerde (verpakte) instrumenten op in een gesloten kast of lade.

Gebruik de gesteriliseerde instrumenten binnen een half jaar na sterilisatie. Hanteer daarbij het principe 'first in, first out': wat het eerste gesteriliseerd is, wordt ook weer het eerst gebruikt.

Steriliseren in het ziekenhuis

Ieder ziekenhuis heeft een centrale sterilisatieafdeling (CSA). Op de afdelingen worden de gebruikte instrumenten in een bak met desinfectans gelegd en door de medewerkers van de centrale sterilisatie opgehaald. Daar worden de instrumenten opnieuw gesteriliseerd, in setjes verpakt en weer naar de afdelingen of poliklinieken gebracht. Dit betekent dat je meestal met kant-en-klare setjes werkt.

2.4 Onderhoud van de praktijkruimten

In sommige praktijken zijn laboratorium en behandelkamer in één ruimte ondergebracht. Beter is het echter om hier twee aparte ruimten voor te hebben. Laboratoriumwerkzaamheden, zoals het schoonmaken van instrumenten en urineonderzoek, horen niet verricht te worden in de behandelkamer. In het laboratoriumgedeelte is er bij voorkeur een dubbele wasbak (groot en klein). Aan de ene kant kan dan het 'schone' werk (bloed, microscoop) gedaan worden en aan de andere kant het 'vuile' werk (urine, schoonmaken instrumenten). Een afvalbak moet altijd zo geplaatst worden dat er zo min mogelijk gelopen hoeft te worden met (mogelijk besmettelijk) materiaal.

De ruimten in de huisartsenpraktijk zijn voor wat betreft reiniging te onderscheiden in:

- niet-kritische (openbare) ruimten (entree, gang, wachtkamer);
- semikritische ruimten (spreekkamer, onderzoekkamer, verkleedruimte patiënt, toiletten);
- kritische ruimten (behandelruimte, laboratorium, keuken, ruimte waar instrumenten worden gereinigd en ontsmet).

De niet-kritische ruimten moeten in elk geval wekelijks worden gereinigd, de semikritische en kritische ruimten dagelijks. Denk eraan dat de laboratoriumtafel aan het eind van elke werkdag moet worden gereinigd en gedesinfecteerd met alcohol 70%. Dit moet ook elke keer gebeuren als de laboratoriumtafel tijdens het werk zichtbaar met biologisch materiaal verontreinigd is (zoals bloed of pus).

Pedaalemmers en prullenbakken moeten dagelijks worden geleegd. Er wordt zo veel mogelijk eerst droog gereinigd. Vervuiling met organisch materiaal wordt bijvoorbeeld eerst met een droge doek verwijderd voordat met nat schoonmaken kan worden begonnen. Voor de dagelijkse reiniging van sanitair voldoet een alkalisch reinigingsmiddel (zoals zeep of soda). Voor preventie en verwijdering van kalkaanslag in wasbakken en toiletten kan het beste een zuur middel (zoals schoonmaakazijn) gebruikt worden.

Het is belangrijk dat je bij het schoonmaken de juiste volgorde hanteert, omdat anders een oppervlak juist vuil wordt gemaakt. Werk dus altijd van schoon naar vuil. Gebruik schoonmaakmaterialen na een vuil gedeelte niet weer voor een schoner gedeelte. Ten slotte is het goed om van hoog naar laag te werken. Eerst stof afnemen, vervolgens de vloer stofwissen of zuigen.

Daarna begint de natte reiniging met een emmer met handwarm sop. Neem alles nat af of dompel het onder, spoel het na met heet water en droog het met een schone doek. Maak dan een emmer met sop klaar om de vloer te dweilen. Vul ook een emmer met alleen water waarin de mop kan worden uitgespoeld. Volgorde van schoonmaken: maak altijd eerst de minst vuile ruimte schoon en vervolgens de vuilere ruimten. Neem voor zowel het keukengedeelte als voor de toiletruimte altijd schoon sop. Na het soppen van de vloer naspoelen met water en eventueel nadrogen. Bij voorkeur aan de lucht laten drogen. Als het sop zichtbaar vervuild is, moet het tussendoor ververst worden. Gooi na afloop van het schoonmaken het sop direct weg in een uitstortgootsteen of, als die er niet is, in het toilet (en vergeet niet daarna het toilet schoon te maken).

Schoonmaken in de juiste volgorde:
- Eerst droog, dan nat.
- Van schoon naar vuil.
- Eerst hoog, dan laag.

Desinfectie van grote oppervlakken

Desinfecteren van oppervlakken, meubilair of voorwerpen moet gebeuren als er bloed of ander lichaamsvocht is gemorst. In zo'n situatie moet de verontreinigde plek eerst met een droge doek (tissue of keukenrolpapier) worden gereinigd omdat desinfecteermiddelen door organisch materiaal (zoals bloed) gedeeltelijk onwerk-

2

zaam worden gemaakt. Vervolgens wordt het besmette gedeelte gedesinfecteerd met alcohol 70%.

Omdat grote oppervlakken (groter dan 50 × 50 cm) vanwege het brandgevaar niet met alcohol mogen worden gedesinfecteerd, wordt in die situaties een vers bereide chlooroplossing 1000 ppm (bijvoorbeeld natriumhypochloriet) gebruikt. Sop het oppervlak hiermee in en laat het minimaal vijf minuten inwerken. Spoel het oppervlak daarna schoon met schoon water. Let er bij het werken met chloor op dat je handschoenen en een veiligheidsbril draagt en de ruimte waarin je werkt goed ventileert (zet een raam open). Het gebruik van huishoudchloor (bleekmiddel) als desinfecteermiddel is overigens bij de wet verboden.

Afval

Huishoudelijk afval wordt op de gebruikelijke wijze aan de vuilnisophaaldienst aangeboden. Met lichaamsvocht verontreinigd materiaal (zoals een vuil verband) wordt in een stevige plastic zak verpakt voordat het in de vuilcontainer wordt gedaan. Volle naaldencontainers, scherpe voorwerpen, afgeknipte capillairen, mesjes, objectglaasjes, geneesmiddelen die niet meer gebruikt mogen worden en bloedbuizen worden beschouwd als chemisch afval en mogen daarom niet bij het gewone afval worden aangeboden. Ze kunnen worden ingeleverd bij de depots voor chemisch afval. Bij ander afval dat op het riool wordt geloosd moet spatten worden voorkomen. Denk er ten slotte aan dat het afvoerpunt elke dag huishoudelijk gereinigd moet worden.

Handig om te weten

- De klemtoon ligt bij het woord desinfectans op de derde lettergreep: desinféctans.
- In de (koel)kasten waar patiëntenmateriaal in staat opgeslagen, mogen geen levensmiddelen en dranken bewaard worden.
- Meng nooit reinigingsmiddelen met elkaar. Wanneer bijvoorbeeld chloorbleekmiddel en een zuur met elkaar gemengd worden, ontstaat het schadelijke chloorgas. Het mengen van zure en alkalische reinigers heeft bovendien geen nut, want ze heffen elkaars werking op.
- Omdat houten borstels moeilijk te reinigen zijn, moeten er kunststof borstels gebruikt worden. Let erop dat ook deze borstels geregeld vervangen worden.
- Borstels, emmers enzovoort, worden na gebruik schoongemaakt, gespoeld, aan de lucht gedroogd en vervolgens droog opgeborgen.
- Wanneer een borstel, emmer enzovoort, gebruikt is voor de reiniging van iets wat mogelijk besmet is geweest met bloed, moet er na het schoonmaken gedurende minstens vijf minuten gedesinfecteerd worden met behulp van een vers bereide chlooroplossing 1000 ppm. Daarna spoelen, aan de lucht drogen en droog opbergen.
- Moppen moeten na elk gebruik goed uitgespoeld worden en zo opgeborgen dat ze goed drogen.
- Gebruik sopdoeken voor eenmalig gebruik of herbruikbare sopdoeken die in de wasmachine op 60°C gewassen kunnen worden.

- De stofzuiger (inclusief het borstelmondstuk) moet maandelijks schoongemaakt worden.
- Kinderspeelgoed uit de wachtkamer en/of spreekkamer moet gereinigd worden met warm water met een sopje of in een vaatwasser. Na reiniging goed drogen met een theedoek die, na elk gebruik, machinaal gewassen moet worden bij een temperatuur van ten minste 60°C.

Instrumentenkennis

3

3.1 Inleiding

In dit hoofdstuk bespreken we alleen de bekendste en meest gebruikte instrumenten. Het is daarbij niet altijd mogelijk voor alle instrumenten een afgebakend gebruiksgebied aan te geven. In ziekenhuizen en huisartsenpraktijken gebruikt men immers veel instrumenten voor verschillende doeleinden; hierdoor kan ook de naamgeving variëren.

3.2 Instrumenten

Tangen:

- *Korentang* (zie Figuur 3.1). Een korentang is een grote tang met een ovaalvormige kop die aan de binnenkant geribbeld is. De tang wordt gebruikt voor het vastpakken van steriele instrumenten en materialen. Daarnaast kan de tang ook toegepast worden bij het (met een gejodeerd gaasje in de bek) joderen van lichaamsdelen.

Scharen (zie Figuur 3.2):

- *Verbandschaar*. De verbandschaar volgens Lister wordt gebruikt voor het afknippen en doorknippen van verbandstoffen. Door de stompe punt kun je de verbandschaar makkelijk onder het verband schuiven zonder gevaar voor verwonding. Als de schaar niet onder het verband wil schuiven, wat vooral bij klevende verbandmaterialen voorkomt, kan het helpen om de punt van de schaar met wat witte vaseline in te vetten. De verbandschaar wordt in de praktijk vaak slecht schoongemaakt. Door het knippen van klevende materialen blijven er plakresten achter, waardoor de schaar slechter gaat knippen. Regelmatig even schoonmaken met wat ether kan dit voorkomen. Omdat een verbandschaar ook wordt gebruikt voor het doorknippen van verbanden bij wonden, kan de schaar besmet worden met ziekteverwekkers. Ook een verbandschaar moet dus gedesinfecteerd worden (soms ook gesteriliseerd) om kruisbesmetting te voorkomen.
- *Irisschaar*. De irisschaar is een kleine spits-spitse schaar die vooral geschikt is voor heel secuur werk. Wordt soms ook gebruikt om hechtingen te verwijderen, maar kan daardoor wel sneller stomp worden.
- *Spits-spitse schaar*. Een spits-spitse schaar is de grote uitvoering van de irisschaar en heeft twee korte spitse rechte bladen.
- *Spits-stompe schaar*. De spits-stompe schaar heeft twee korte rechte bladen, waarvan er één stomp is.
- *Stomp-stompe schaar*. De stomp-stompe schaar heeft twee korte rechte stompe bladen. Een bijzondere vorm van de stomp-stompe schaar is de prepareerschaar volgens Metzenbaum. Deze schaar heeft afgeronde uiteinden en kan zowel gebruikt worden voor knippen als voor het spreiden van weefsels. De licht gebogen versie van deze schaar wordt door veel artsen als makkelijker ervaren dan de rechte versie.
- *Onthechtingsschaar*. De onthechtingsschaar heeft één spits kort blad en één blad met aan de onderkant een uitholling aan het snijgedeelte. Wordt gebruikt om hechtingen mee te verwijderen.

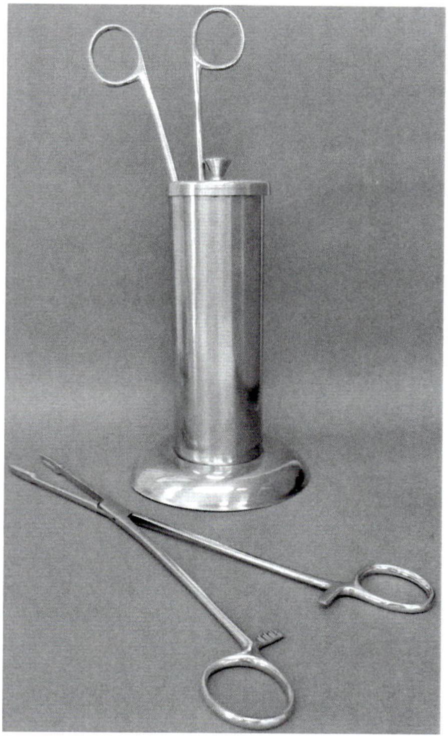

Figuur 3.1 Korentang met standaard.

Veelgebruikte instrumenten bij kleine chirurgie (zie Figuur 3.3):

- *Mesheft*. Het mesheft wordt ook wel bistouri, lemmethouder of (eigenlijk onjuist) scalpel genoemd. Het dient om de mesjes op vast te zetten die gebruikt worden bij chirurgische ingrepen.
- *Lemmet*. Een lemmet is een mesje dat op het mesheft kan worden vastgeklemd. Er zijn heel veel verschillende soorten lemmeten, die alle worden aangeduid met een nummer. De meest gebruikte mesjes zijn de nummers 10, 11 en 15.
- *Naaldvoerder*. Een naaldvoerder wordt bij het hechten gebruikt om de gebogen naald door het weefsel te brengen. Een smalle bek is vooral bij kleine naalden prettig om verbuigen van de naald te voorkomen. Veel naaldvoerders zijn uitgerust met een cremaillère; deze heeft tandjes die in elkaar grijpen. Zij worden in de handvatten van instrumenten aangebracht om de bek in een bepaalde stand op slot te kunnen zetten. De meest bekende naaldvoerders zijn die volgens Mathieu (met veer, doorlopende benen en cremaillère), de naaldvoerder volgens Mayo-Hegar (met recht tegenover elkaar geplaatste ogen) en de naaldvoerder volgens Gillies (met schuin tegenover elkaar geplaatste ogen). Sommige naaldvoerders hebben een ingebouwd schaartje. Deze worden dan aangeduid met de toevoeging Olsen (zoals Mathieu-Olsen of Hegar-Olsen).
- *Chirurgisch pincet*. Een chirurgisch pincet heeft in de bek tandjes die in elkaar haken. Dit combineert een goed houvast met een kleine kans op weefselbeschadiging.

3

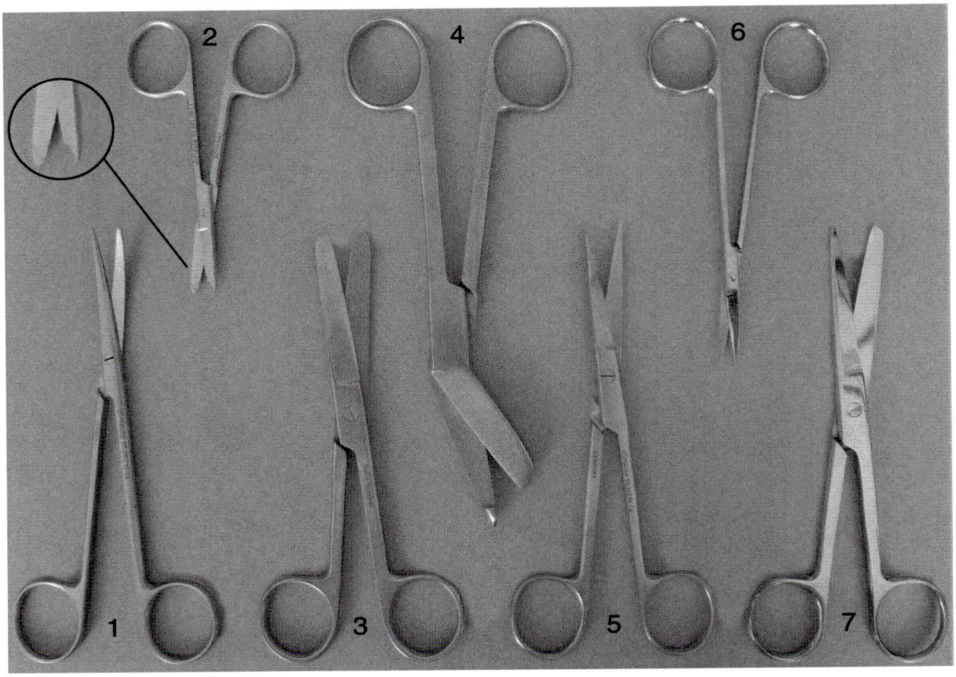

Figuur 3.2 Diverse scharen: prepareerschaar volgens Metzenbaum (1), onthechtingsschaar (2), stomp-stompe schaar (3), verbandschaar (4), spits-spitse schaar (5), irisschaar (6) en spits-stompe schaar (7).

- *Anatomisch pincet*. Een anatomisch pincet heeft een platte bek met ribbeltjes. Bij het vasthouden van weefsel kan er door pletten gemakkelijk beschadiging ontstaan. Een anatomisch pincet kan daarom beter alleen gebruikt worden om iets vast te houden wat verwijderd wordt.
- *Splinterpincet*. Het splinterpincet heeft een zeer spitse bek en wordt vooral gebruikt om stukjes glas, splinters, spelden, enzovoort te verwijderen.
- *Wondhaakje*. Een wondhaakje doet dienst om wonden open te houden. Het heeft vaak een vingergat dat handig is als men langere tijd een wond moet openhouden.
- *Wondspreider*. Ook een wondspreider wordt gebruikt om een wond open te houden. Door een veer of cremaillère kan een wond zonder assistentie opengehouden worden.
- *Arterieklemmen*. Arterieklemmen worden voor allerlei verschillende doeleinden gebruikt. De klem heeft een cremaillère, zodat de tang op slot gezet kan worden. Er zijn twee veelgebruikte soorten: de klem volgens Péan en de klem volgens Kocher. De klemmen zijn identiek, met als enige verschil dat de klem volgens Kocher tandjes heeft aan het uiteinde van de bek. De Péan wordt gebruikt om bloedvaten af te klemmen tijdens een chirurgische wondbehandeling, bij het zetten van een Oberst-anesthesie (om het bandje vast te zetten waarmee de bloedtoevoer wordt afgekneld) of bij het vastpakken van teer weefsel (zoals bloedvaten, zenuwen of slijmvliezen). De Kocher wordt meer

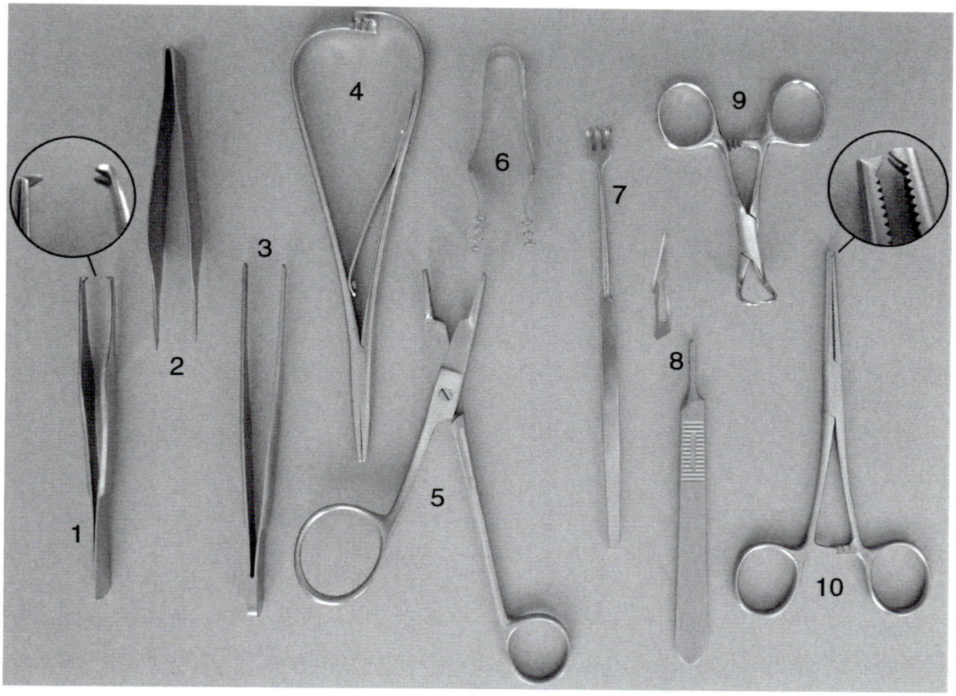

Figuur 3.3 Veelgebruikte instrumenten bij kleine chirurgie: chirurgisch pincet (1), splinterpincet (2), anatomisch pincet (3), naaldvoerder volgens Mathieu (4), naaldvoerder volgens Gillies-Olsen (5), wondspreider (6), wondhaakje (7), lemmethouder en lemmet 11(8), doekklem (9) en arterieklem volgens Kocher (10).

gebruikt voor het vastpakken van stevig of stug weefsel (zoals pezen, spieren of huid).
- *Doekklemmen.* Doekklemmen worden gebruikt om steriele doeken aan elkaar vast te zetten.

Overige instrumenten bij kleine chirurgie (zie Figuur 3.4):
- *Staplerverwijdertang.* De staplerverwijdertang ('nietjestang') is voor het verwijderen van bij wondsluiting gebruikte staplers (nietjes).
- *Stitch-cutter.* Voor het verwijderen van hechtingen kan men ook gebruikmaken van disposable stitch-cutters.
- *Scherpe lepel.* Een scherpe lepel heeft een ronde of ovaalvormige kop in de vorm van een kommetje met een scherpe rand. Al naar gelang de doorsnede van het kommetje zijn er verschillende maten scherpe lepels. De scherpe lepel wordt gebruikt bij het schoonschrapen van een wond en bij het uitlepelen van wratten.
- *Stans.* Een stans is een soort appelboortje waarmee stukjes weefsel weggenomen kunnen worden voor onderzoek (biopten) of kleine huidafwijkingen in het geheel kunnen worden verwijderd. Ook de stans is er in verschillende maten.

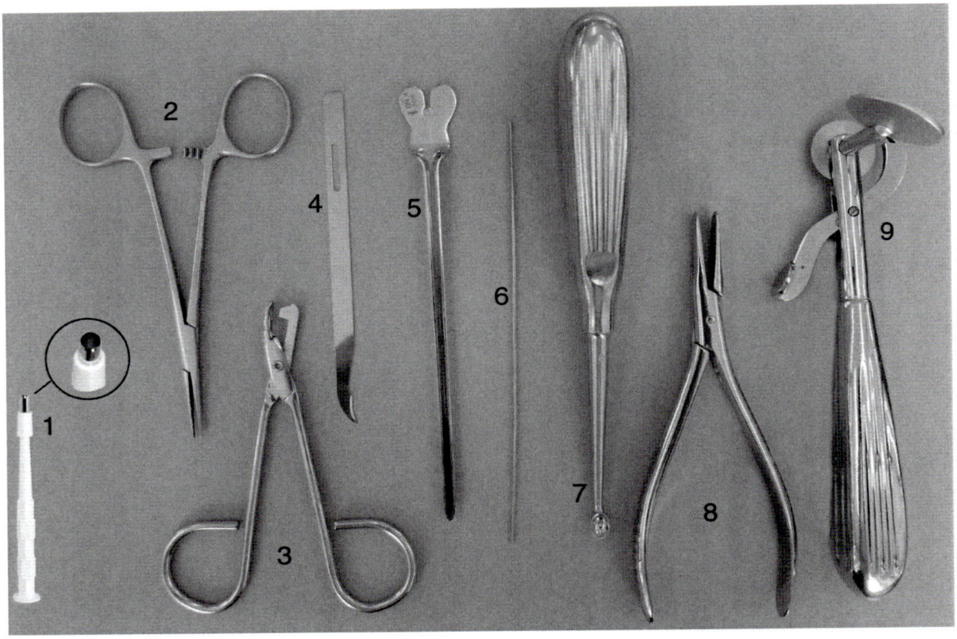

Figuur 3.4 Overige instrumenten bij kleine chirurgie: stans (1), mosquitoklem (2), staplerverwijdertang (3), stitch-cutter (4), sleufsonde (5), knopsonde (6), scherpe lepel (7), nagelextractietang (8) en ringzaagtang (9).

- *Nagelextractietang.* De nagelextractietang heeft een geribbelde bek met op het korte bekgedeelte een uitholling in de vorm van een nagelbed. De tang wordt gebruikt bij het verwijderen van (een gedeelte van) een nagel.
- *Ringzaagtang.* Een ringzaagtang is een onmisbaar instrument om een ring door te zagen bij verbrande, gebroken of gekneusde vingers.
- *Knopsonde.* De knopsonde wordt gebruikt om de diepte van een wond te bepalen of de doorgankelijkheid van holle organen (bijvoorbeeld een traanbuisje).
- *Sleufsonde.* De sleufsonde kan gebruikt worden om het nagelbed te beschermen bij het in lengterichting doorknippen van een nagel. Daarnaast kan er ook de huid mee beschermd worden als strak zittend verband doorgeknipt moet worden met een spits-spitse schaar.
- *Mosquitoklemmen.* Met mosquitoklemmen worden kleine klemmetjes aangeduid die gebruikt kunnen worden om bloedvaatjes af te klemmen. Deze tangetjes zijn daarom vrijwel altijd ook uitgerust met een cremaillère. Mosquitoklemmetjes zijn er in rechte en gebogen uitvoeringen.

Elektrocauter of hyfrecator (zie Figuur 3.5):

- *Elektrocauter of hyfrecator.* De elektrocauter of hyfrecator is een bekend en veelgebruikt instrument in de huisartsenpraktijk maar ook in de ziekenhuispolikliniek. Met het apparaat kunnen delen van de huid (bijvoorbeeld wratjes) worden weggebrand of bloedvaten worden dichtgeschroeid (bijvoorbeeld bij kleine goedaardige bloedvatgezwelletjes zoals cherry angioma).

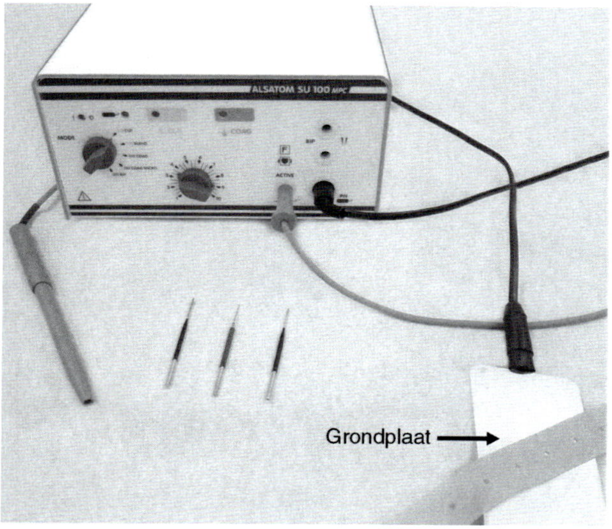

Figuur 3.5 Elektrocauter.

Handig om te weten
- In verband met brandgevaar mag de elektrocauter niet met alcohol gereinigd worden (of je moet de alcohol heel goed laten verdampen).
- Zorg dat de patiënt goed contact maakt en blijft maken met de grondplaat.
- Gebruik mondmasker en afzuigapparatuur bij behandeling van wratten (in de damp zijn levende virusdeeltjes aangetroffen).
- De behandeling verspreidt een zeer onaangename geur. Plan patiënten die hiermee behandeld moeten worden daarom indien mogelijk als laatste in.

Onderzoeksbanken: De meeste onderzoeksbanken laten zich vrij eenvoudig verstellen. Het meest bekend is de positie van Trendelenburg, waarbij de bank zo is gekanteld dat de benen hoger liggen dan het hart. Het wordt vooral gebruikt bij patiënten die in shock zijn of dreigen te raken, vanuit de gedachte dat er zo meer bloed voor de hersenen beschikbaar blijft. Of dit klopt is echter niet zeker. De tegenovergestelde positie (benen lager dan het hoofd) wordt anti-Trendelenburg genoemd.
De houding van Fowler wordt wel aanbevolen bij patiënten met acute buikklachten. Bij deze houding ligt de patiënt half zittend met opgetrokken benen en met een kussen onder de knieën. Sommige onderzoeksbanken zijn zo verstelbaar dat het kussen niet nodig is omdat de benen er gehoekt mee ondersteund kunnen worden. In Figuur 3.6 staan de diverse posities schematisch weergegeven.

3

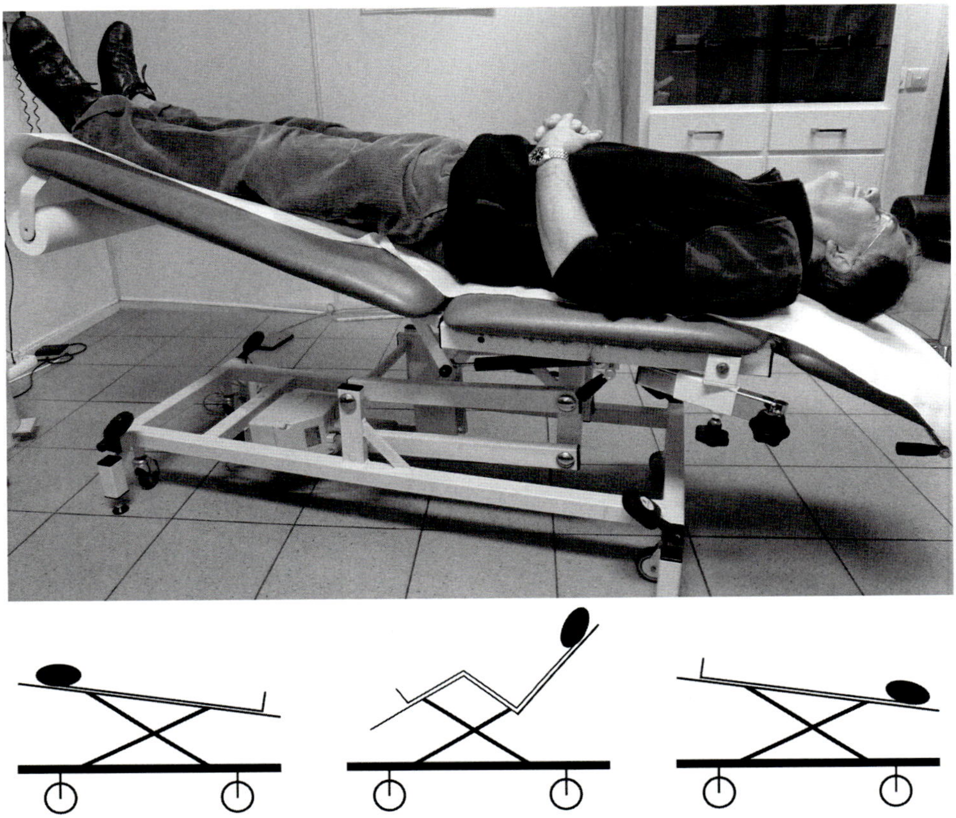

Figuur 3.6 Op de foto staat de onderzoeksbank in de positie van Trendelenburg. In de tekeningen daaronder van links naar rechts: anti-Trendelenburg, Fowler en Trendelenburg.

KNO

Instrumenten voor KNO-onderzoek (zie Figuur 3.7):

- *Cerumenhaak en cerumenlusje.* De cerumenhaak en het cerumenlusje kunnen gebruikt worden bij het verwijderen van een prop oorsmeer (cerumen) uit de gehoorgang.
- *Hefboompje en klem.* Zowel met het hefboompje volgens Quire als de klem volgens Buck kan een corpus alienum uit de gehoor- of neusgang verwijderd worden. Corpus alienum betekent letterlijk 'vreemd lichaam'; in dit geval gaat het daarbij meestal om een kraaltje, propje papier of klein stukje speelgoed.
- *Oor- en neuspincetten.* Oor- en neuspincetten zijn eigenlijk gewone pincetten die meestal na het greepgedeelte in kniestand gebogen zijn (daarom worden ze ook wel kniepincetten genoemd). Ze zijn vooral handig als je met een pincet moet werken in een holte met een kleine ingang.
- *Otoscoop.* Met een otoscoop kunnen gehoorgang en trommelvlies al dan niet met vergroting bekeken worden. Vóór gebruik wordt er vanwege de hygiëne een plastic disposable trechter op de otoscoop gedraaid. Denk eraan om de

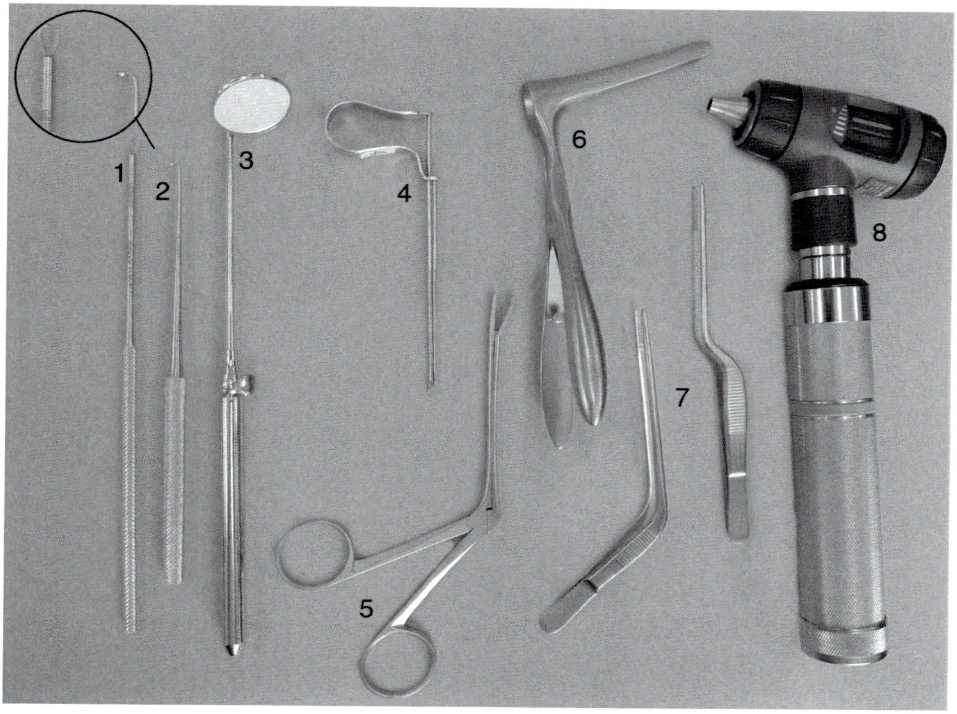

Figuur 3.7 Instrumenten voor KNO-onderzoek: cerumenlusje (1), cerumenhaakje (2), keelspiegel (3), hefboompje volgens Quire (4), klem volgens Buck (5), neusspeculum (6), oor- en neuspincetten (7) en otoscoop (8).

vaste trechter regelmatig te reinigen. De meeste otoscopen hebben een bajonetsluiting naar het gedeelte met de voeding (batterij of accu). Door de ring onder de otoscoop naar rechts te draaien kan het otoscoopgedeelte verwijderd worden en kunnen er andere instrumenten op vastgezet worden door deze erop te duwen.

- *Neusspeculum*. Een neusspeculum wordt gebruikt om de neusgang open te spreiden, zodat deze goed geïnspecteerd kan worden. Ook is een neusspeculum handig als er een behandeling in de neusholte moet plaatsvinden.
- *Disposable tongspatel*. Met een disposable tongspatel kan de tong naar beneden gedrukt worden om een goed beeld te krijgen van de mond- en/of keelholte en eventueel een behandeling te kunnen uitvoeren.
- *Keelspiegel*. Een keelspiegel wordt gebruikt voor het inspecteren van de keel- en mondholte. Ook afwijkingen van de stembanden kunnen ermee in beeld worden gebracht.

Oogheelkunde

Instrumenten voor oogheelkundig onderzoek (zie Figuur 3.8):

- *Oftalmoscoop of fundoscoop*. Een oftalmoscoop wordt soms ook wel fundoscoop genoemd. Met dit instrument kan (in de C-stand, van cornea) het hoorn-

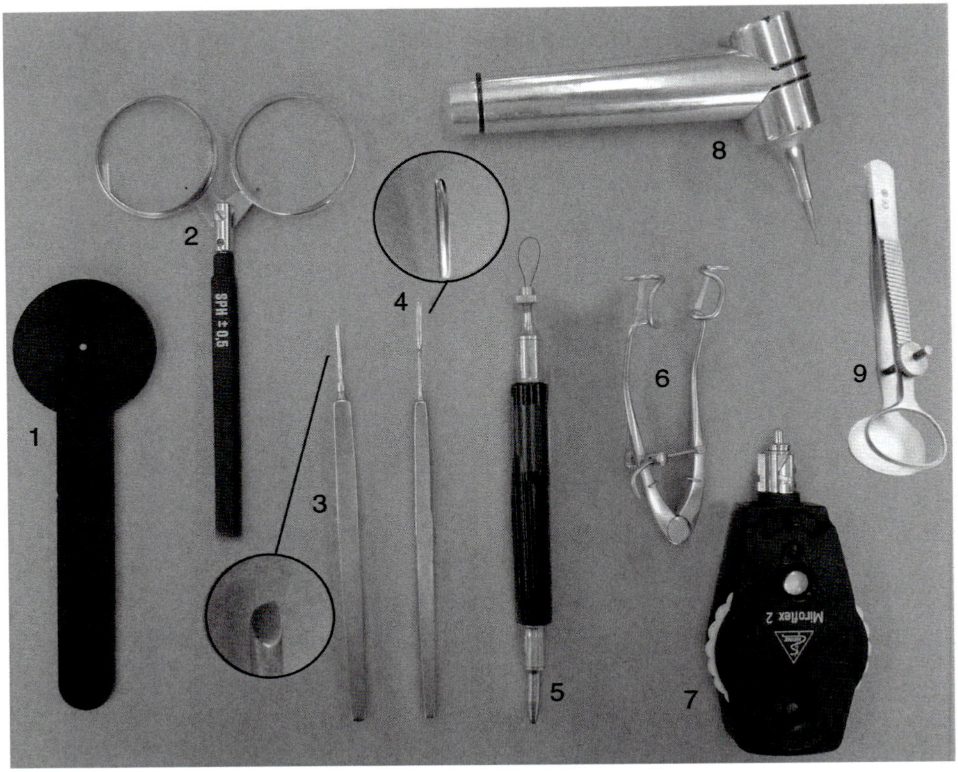

Figuur 3.8 Instrumenten voor oogheelkundig onderzoek: stenopeïsche opening (1), ooglensjes (2), oogbeiteltje (3), ooggutsje (4), oogmagneet en ooglusje (5), ooglidhouder (6), oftalmoscoop (7), oogboortje (8) en chalazionklem (9).

vlies van het oog bekeken worden op beschadigingen. Het is ook mogelijk om het vaatvlies achterin het oog te inspecteren (in de F-stand, van fundus). Meestal past de oftalmoscoop op hetzelfde handvat als de otoscoop.

- *Oogmagneet*. Met een oogmagneet kunnen kleine metaaldeeltjes opgenomen worden die op het hoornvlies of bindvlies van het oog zijn terechtgekomen.
- *Ooglidhouders*. Ooglidhouders worden gebruikt om te voorkomen dat er met de ogen wordt geknipperd tijdens een ingreep aan het oog.
- *Ooggutsje, oogbeiteltje en oogboortje*. Met een ooggutsje, oogbeiteltje en oogboortje kan een vastzittend corpus alienum of verdikt weefsel verwijderd worden uit het hoorn- of bindvlies van het oog.
- *Chalazionklem*. Een chalazionklem kan gebruikt worden bij het verwijderen van een bultje (gerstekorrel of chalazion) in een ooglid.
- *Ooglensjes en de stenopeïsche opening*. Deze hulpmiddelen worden gebruikt bij het onderzoek van de visus (het gezichtsvermogen).

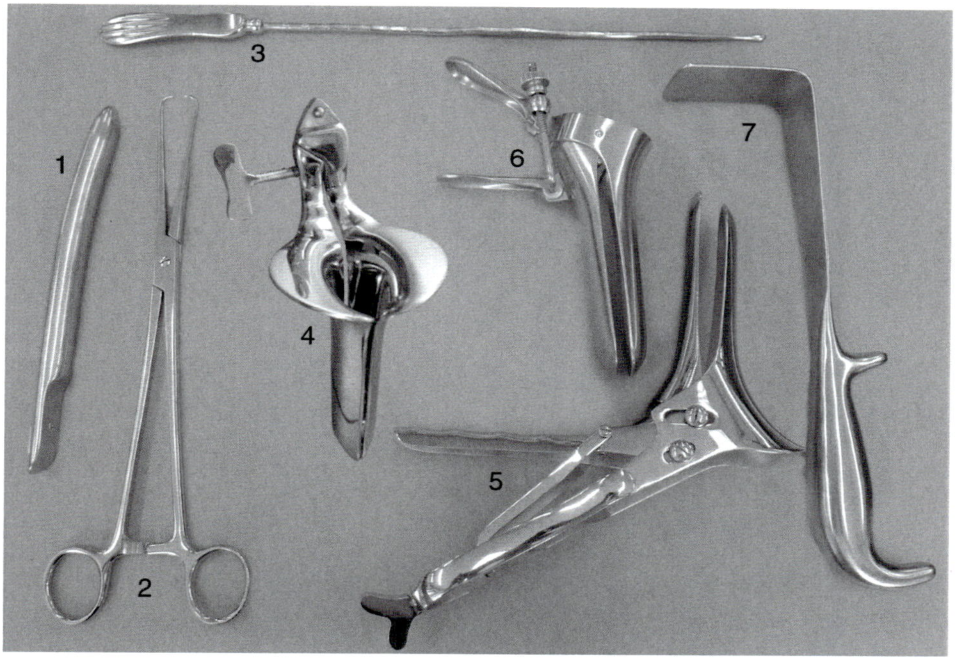

Figuur 3.9 Instrumenten voor gynaecologisch onderzoek: uterusdilatator volgens Hégar (1), portioaanhaaktang volgens Schroeder (2), uterussonde (3), speculum volgens Collin (4), speculum volgens Seyffert (5), speculum volgens Cusco (6) en speculum volgens Doyen (7).

Gynaecologie

Instrumenten voor gynaecologisch onderzoek (zie Figuur 3.9):

- *Eenbladig vaginaspeculum volgens Doyen*. Met het eenbladig vaginaspeculum volgens Doyen kan de vaginawand voor onderzoek of behandeling naar beneden gedrukt worden.
- *Specula*. Er zijn vele verschillende 'eendenbekken' (specula), waarvan het speculum volgens Cusco, het speculum volgens Collin en het speculum volgens Seyffert het meest gebruikt worden. De specula volgens Cusco en Collin kunnen ook in rugligging op een platte onderzoeksbank gebruikt worden en zijn daarom iets gemakkelijker in gebruik dan dat volgens Seyffert. Er zijn van al deze specula diverse bladbreedten beschikbaar, waaronder ook een virgospeculum (voor meisjes en vrouwen die nog maagd zijn) met extra smal blad. Let erop dat het (virgo)speculum volgens Seyffert bij spreiden ook bij het handvat uitzet waardoor bij vrouwen die nog niet vaginaal bevallen zijn (de restanten van) het maagdenvlies (verder) in zouden kunnen scheuren. Het Cusco- en Collin-speculum doen dat nauwelijks en zijn daarom wat vrouwvriendelijker dan het Seyffert-speculum.
- *Femiscope*. De femiscope is een speculum dat bestaat uit een kunststof handvat, al dan niet met ingebouwde lichtbron, waarop wegwerptips geplaatst worden.

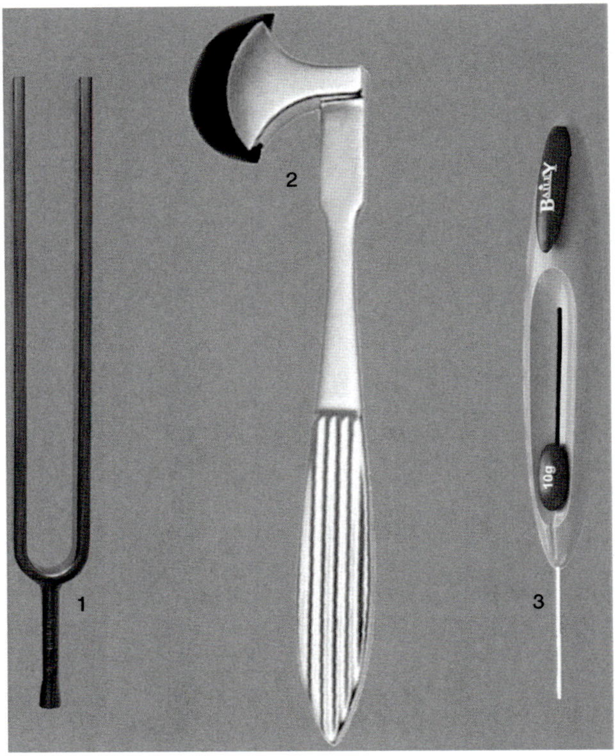

Figuur 3.10 Instrumenten voor neurologisch onderzoek: stemvork (1), reflexhamer (2) en monofilament (3).

- *Portioaanhaak- of kogeltang*. De portioaanhaaktang volgens Schroeder, ook wel kogeltang genoemd, wordt gebruikt om bewegingen van de baarmoeder bij behandelingen en onderzoeken tegen te gaan.
- *Uterusdilatatoren*. Met de uterusdilatatoren volgens Hégar in allerlei verschillende dikten kunnen de baarmoedermond en het baarmoederhalskanaal geleidelijk verwijd worden. Dit kan nodig zijn bij het inbrengen van een spiraaltje of bij een curettage.
- *Uterussonde*. Voorafgaand aan het inbrengen van een spiraaltje of een curettage kan met een uterussonde de diepte van de uterus bepaald worden.

Neurologie

Instrumenten voor neurologisch onderzoek (zie Figuur 3.10):

- *Stemvork*. Een stemvork wordt in de huisartsenpraktijk zowel gebruikt voor het onderzoek bij gehoorstoornissen als voor het opsporen van zenuwletsel waarbij de trillingen van de stemvork niet meer gevoeld worden.
- *Reflexhamer*. Bij het neurologisch onderzoek worden de reflexen (zoals de kniepees- en de achillespeesreflex) onderzocht met een reflexhamer.

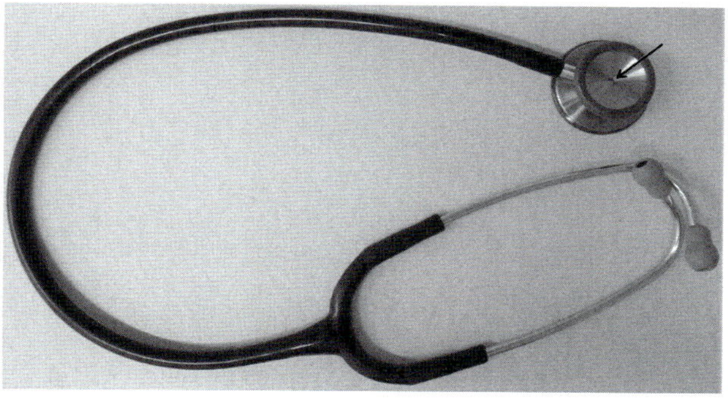

Figuur 3.11 Als het gat in de kelk gesloten is (zie de pijl) is de membraanzijde van de stethoscoop geopend.

- *Monofilament*. Het monofilament is een fijn nylon draadje aan een houdertje, dat een druk uitoefent van 10 gram als de punt van het draadje zo stevig tegen de huid wordt aangedrukt dat het draadje net iets doorbuigt. Het wordt vooral gebruikt om het gevoel aan de voeten te controleren bij patiënten met diabetes mellitus.

Stethoscoop (zie Figuur 3.11):

- *Stethoscoop*. Een stethoscoop is een instrument waarmee men diverse geluiden in het lichaam van de patiënt kan beluisteren. Er bestaat ook een elektronische uitvoering, waarbij een microfoon als borststuk wordt gebruikt. Het beluisteren met een stethoscoop wordt ausculteren genoemd. De stethoscoop wordt onder meer gebruikt bij het opnemen van de bloeddruk en het beluisteren van de harttonen, ademhaling en darmperistaltiek. Veel gewone stethoscopen hebben aan het uiteinde een kelk en een membraan. De kelk wordt gebruikt om de lage tonen waar te nemen, het membraan voor de hoge tonen. Door het uiteinde te draaien kan gekozen worden voor de membraan- of kelkzijde. De dopjes die in de oren komen, moeten in de richting van de neus wijzen.

Proctoscoop (zie Figuur 3.12):

- *Proctoscoop*. Een proctoscoop is een plastic of metalen buis die wordt gebruikt om de binnenkant van de endeldarm te beoordelen. De proctoscoop bestaat uit twee delen: een binnenste deel dat taps toeloopt en gebruikt wordt voor het makkelijk inbrengen van de buitenste holle buis. Dit binnenste deel wordt de obturator genoemd. Het wordt na inbrengen verwijderd, zodat er via de holle buis in de endeldarm gewerkt kan worden.

Microscoop:

- Een microscoop wordt in de huisartsenpraktijk vooral gebruikt voor het beoordelen van het urinesediment. Daarnaast kan het ook nodig zijn bij onderzoek van vaginale afscheiding of het vaststellen van schimmelinfecties aan huid of nagels. De meeste microscopen zijn voorzien van een in de voet ingebouwde

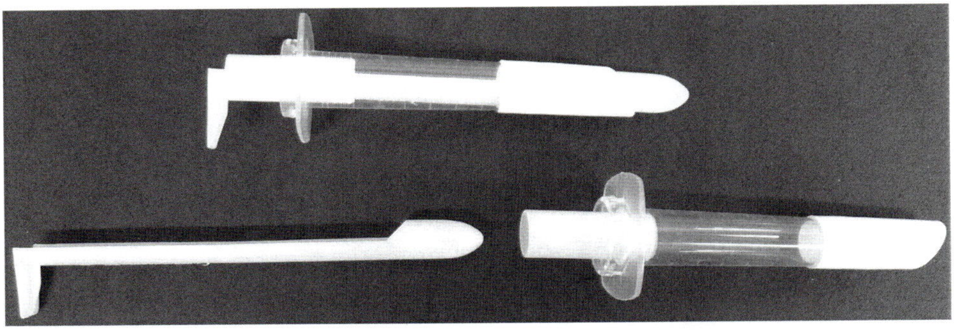

Figuur 3.12 Proctoscoop.

lichtbron, waardoor lichtstralen van onder naar boven door het preparaat gaan. Het preparaat wordt in de preparaathouder op de kruistafel gelegd. Met de bedieningsknoppen van de kruis- of objecttafel kan het preparaat van links naar rechts en van onder naar boven verschoven worden. Onder de kruistafel bevindt zich de condensor die het licht van de lichtbron concentreert op het preparaat. In het condensorgedeelte zit ook een diafragma om de hoeveelheid licht te kunnen regelen. Met de condensor en het diafragma kan het contrast in het preparaat zo goed mogelijk afgesteld worden.

Werken met de microscoop (zie Figuur 3.13):

- Begin altijd met het kleinste objectief. Door aan de revolver te draaien kan daarna een ander objectief gebruikt worden en daarmee een sterkere vergroting.
- Scherpstellen gebeurt eerst met de grofregelaar, gevolgd door de fijnregelaar. Blijf tijdens het beoordelen van het preparaat voortdurend met de fijnregelaar bewegen om de hele dikte van het preparaat goed te kunnen doorzien. Let erop dat je met ontspannen ogen moet kijken. Probeer je voor te stellen dat je kijkt naar een preparaat dat tien meter verder staat.
- Bij zeer sterke vergrotingen moet, om een goede afbeelding te krijgen, gebruikgemaakt worden van de olie-immersielens. Er wordt dan een druppel olie-immersie op het preparaat gedaan, waarna de lens in deze olie wordt gedompeld. Omdat het licht zo geen lucht-glasbreking meer heeft, is een veel sterkere vergroting mogelijk. Gebruik bij de olie-immersielens alleen de fijnregelaar om scherp te stellen.
- Denk eraan dat het oculair verontreinigd kan raken met oogmake-up.
- De grotere objectieflenzen zitten bij een ingesteld preparaat vlak op het objectglas, waardoor eventueel vocht aan de lens kan komen. Probeer dit te vermijden. Alle microscooplenzen mogen overigens alleen worden schoongeveegd met speciaal zacht lenspapier.

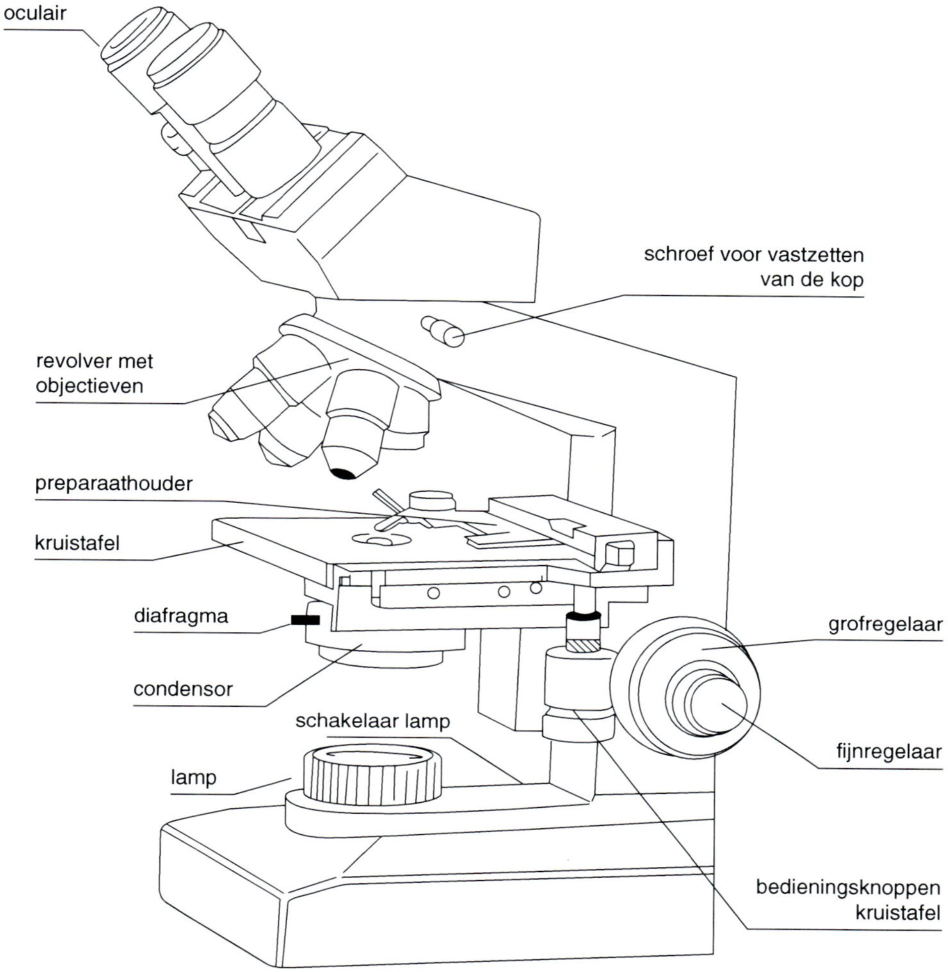

Figuur 3.13 Microscoop.

3.3 Materiaal voor wondverzorging

Er zijn heel veel verschillende verbandmaterialen in de handel. In de Tabel 3.1 en Tabel 3.2 vind je een overzicht van respectievelijk de belangrijkste wondbedekkers en de belangrijkste materialen om wonden te verbinden.

3

Tabel 3.1 Wondbedekkers

Verbandsoort	Toepassing en kenmerken	Merknamen
Wondpleisters	Een pleister is een klevende strook met in het midden een absorberend gaaskompres. Wondpleisters zijn leverbaar in allerlei formaten en vormen (zoals al dan niet elastisch, van katoen of kunststof, dik of dun gaaskompres). Voor mensen die allergisch zijn voor colofonium, dat in de lijm op bruine pleisters zit, zijn er ook hypoallergene pleisters. Daarnaast zijn er blauwgekleurde pleisters voor mensen die met levensmiddelen werken. Het wondkussen bevat een metaalstrip, waardoor ze te detecteren zijn met metaaldetectoren. Blauwe pleisters zijn nodig als er aan de HACCP-richtlijnen van de Voedsel- en Warenautoriteit moet worden voldaan.	Van Heek Medical® Allevyn Thin® CutiNova Hydro® Salvequick® Hansaplast®
Gaas	Gazen kunnen over het algemeen goed vocht opnemen. Geschikt voor reinigen, desinfecteren, bevochtigen en afdekken van wonden. Er zijn gazen van katoen (woven) of viscose (non-woven). Viscose heeft als voordeel boven katoen dat het minder deeltjes achterlaat in de wond, meer vocht kan opnemen, minder aan de wond kleeft en zachter aanvoelt. De non-woven gazen zijn minder geschikt voor een nat verband.	Mesoft® Mölnlycke®-gaas Cutisoft® Cuticerin® Klinion®-gaas Klinion®non-woven
Absorberend kompres	Voor snij-, schaaf- en brandwonden. Kleeft niet aan de wond. Neemt vocht op maar is niet vochtdoorlatend. Beschermt door de dikte de wond tegen stoten. Bij Metalline®-kompressen wordt altijd de aluminiumzijde op de wond gelegd. Deze kant hecht niet aan de wond en is daardoor geschikt voor het afdekken van oppervlakkige en vochtafgevende wonden (zoals brandwonden).	Mesorb® Alldress® Cutisorb® Exsupad® Metalline®
Indifferent vetgaas	Voor droge of natte wonden. Neemt in combinatie met een afdekkend absorberend verband wondvocht op. Verkleeft nauwelijks aan een open wond, mits er voldoende vaak verbandwisseling plaatsvindt. Moet altijd als enkele laag aangebracht worden (dus nooit dubbelvouwen). Een indifferent vetgaas kan tot zeven dagen blijven zitten.	Klinitulle® Cutimet® Jelonet® Cuticell classic®
Siliconen wondbedekkers	Geven geen beschadiging van huid en wondbed. Door goede kleefkracht is tussentijdse inspectie van de wond mogelijk. Sommige siliconen wondbedekkers (Scarban®, Cica care®) hebben een gunstig effect bij littekenbehandeling. Silicone wondbedekkers kleven nog minder aan de wond dan vetgazen en geven daardoor minder pijn bij verbandwisselingen.	Mepitel® Askina Sil Net® Medipatch silicone sheet® Scarban® Cica care®
Antibacterieel zalfgaas	Voor gebruik op geïnfecteerde wonden. Na verwijdering van een antibacterieel gaas de wond spoelen met water of een fysiologische zoutoplossing (NaCl 0,9%). Gazen met jodium mogen niet gebruikt worden bij jodiumovergevoeligheid. Gebruik ze zonder toestemming van een arts ook nooit bij patiënten met hyperthyreoïdie, zwangeren en vrouwen die borstvoeding geven. Voor de Betadine®-gazen geldt dat de betadine is uitgewerkt als de bruine kleur uit de zalfgazen wegtrekt.	Betadine®-gazen Inadine®

Tabel 3.1 Vervolg

Verbandsoort	Toepassing en kenmerken	Merknamen
Watten	Er zijn drie soorten watten: witte, vette en synthetische. Witte watten nemen vocht op en worden gebruikt om over steriel gaas te leggen, om zo bloed en wondvocht op te nemen. Vette watten zijn veerkrachtig, nemen geen vocht op en worden gebruikt om drukverbanden mee aan te leggen. Synthetische watten zijn niet van katoen en combineren eigenschappen van de andere twee. Ze zijn lucht- en vochtdoorlatend, elastisch en niet-absorberend.	
Engels pluksel	Engels pluksel wordt gebruikt ter preventie van smetten en voor het aanbrengen van zalf. De zalf moet op de geruwde, wollige zijde aangebracht worden bij een intacte huid. Bij open wonden moet de gladde zijde als wondcontactlaag gebruikt worden.	Klinion® Engels pluksel HEKA® Engels pluksel
Wondfolie	Voor schone, weinig natte of droge wonden. Ondoordringbaar voor vloeistof en bacteriën. Het is patiëntvriendelijk: vermindert de pijn, kan zeven dagen blijven zitten, het is mogelijk om ermee te douchen en het hoeft voor wondinspectie niet verwijderd te worden. Door de wondfolie na het aanbrengen op de wond een halve minuut met de hand te verwarmen (zonder te wrijven) neemt de kleefkracht toe.	Opsite® Tegaderm® Bioclusive®
Hydrocolloïd wondbedekker	Wordt ook wel 'kaasplak' genoemd. Voor matig vochtige, schone of geïnfecteerde (schaaf)wonden of na chirurgische verwijdering van dood weefsel. Ondoorlaatbaar voor vocht. Bevordert de wondgenezing en kan tot zeven dagen blijven zitten. Douchen is mogelijk. Verwarm het verband vóór het aanbrengen door het, in de verpakking, gedurende een minuut tussen de handen te houden. Bij het aanbrengen niet trekken aan het verband, maar het rustig met een rollende beweging op de wond plaatsen. Zorg ervoor dat bij het aanbrengen de wondranden zo'n 3 cm overlapt worden. Verwarm het verband na aanbrengen door het een halve minuut met de hand aan te drukken. Doe dit vooral goed op de wondranden.	Duoderm® Hydrocoll®
Hydroactief verband	Voor chronische, natte, schone of geïnfecteerde wonden. Goed absorberend vermogen. Kan meerdere dagen blijven zitten. Lucht- en waterdoorlatend. Kleeft niet aan de wond. Omdat het verband uitzet, moet een diepe wond voor maar 80% gevuld worden. Zorg ervoor dat de wondranden minimaal 1 cm. overlapt worden. Soms wordt aan wondbedekkers zilver toegevoegd omdat deze stof een bacteriedodende werking heeft. Deze wondbedekkers-met-zilver zijn te herkennen aan de toevoeging 'Ag'.	Cutinova hydro® Aquacel® Aquacel Extra Ag®

Tabel 3.1 Vervolg

Verbandsoort	Toepassing en kenmerken	Merknamen
Hydrogel	Voor chronische wonden met veel dood weefsel. Hydrogels kunnen vocht afstaan of opnemen en beslag oplossen. Beschermt tegen uitdroging. Afdekken met kompres of folie. Niet toepassen op zeer natte wonden. Afhankelijk van de hoeveelheid wondvocht kunnen hydrogels twee tot drie dagen blijven zitten.	Hypergel® Tegaderm absorbent® Cutimed® Gel IntraSite® Gel Duoderm® hydrogel
Alginaten	Voor natte schaaf- en brandwonden en voor chronische wonden. Stelpt de bloeding en kan de wondgeur verminderen. Mag maximaal zeven dagen blijven zitten, afhankelijk van de hoeveelheid wondvocht. Bij een infectie moet het wel dagelijks gewisseld worden.	Melgisorb® Biatain-Alginaat® Kliniderm-Alginate® Sorbalgon®
Schuimverbanden	Voor oppervlakkige vochtige wonden, schoon of geïnfecteerd. Goed absorptievermogen en doorlaatbaar voor vocht en gassen. Goed vervormbaar en op maat te knippen. Kan onder een compressiezwachtel gebruikt worden.	Allevyn Adhesive® Lyofoam® Mepilex® Biatain® Coldex® Aquacel Foam Ag®
Dextranomeren	Vochtabsorberende korrels, pasta of poeders voor al dan niet geïnfecteerde wonden met veel wondvocht. Verbandwisseling afhankelijk van de hoeveelheid wondvocht tussen tweemaal per dag tot tweemaal per week. Bij elke verbandwisseling moet alle gelei uit de wond gespoeld worden.	TenderWet 24 active® Mesalt®
Geurneutraliserend verband	Voor sterk ruikende geïnfecteerde wonden met veel dood weefsel. Bevat geactiveerde koolstof. Mag niet doorgeknipt worden.	Carboflex® Actisorb® Carbonet®
Wondrandbeschermers	Voor wonden met veel wondvocht en geïnfecteerde wonden. Beschermen de wondranden tegen verweking. Zinkoxidesmeersel FNA (zinkolie) bevat 60% zinkoxide en heeft ook een indrogend effect. Zinkoxidezalf 10% FNA is een vette zalf die verwijderd moet worden met een gaasje met zoete olie. Een barrièrecrème moet altijd dun ingewreven worden. Een barrièrespray wordt met een vegende beweging op circa 15 cm van een droge schone huid op de wondranden aangebracht. Klevend verband kan, na 30 seconden drogen, op de spray of de crème worden aangebracht.	Zinkoxidesmeersel FNA Zinkoxidezalf 10% FNA Laprolan® barrière-crème Cavilon® spray
Enzymatische necroseoplossers	Lossen dode weefselresten op, als deze niet op een andere manier verwijderd kunnen worden. Er moet een laag van 1 à 2 mm op het necrotische weefsel aangebracht worden. De werking staat ter discussie.	Novuxol®

Tabel 3.2 Materiaal om te verbinden en te fixeren (vast te zetten)

Verbandsoort	Toepassing en kenmerken	Merknamen
Hechtpleisters	Hechtpleisters worden vooral gebruikt om verbanden vast te zetten. Ze zijn leverbaar in allerlei breedten en materialen (zoals al dan niet elastisch, van papier, katoen of kunststof). Voor mensen die allergisch zijn voor colofonium, dat in de lijm op bruine pleisters zit, zijn er ook hypoallergene pleisters. Er zijn ook hechtpleisters om ervoor te zorgen dat wondranden tegen elkaar aan blijven liggen.	Leukoplast® Leukopor® Leukosilk® Leukoflex® Leukofix® Hansaplast® Steri-Strips®
Hydrofiel gaaswindsel	Gaaswindsel worden vooral gebruikt om wondbedekkers te fixeren.	Klinifix® hydrofiel
Elastisch, al dan niet zelfklevend hydrofiel windsel	Elastisch windsel is vooral handig bij fixatie van wondbedekkers op beweeglijke delen van het lichaam (zoals gewrichten). Zelfhechtende zwachtels niet te strak aanbrengen; dat kan door eerst af te wikkelen en dan pas aan te brengen.	Klinifix® hydrolast Elastomull® haft Klinifix® cohesive
Crêpewindsel	Een crêpewindsel is licht elastisch en heeft als voordeel dat de windingen onderling nauwelijks verschuiven. Daardoor is het geschikt voor het aanleggen van een verband rond het hoofd of een stomp.	Heka® crêpe Klinifix® crêpe
Netverband	Een netverband is kous- of buisvormig en is bedoeld om verbandgaas op lichaamsdelen op de plaats te houden. Er zijn verschillende maten: 0 (vinger), 1 (hand, pols), 2 (arm, been), 3 (knie, bovenbeen), 4 (bovenbeen), 5 (hoofd), 6 (borst, oksel) en 7 (borst, oksel: large)	Bandafix® Surgifix®
Compressieverband	Voor compressietherapie bij problemen met de vochtafvoer uit armen of benen. Eerst wordt er meestal gepolsterd. Polsteren is het opvullen van holtes met (synthetische) watten of foam zodat het verband overal gelijke druk geeft. Langerekzwachtels (grotere druk in rust) moeten 's nachts verwijderd worden, korterekzwachtels (grotere druk bij beweging) blijven dag en nacht zitten.	*Langerekzwachtels:* Acrylastic® Klinidur Forte® Dauerbinde® *Korterekzwachtels:* Compridur® Comprilan® Elko Rosidal®
Drukverband	Voor kneuzingen en verstuikingen of als drukverband bij wonden. Eventueel eerst polsteren met foam of synthetische watten.	*Niet-elastisch:* Cambric® zwachtel *Elastisch:* Ideaalzwachtel
Steunverband	Voor contusies, distorsies, luxaties of fracturen, al dan niet in combinatie met gips of spalk. Kleefzwachtels en bandages en buisverbanden zijn geschikt voor toepassing rond gewrichten. Als het buisverband als drukverband gebruikt wordt, mag het dubbel om aangelegd worden. Het moet dan eenmaal per week vernieuwd. Bij de enkel mag het 's nachts blijven zitten.	*Mitella:* Collar'N'Cuff® *Elastische kleefzwachtels:* Acrylastic® Optiplaste E® Tensoplast® *Bandages:* Hansasport® Secutex® *Buisverband:* Tubigrip®

Medicatie toedienen

4.1 Inleiding

Geneesmiddelen kunnen op verschillende manieren in of op het lichaam worden gebracht. Voor elk van deze toedieningswegen zijn er weer verschillende toedieningsvormen. In dit hoofdstuk hebben we het vooral over de manieren om een geneesmiddel in het lichaam te brengen. We maken daarbij onderscheid in lokale en systemische toediening.

4.2 Lokale toediening

Bij lokale of plaatselijke toediening gaat het erom het geneesmiddel direct op de plaats van werking te brengen. In de eerste plaats zijn dat vrijwel alle geneesmiddelen die direct op de huid worden aangebracht, zoals zalven en crèmes. Andere mogelijkheden zijn inhalaties, oogdruppels, oordruppels, neusdruppels en vaginaaltabletten. Het grote voordeel van plaatselijke toediening is dat het geneesmiddel direct op de plaats wordt gebracht waar het moet werken. De rest van het lichaam zal daar meestal niets van merken. Bij lokale toediening is de hoeveelheid geneesmiddel die nodig is veel kleiner dan bij andere toedieningswegen. De kans op bijwerkingen in de rest van het lichaam is daardoor ook erg klein.

Lokaal op huid of slijmvlies

De meest bekende lokale toedieningsweg is die op de huid (cutaan). Veel huidaandoeningen kunnen lokaal behandeld worden. Ook de meeste slijmvliezen aan de buitenkant van het lichaam kunnen lokaal worden behandeld. De slijmvliezen van mond, ogen en oren worden bereikt met behulp van een spoeling, druppels of sprays. De slijmvliezen van de vagina kunnen lokaal behandeld worden met crèmes of speciale vaginaaltabletten.

Zalf of crème Een zalf of crème bestaat uit een basis waarin een werkzame stof is verwerkt. De basis is erg belangrijk voor de werking. Een zalfbasis bestaat meestal uit vetten. Een crèmebasis bevat vet en water waardoor deze iets makkelijker is aan te brengen. Crèmes hebben in de meeste gevallen de voorkeur, omdat ze minder opvallend in het gebruik zijn. Zalven worden voornamelijk gebruikt bij huidaandoeningen waarbij de huid erg droog is. Zalven en crèmes zonder werkzame stof mogen een onbeperkt aantal keren per dag en dik worden aangebracht. Als er wel een werkzame stof is toegevoegd, moet het volgens voorschrift dun worden aangebracht.

Oordruppels Oordruppels (otoguttae) worden gebruikt voor aandoeningen in de gehoorgang. Zorg dat de druppels op kamertemperatuur zijn. Controleer de houdbaarheidsdatum en let erop dat een eenmaal aangebroken verpakking meestal maar maximaal een maand gebruikt mag worden door dezelfde persoon. Laat de patiënt op de zij liggen of het hoofd opzij houden om oordruppels in te brengen. Trek het oor naar boven en naar achteren (bij kinderen jonger dan zes jaar alleen naar achteren), houd de druppelaar boven de gehoorgang en laat de druppels in het oor vallen. Zorg dat de druppelaar nergens mee in aanraking komt, om besmetting van de vloeistof

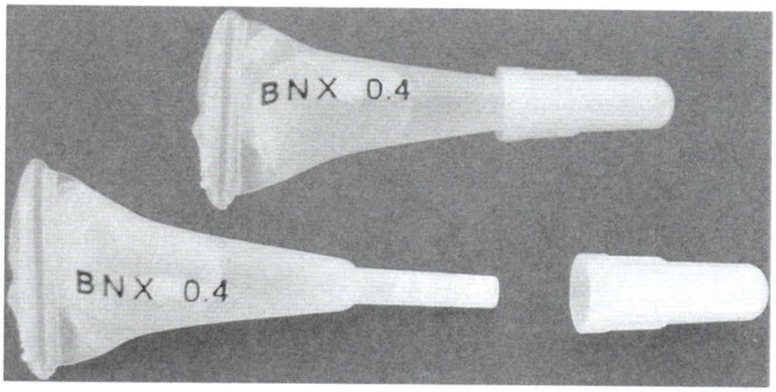

Figuur 4.1 Minim.

te voorkomen. Laat de patiënt het hoofd nog twee minuten opzij houden, zodat de druppels alle plekken in de gehoorgang kunnen bereiken.

Oogdruppels Oogdruppels (oculoguttae) zijn oplossingen van geneesmiddelen, bestemd voor het oog. Omdat het oog een zeer gevoelig orgaan is, let men bij de bereiding van oogdruppels erg zorgvuldig op zuiverheid en steriliteit. Bij het druppelen moet daarom ook worden voorkomen dat de vloeistof verontreinigd raakt. Het uiteinde van de druppelaar mag dan ook nooit in aanraking komen met handen of oogharen. Gebeurt dat per ongeluk toch, dan mag het flesje niet meer gebruikt worden. De gebruikstermijn van oogdruppels is beperkt. Een flesje dat eenmaal open is geweest, mag niet langer dan een maand worden gebruikt. Om dat goed te kunnen bijhouden, moet op ieder geopend flesje de openingsdatum worden genoteerd.
Om verspilling te voorkomen worden oogdruppels veelal geleverd in een kleine druppelaar voor eenmalig gebruik (minim; zie figuur 4.1). Voordeel van een minim is dat er ook geen conserveermiddel nodig is; patiënten zijn daar nogal eens overgevoelig voor. Niet-geconserveerde oogdruppels zijn na opening maximaal 24 uur houdbaar.

Voor het toedienen van oogdruppels hoeven de handen alleen gewassen te worden als het een 'vies' oog betreft. In zo'n situatie moeten ook niet-steriele handschoenen gebruikt worden. Het is overigens ook regel om druppels die gebruikt worden bij een patiënt met (verdenking op) een oogontsteking nooit voor andere patiënten te gebruiken.

Ga voor het toedienen van oogdruppels indien mogelijk achter de patiënt staan. Laat de patiënt het hoofd schuin achterover houden (of verzoek hem op de onderzoekbank te gaan liggen). Steun met de hand op de slaap en houd het flesje boven het oog. Let erop dat de druppelaar geen contact kan maken met oogleden en (knipperende) wimpers. Laat de patiënt een gootje maken, door met de wijsvinger het onderooglid naar beneden te trekken. Eventueel kan dat ook zelf gedaan worden met de duim van de andere hand. Vraag de patiënt om naar de wenkbrauwen kijken, knijp in het flesje en laat een druppel in het 'gootje' vallen. Laat de patiënt direct daarna het oog sluiten en ten minste een minuut de traanbuis dichtknijpen, door zachtjes onder het kleine harde bobbeltje in de ooghoek (aan de neuskant) te drukken.

Denk eraan dat contactlenzen meestal niet direct na het druppelen ingedaan mogen worden. Kijk op de bijsluiter van de oogdruppels voor de periode waarna de lenzen weer gebruikt mogen worden.

Oogzalf Een oogzalf (oculentum) hecht zich iets beter aan het oogslijmvlies dan oogdruppels. De zalf wordt als een 'sliertje' in het onderste ooglid aangebracht. Door knipperen met de ogen verdeelt de zalf zich over het slijmvlies.

Vaginaaltablet Een vaginaaltablet (ovule) moet met behulp van een applicator zo hoog mogelijk in de vagina (schede) worden ingebracht. Het tablet valt daar door het aanwezige vocht uiteen of lost op.

Vaginaaltampon Een andere toedieningsvorm is de vaginaaltampon waarop de werkzame stof is aangebracht.

Vaginaalcrème Vaginaalcrème kan zowel in de vagina als op de schaamlippen worden toegepast. Voor de toepassing van crème en zalf in de vagina worden (wegwerp) inbrengkokertjes bijgeleverd.

Lokaal in de longen

Inname via inhalatie gebeurt door samen met lucht geneesmiddelen in te ademen. Dat kan via de luchtpijp door inademing in de lagere luchtwegen of door toediening in de neusholte. Voor beide toedieningswijzen geldt dat het geneesmiddel lokaal kan werken (in de longen respectievelijk in de neusholte), maar ook een systemische werking is mogelijk. Het geneesmiddel kan via het slijmvlies worden opgenomen in het bloed (zoals bij narcosegassen en sommige neussprays) en dan elders in het lichaam een werking hebben. Voor toediening in de luchtwegen zijn er verschillende toedieningsvormen. Voor gebruik in de neusholte zijn er neusdruppels (rhinoguttae) en neussprays (rhinosprays). Voor gebruik in de longen zijn er de verschillende toedieningsvormen voor inhalatie.

Inhalatiesprays Bij de inhalatiesprays (aerosolen) bevindt het geneesmiddel zich in een houder met drijfgas. Als het ventiel wordt ingedrukt, wordt het geneesmiddel, fijn verdeeld door het drijfgas, naar buiten gedreven. Het grote probleem bij de dosisaerosol is dat er een zeer goed samenspel tussen hand en inademing nodig is, om de werkzame stof in de longen te krijgen. Precies op het moment dat de vinger op de knop drukt, moet worden ingeademd. Dit blijkt in de praktijk buitengewoon moeilijk te zijn. Daarom wordt veel gebruikgemaakt van autohalers (die bij inademing automatisch een dosis afgeven) en van voorzetkamers. Een voorzetkamer is een hulpstuk dat een tussenruimte vormt tussen de dosisaerosol en de mond. Een pufje van de dosisaerosol wordt in het hulpstuk gespoten, waarna de patiënt rustig enkele keren kan inhaleren. Voor baby's en jonge kinderen zijn er speciale voorzetkamers met baby- of kindermaskers. Elke fabrikant heeft zijn eigen voorzetkamers. Het reinigen van deze voorzetkamers kan met een mild sopje (1 theelepel afwasmiddel op 5 liter water). Na schoonmaken rechtop aan de lucht laten drogen. Dit om te voorkomen dat statische energie ervoor zorgt dat medicatie tegen de wand gaat kleven.

Poederinhalator Bij de poederinhalatoren wordt de vaste stof naar het longweefsel gebracht door via het mondstuk krachtig in te ademen. Kinderen kunnen vanaf circa zeven jaar gebruikmaken van poederinhalatoren.

Bij inhaleren met een poederinhalator moet de patiënt rechtop zitten, met het hoofd iets achterover. Na eerst goed uitgeademd te hebben, worden de mond en tanden om het mondstuk geplaatst. Na inhalatie moet de adem vijf seconden ingehouden worden.

Als de te inhaleren stof een corticosteroïd is, moet de mond na inhalatie goed gespoeld worden met water (dat daarna moet worden uitgespuwd); dit om een schimmelinfectie in de mond te voorkomen.

Vernevelapparatuur Inhalatievloeistoffen worden via vernevelaars toegediend. Het geneesmiddel wordt met het apparaat tot hele kleine druppels verstoven en deze druppeltjes worden gedurende vijf tot tien minuten ingeademd. Soms moet het geneesmiddel eerst verdund worden met een fysiologische zoutoplossing (NaCl 0,9%). Er zijn diverse soorten vernevelaars. De apparaten worden meestal via de zorgverzekeraar of thuiszorgorganisatie in bruikleen afgestaan.

4.3 Systemische toediening

Bij systemische toediening wordt het geneesmiddel via de bloedsomloop naar de plaats gebracht waar het moet werken. Het geneesmiddel moet dus eerst in het bloed worden opgenomen. Dat kan door het geneesmiddel rechtstreeks in het bloed te spuiten via een ader, maar ook door inname via de mond, waarna het via de darm wordt opgenomen in het bloed.

Oraal

De meest gebruikte toedieningsweg is toediening door de mond, ook wel oraal of 'per os' genoemd. Het geneesmiddel gaat dezelfde weg als het voedsel. Als het in het bloed wordt opgenomen, zal het, afhankelijk van het soort geneesmiddel, op bepaalde organen zijn werking uitoefenen. De gemakkelijke toedieningsweg via de mond heeft echter ook nadelen. Zo worden sommige middelen afgebroken door het maagzuur en daardoor onwerkzaam. Andere geneesmiddelen zijn wel bestand tegen het maagzuur, maar worden vrijwel direct na de opname in het bloed door de lever omgezet in onwerkzame producten.

Tabletten Een tablet is een toedieningsvorm waarin het geneesmiddel samen met hulpstoffen tot één vorm is samengeperst met behulp van een machine. Men kan een tablet voor het innemen eerst uiteen laten vallen in water, maar het is gebruikelijker om een tablet met behulp van water heel door te slikken. Afhankelijk van het geneesmiddel moet dat voor, tijdens of na de maaltijd gebeuren. Doorslikken met de kin op de borst verkleint de kans dat het tablet achterin de keel blijft steken.

Kauwtabletten Kauwtabletten vallen niet in water uiteen. Een kauwtablet moet gekauwd worden en daarna doorgeslikt. Deze tabletten hebben overigens meestal een lokale werking in de maag of in de darmen.

Maagsapresistente tabletten Maagsapresistente tabletten ('enteric coated') zijn voorzien van een maagsapbestendige laag. Het maagsap dringt niet door die laag heen, waardoor deze tabletten in zijn geheel in de darmen terechtkomen. In de darm moeten ze snel uiteenvallen. Deze tabletten mogen niet gekauwd of fijngemaakt worden, maar in hun geheel worden doorgeslikt.

Tabletten met vertraagde afgifte Tabletten met vertraagde afgifte ('slow-release'-tabletten) worden tegenwoordig veel gebruikt. De fabrikant geeft door middel van een toevoeging aan de naam aan dat het om zo'n toedieningsvorm gaat, bijvoorbeeld met durette, retard, ZOC, chrono of mga (met gereguleerde afgifte). Een tablet met vertraagde afgifte moet heel worden doorgeslikt. Het doel van deze toedieningsvorm is een gelijkmatiger hoeveelheid geneesmiddel in het bloed te krijgen. Een dergelijk tablet hoeft meestal maar eenmaal per dag te worden ingenomen, wat voor de patiënt een voordeel is. Door de gelijkmatige opname van het geneesmiddel in het bloed, komen soms ook minder bijwerkingen voor.

Sublinguale tabletten Sublinguale tabletten moeten in de mond smelten. Het geneesmiddel wordt dan door het slijmvlies van de mond opgenomen en komt zo direct in het bloed. De werking van een sublinguaal toegediend geneesmiddel begint dus snel.

Capsules Capsules bestaan uit twee op elkaar passende dopjes met geneesmiddel in poedervorm erin. Een capsule moet heel worden doorgeslikt. In water wordt een capsule zacht. Sommige mensen (vooral kinderen) hebben moeite met het heel doorslikken van een capsule. Een goed advies is dan om de mensen aan te raden de capsule op een lepel(tje) water of limonadestroop te leggen, even zacht te laten worden (5-10 min.) en dan door te slikken met de kin op de borst. In bepaalde gevallen mag een capsule opengemaakt worden, waarna de inhoud als een poeder ingenomen kan worden. Een capsule moet staand of zittend worden ingenomen, door deze met veel water heel door te slikken. Gebeurt dat niet, dan kan de capsule in de slokdarm blijven steken en daar mogelijk een beschadiging veroorzaken.

Dranken Dranken (solutio, mixtura of sirupus) zijn vloeistoffen waarin het geneesmiddel al dan niet in opgeloste vorm aanwezig is.

Rectaal

Rectaal is de toedieningswijze waarbij een geneesmiddel in het laatste deel van de dikke darm wordt gebracht. Het laatste stuk van de dikke darm heet endeldarm of rectum. De rectale toediening wordt toegepast als:
- het geneesmiddel bij oraal gebruik maagklachten geeft;
- de patiënt slecht kan slikken;
- de patiënt misselijk is of moet braken;
- het rectum plaatselijk behandeld moet worden.

Rectale toediening is vooral geschikt voor kleine kinderen en mensen die niet of slecht kunnen slikken.

Zetpil Een zetpil (suppositorium) bestaat uit een bij lichaamstemperatuur smeltende vaste stof, waarin het geneesmiddel is verwerkt. Een zetpil heeft meestal een typische torpedovorm en zit in een strip verpakt. Om een zetpil in te brengen moet deze in de meeste gevallen eerst een beetje bevochtigd worden met lauw water of slaolie. Er bestaat een lichte voorkeur voor het eerst inbrengen van de stompe kant van de zetpil. De zetpil hoeft dan niet helemaal met de vinger nageduwd te worden in de anus en er is ook een kleinere kans dat de zetpil er weer uitkomt. Bij het inbrengen moet de zetpil eerst zachtjes tegen de anus geduwd worden, zonder door te drukken. Na even wachten wordt de gevoelde weerstand (door de anale reflex) vanzelf minder en kan de zetpil gemakkelijk ingebracht worden. Als het dikste deel van de zetpil de anus gepasseerd is, zal de spanning van de kringspier de zetpil vanzelf verder naar binnen brengen.

Klysma en rectiole Behalve zetpillen kennen we de toediening van een vloeistof via het rectum met behulp van een klysma of rectiole. Geneesmiddelen die zo worden toegediend kunnen zowel een plaatselijke als een algemene werking hebben.

Bij het inbrengen van een klysma of rectiole moet eerst het dopje van de canule (dit is de langwerpige 'tuit' die op het klysma of de rectiole zit) verwijderd worden. De tuitjes van sommige klysma's en rectiolen zijn al voorzien van een glijmiddel dat het inbrengen vergemakkelijkt. Is dat niet het geval, knijp dan voorzichtig een druppel van de vloeistof uit de flacon; hierdoor wordt het tuitje een beetje vochtig. Breng het tuitje voorzichtig via de anus in het rectum. Laat de patiënt daarbij zo mogelijk op de linkerzij liggen. Bij kinderen alleen de helft van het tuitje inbrengen (sommige tuitjes hebben daarvoor een speciale markering). Knijp de gehele inhoud van het klysma of de rectiole eruit. Trek het tuitje daarna met ingeknepen flacon voorzichtig uit het rectum terug. Bij kleine kinderen kan het soms raadzaam zijn na het toedienen van het klysma het kind nog even rustig te laten liggen en de billen van het kind enkele minuten tegen elkaar te houden om te voorkomen dat het geneesmiddel weer naar buiten komt.

Parenteraal

Wil de arts er absoluut zeker van zijn dat het geneesmiddel in het bloed terechtkomt of wil de arts een snelle werking, dan moet gebruik gemaakt worden van de toediening per injectie of infuus. De toediening per injectie of infuus heet parenterale toediening. De gewenste hoeveelheid van het geneesmiddel kan zo nauwkeurig en snel in het bloed worden gebracht.

Bij een subcutane injectie wordt het geneesmiddel direct onder de huid ingebracht. Dit kan met een injectiepen, die niet groter is dan een grote vulpen. In de pen zit een reservoir met geneesmiddel en een zeer fijne naald. Voor het gebruik wordt de pen op de huid gezet en door een druk op de knop wordt de juiste hoeveelheid ingespoten. Bij een intracutane injectie wordt het geneesmiddel in de huid ingebracht. Een injectie direct in het spierweefsel wordt een intramusculaire injectie genoemd. Een intramusculaire injectie werkt over het algemeen sneller dan een subcutane. De snelste werking wordt gekregen met de intraveneuze toediening (direct in een ader). Zie ◘ figuur 4.2 voor de verschillende injectietechnieken.

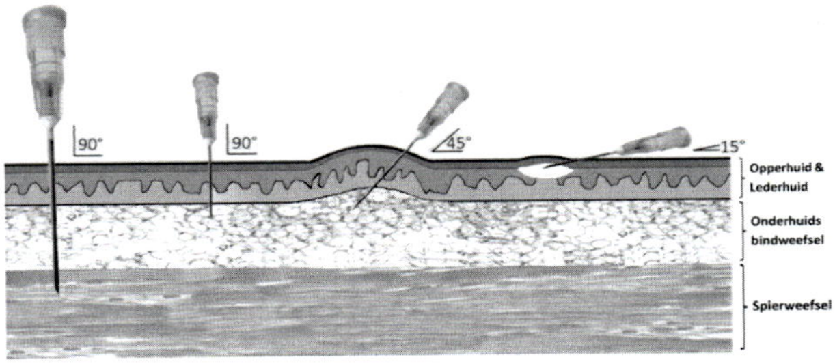

Figuur 4.2 Injectietechniek; De hoek waaronder de naald wordt ingebracht verschilt met de techniek: van links naar rechts een intramusculaire injectie, een loodrechte subcutane injectie, een schuine subcutane injectie en een intracutane injectie.

Tabel 4.1 Injectienaalden

Dikte (mm)	Dikte (gauge)	Kleur	Lengte (mm)
0,40	27 G	grijs	12-13-16-19-25
0,45	26 G	bruin	10-13-16-23
0,50	25 G	oranje	10-16-24-25
0,60	23 G	blauw	16-25-30-31-32
0,70	22 G	zwart	25-30-32-38-40-50
0,80	21 G	groen	16-25-38-40-50
0,90	20 G	geel	25-38-40-50
1,10	19 G	crème/lichtbruin	25-30-38-40-50
1,20	18 G	roze	25-38-40-50

De injectievloeistof is altijd een steriele vloeistof die op verschillende manieren verpakt kan zijn:
- dichtgesmolten ampul;
- flacon;
- ampul of flacon waarin het medicijn zich in onopgeloste toestand (poedervorm) bevindt (het poeder moet dan voorafgaand aan het injecteren met een bijgeleverd oplosmiddel opgelost worden);
- infusieflessen (vaak in grote hoeveelheden voor gebruik in een ziekenhuis);
- kant-en-klare injectiespuit.

Injectienaalden Zoals in tabel 4.1 te zien is, zijn injectienaalden er in allerlei lengtes en diktes. De te gebruiken maat is afhankelijk van de te injecteren vloeistof en de manier waarop geïnjecteerd wordt. De dikte van de naald kan zowel in millimeters als gauge (uitspraak is 'geedsj' met de g van goal) uitgedrukt worden.

Een injectienaald bestaat uit een holle metalen naald bevestigd op een kunststof conus. De kleur van de conus hangt bij verreweg de meeste fabrikanten (helaas niet allemaal) samen met de dikte van de naald, maar zegt niets over de lengte ervan.

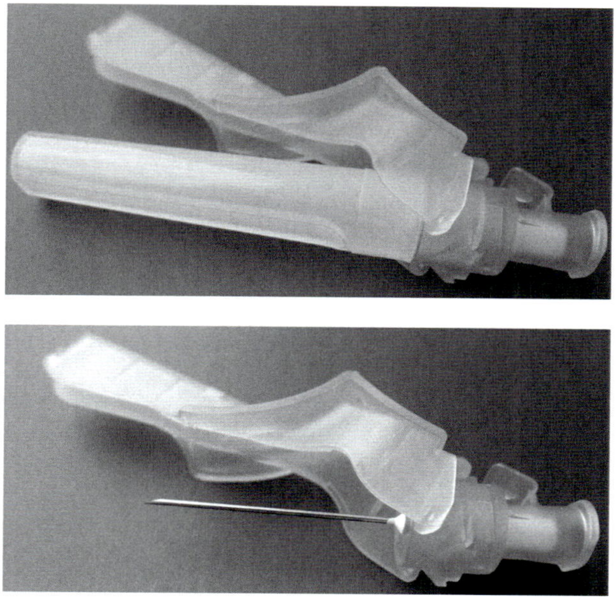

■ **Figuur 4.3** : Veilige naald.

Voor intracutane injecties wordt een dunne naald gebruikt (dikte 0,40-0,50 mm) van 10-12 mm lengte. Voor subcutane injecties wordt een naald gebruikt met een dikte van 0,40-0,60 mm. De lengte van de naald is afhankelijk van de gebruikte techniek en van de dikte van de huid. Voor loodrechte subcutane injecties gebruikt men naalden met een lengte van 5-12 mm; voor subcutane injecties met de huidplooitechniek naalden van 19-32 mm lang. Voor intramusculaire injecties wordt een iets dikkere (0,80 mm) en langere naald (40-50 mm) gebruikt.

Veilige naalden Om prikaccidenten zo veel mogelijk te voorkomen, is het gebruik van veilige injectienaalden verplicht geworden (zie ■ figuur 4.3). Bij een veilige injectienaald zit een beschermkapje aan de naald vast. Er wordt onderscheid gemaakt in passieve en actieve systemen:

- Bij de actieve systemen zijn er twee mogelijkheden:
  - De naald is met een enkele duimbeweging veilig over de naald te klikken.
  - De naald schiet vanzelf terug in het beschermkapje door op een knopje te duwen.
- Bij een passief systeem schiet de naald na de prikhandeling automatisch terug in het beschermkapje.

Bij beide systemen wordt de naald inclusief beschermkapje na gebruik in de naaldcontainer gedeponeerd. Welk systeem wordt gebruikt, hangt af van de doelgroep en de situatie. Heb je rustig de tijd om met je duim het beschermkapje over de naald te klikken, dan kun je het eerste systeem gebruiken. Bij een onrustige patiënt is het veiliger om te kiezen voor een naald die automatisch in het beschermkapje terugschiet. Bij de naaldjes die gebruikt worden voor een vingerprik, wordt als regel gebruikgemaakt van het passieve systeem.

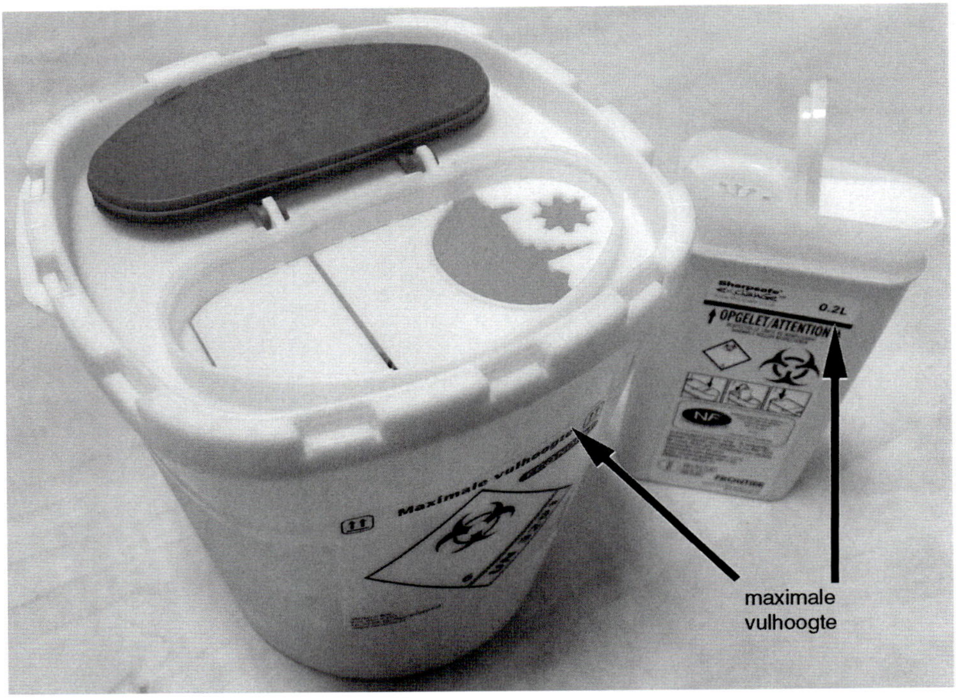

Figuur 4.4 Naaldencontainers.

Protocol 3

Voorbehouden handeling Omdat het geven van injecties een voorbehouden handeling is, mag je dat alleen doen als je voldoet aan de BIG-voorwaarden (o.a. er is een opdracht van een zelfstandig bevoegde zoals een arts, je bent bevoegd en bekwaam om te injecteren, er is een zelfstandig bevoegde in de directe omgeving aanwezig om eventueel in te kunnen grijpen als er iets misgaat). Omdat het geneesmiddel bij injecteren direct in het lichaam van de patiënt komt is het heel erg belangrijk om hierbij geen fouten te maken. Controleer dus extra goed of je het juiste geneesmiddel in de juiste concentratie en hoeveelheid voor de juiste patiënt hebt. Let ook op of de houdbaarheidsdatum van het geneesmiddel nog niet verlopen is.

Injectiespuit klaarmaken Als je de injectiespuit klaarmaakt terwijl de injectie zelf door een ander wordt gegeven, plak de spuit dan met een stukje tape op de flacon of ampul. Op deze manier kan degene die gaat injecteren ook nog een controle uitvoeren. Een alternatief is om de spuit tezamen met de flacon of ampul in een bekkentje te leggen.
Benodigdheden voor injecteren:
- te injecteren vloeistof;
- gaasjes of deppers;
- steriele spuit die past bij de hoeveelheid vloeistof die ingespoten moet worden;
- steriele injectienaald;
- bekken voor afvalmateriaal;
- naaldencontainer (zie figuur 4.4);
- pleister (check overgevoeligheid vooraf);

- handschoenen;
- eventueel een opzuignaald, ampullenvijltje en/of desinfectans.

Bij het klaarmaken van de injectiespuit begin je met het wassen of desinfecteren van de handen. Haal de spuit uit de verpakking en zet de naald erop.

Als er gespoten wordt met een heel kleine en/of dunne naald, kan het nodig zijn om de spuit klaar te maken met een opzuignaald. Daarnaast mag bij sommige vloeistoffen de opzuignaald niet gebruikt worden voor het injecteren (dat staat dan altijd ook duidelijk in de bijsluiter vermeld). In alle andere gevallen kan er geïnjecteerd worden met dezelfde naald waarmee de vloeistof opgezogen is. Er zijn echter ook praktijken waar standaard bij iedere injectie een aparte opzuig- en injecteernaald wordt gebruikt.

Wel of geen aparte opzuignaald?

Argumenten vóór:
- Het gebruik van een glazen breekampul waarvan de kop door wegduwen afbreekt, gaat gepaard met een (niet met het blote oog zichtbare) wolk van glasdeeltjes, die (ten dele) in de ampulinhoud terecht kunnen komen. Omdat de meeste in de ampul terechtgekomen glasdeeltjes het laatst worden opgezogen en zich daardoor nog in de opzuignaald bevinden, kan men voor het injecteren beter een nieuwe injectienaald nemen. Om de kans hierop te verkleinen zijn er ook speciale opzuignaalden op de markt met filter en/of een minder scherpe punt ('blunt').
- Als de te injecteren vloeistof in een ampul met een rubberstopje zit, zal doorboring van het rubber de scherpte van de naald nadelig beïnvloeden. Dit geldt ook voor het opzuigen uit een glazen breekampul, als de bodem van de ampul door de naald geraakt wordt. Ook om deze reden is het verstandiger om voor het injecteren een nieuwe naald te nemen.
- Door een relatief dikke opzuignaald te gebruiken kan men ten slotte ook sneller en met minder luchtbellen opzuigen.

Argumenten tegen:
- In de praktijk zal het wisselen van de naald onvermijdelijk gepaard gaan met een verhoogd besmettingsrisico van de conus van de spuit en van de naaldaansluiting.
- Daarbij is ook de kans dat men zich tijdens het wisselen van de naalden prikt niet denkbeeldig.

Als er een flacon met een rubberen dop gebruikt wordt, desinfecteer deze dan met een desinfectans vóór het opzuigen. Bij de eerste ingebruikname van een flacon is dit echter niet nodig. Onder het beschermkapje is de rubberen dop namelijk steriel.

Zuig nu iets meer dan de benodigde hoeveelheid vloeistof uit de ampul of flacon. Verwijder de lucht uit de spuit en vervang daarna zonodig de opzuignaald door de injectienaald. Verwijder de opzuignaald door deze, na terugplaatsen van het beschermkapje, met de hand bij de conus te pakken en direct in de naaldencontainer te deponeren. Controleer de spuit op per ongeluk opgezogen rubberdeeltjes uit de dop van de flacon, door de spuit tegen het licht in te houden. Als er rubberdeeltjes gezien worden, mag er met deze spuit niet gespoten worden.

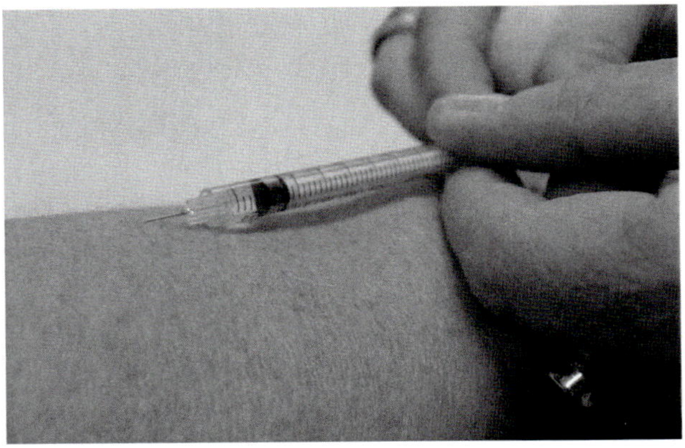

Figuur 4.5 Intracutane injectie.

Als er een dichtgesmolten ampul gebruikt wordt, verwijder dan eerst alle vloeistof uit het bovenste gedeelte van de ampul, door deze met een flinke zwaai ondersteboven te keren of door er met een wijsvinger tegenaan te tikken. Maak zonodig een inkerving in de hals van de ampul met het ampullenvijltje. Pak met een depper of gaasje de top van de ampul tussen duim- en wijsvinger en breek dit in een enkele beweging van de ampul af. Doe het afgebroken topje in de naaldencontainer.

Net als gebruikte naalden moeten ook de lege ampullen altijd direct in de naaldencontainer gedaan worden. Gooi de ampul echter nog niet weg als de injectie door iemand anders gegeven wordt. Bewaar deze dan bij de spuit, zodat er vóór het injecteren nog gecontroleerd kan worden of de goede vloeistof is opgezogen.

Houd de spuit vast met de naald naar boven en controleer of er nog lucht in de spuit zit. Verwijder dat zonodig, door er zachtjes met de wijsvinger tegenaan te tikken totdat alle lucht zonder luchtbellen bovenin de spuit zit. Houd een depper ter hoogte van de conus van de naald en duw de zuiger omhoog tot alle lucht uit de spuit verwijderd is.

Als er iets meer is opgezogen dan er geïnjecteerd moet worden, hou je de spuit vast met de naald naar beneden. Duw daarna boven een bekkentje op de zuiger tot exact de te injecteren hoeveelheid vloeistof in de spuit aanwezig is. Tik de druppel aan het uiteinde van de naald af als een sigaret, uiteraard zonder de naald aan te raken. De spuit is nu klaar voor gebruik.

Voorafgaand aan elke injectie vertel je de patiënt wat er gaat gebeuren, was je je handen en trek je handschoenen aan.

Toedienen intracutane injectie

Protocol 4

Een intracutane injectie wordt meestal toegediend in de huid van de onderarm. Leg de patiënt vooraf uit dat de injectie zelf pijnlijk is, maar dat de pijn van korte duur zal zijn (zie figuur 4.5).

Trek de huid strak in de richting van de pols. Steek de naald met de scherpe punt aan de onderkant, vrijwel evenwijdig aan de oppervlakte van de huid, een paar mil-

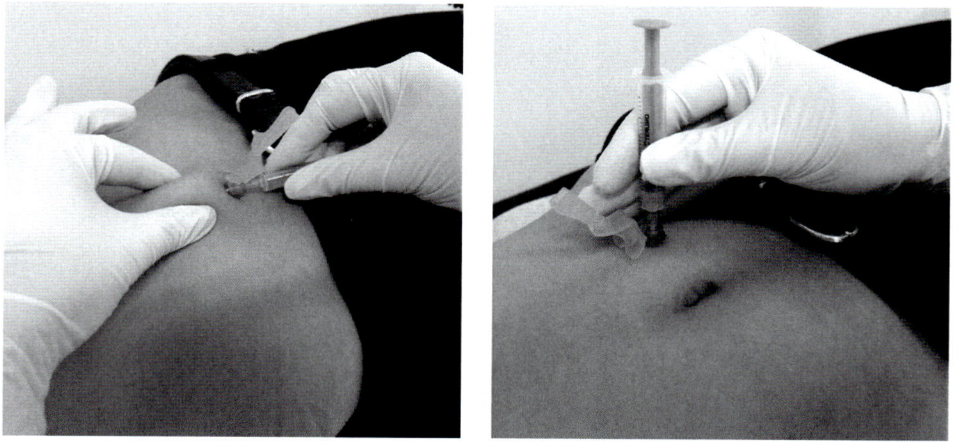

Figuur 4.6 Subcutane injectie: links de huidplooitechniek en rechts de loodrechtmethode.

limeter in de huid. Dus niet door de huid heen steken! Spuit de vloeistof langzaam in. Als de naald op de juiste plaats in de huid zit, ontstaat er tijdens het spuiten een kwaddel (een soort muggenbult). Houd de depper op de insteekopening en trek de naald met een snelle beweging terug. Bij gebruik van een actieve veilige naald moet nu eerst het beschermkapje weer over de naald geklikt worden.

Laat de patiënt de depper op de spuitplaats houden, doe de naald in de naaldencontainer en plak een pleister op de injectieplaats (ook als het niet bloedt).

Ruim het materiaal op, was of desinfecteer je handen en verwerk de injectie in het medisch dossier van de patiënt.

Toedienen subcutane injectie

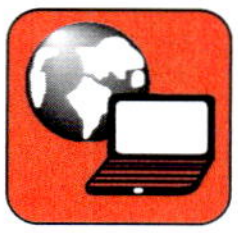

Protocol 5

Een subcutane injectie wordt meestal toegediend in het onderhuidse vetweefsel aan de buitenkant van de bovenarm, de voor-/zijkant van het bovenbeen of in het losse onderhuidse weefsel van de buikwand. Voor subcutane injecties worden over het algemeen spuiten van maximaal 1 ml gebruikt omdat grotere hoeveelheden erg pijnlijk kunnen zijn. Er zijn twee manieren om subcutaan te injecteren. Bij de huidplooitechniek wordt de naald aan de voet van een opgenomen huidplooi ingestoken. Bij de loodrechtmethode wordt er geen huidplooi opgenomen, maar wordt een kortere naald loodrecht in de huid gestoken. Zie figuur 4.6.

Controleer of de naald goed onder de huid zit, door de naald wat heen en weer te bewegen. Spuit de vloeistof daarna langzaam in. Houd de depper op de insteekopening en trek de naald met een snelle beweging terug. Bij gebruik van een actieve veilige naald moet nu eerst het beschermkapje weer over de naald geklikt worden. Laat de patiënt de depper op de spuitplaats houden, doe de naald in de naaldencontainer en plak een pleister op de injectieplaats (ook als het niet bloedt).

Ruim het materiaal op, was of desinfecteer daarna je handen en verwerk de injectie in het medisch dossier van de patiënt.

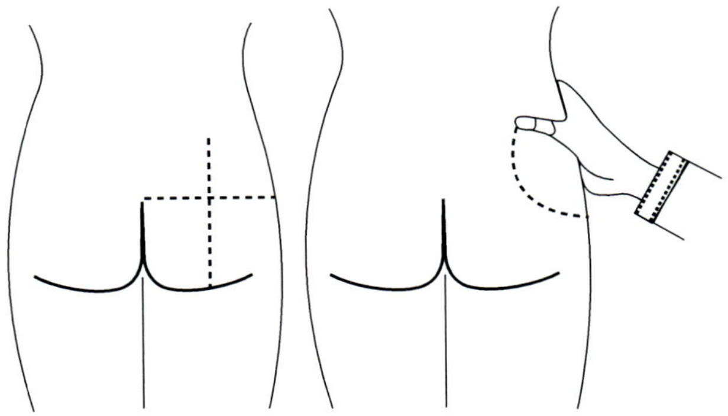

Figuur 4.7 Bepalen van de plaats voor een intramusculaire injectie in de bil.

Protocol 6

Toedienen intramusculaire injectie

Een intramusculaire injectie (zie figuur 4.8) wordt meestal in de bil, het been of de arm toegediend. Voor de bil is dat in het bovenste buitenste kwadrant van de bilspier (in de musculus gluteus maximus; zie figuur 4.7) bij het been aan de buitenzijde van het middelste derde gedeelte van de bovenbeenspier (in de musculus quadriceps femoris) en voor de arm in het bovenste derde gedeelte van de bovenarm aan de buitenzijde (in de musculus deltoideus).

Span de huid en steek de naald loodrecht en snel in. Controleer of de naald niet in een bloedvat zit, door de zuiger een klein stukje terug te trekken. Als je bloed opzuigt mag je niet verder gaan met injecteren, maar moet je opnieuw een injectie klaarmaken.

Spuit de vloeistof langzaam in. Trek de naald met een snelle beweging terug en doe een depper op de insteekopening. Bij gebruik van een actieve veilige naald moet nu eerst het beschermkapje weer over de naald geklikt worden. Laat de patiënt de depper op de spuitplaats houden, doe de naald in de naaldencontainer en plak een pleister op de injectieplaats (ook als het niet bloedt).

Intramusculaire injectie moet *in* de spier gegeven worden

Het effect van een intramusculaire injectie wordt onder meer bepaald door de plaats waar deze wordt gegeven. Zo is de piekconcentratie in het bloed na een injectie in de deltaspier hoger dan die na een injectie in de bilspier. Dit verschil kan worden toegeschreven aan een sterkere doorbloeding van de deltaspier, druk van buitenaf op de bilspier en een verschil in de hoeveelheid vetweefsel. Door de toename van overgewicht zal vooral dat laatste een steeds grotere rol gaan spelen. Zo bleek uit een onderzoek onder honderd patiënten die een CT van het bekken moesten ondergaan, dat bij 43 patiënten de vetlaag in het bovenbuitenkwadrant van de bil dikker was dan 35 mm (het maximale bereik van een groene naald) en bij 72 patiënten dikker dan 25 mm (het maximale bereik van een blauwe naald). Bij vrouwen lag de spierlaag meestal dieper dan bij mannen. Op grond van deze gegevens werd geconcludeerd dat injecties in de bilspier zo mogelijk vermeden moeten worden. Bovendien moet het gebruik van langere naalden worden overwogen (bron: Nisbet, 2006).

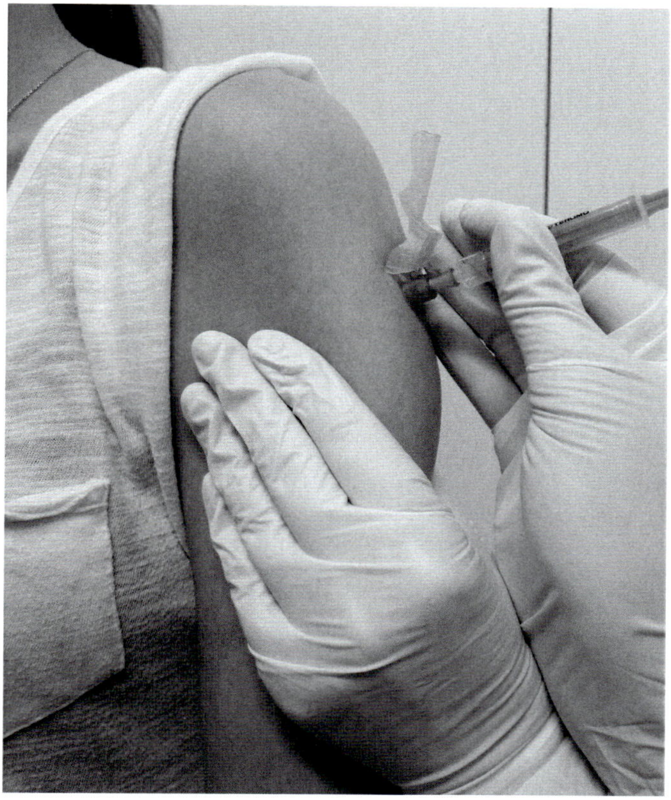

Figuur 4.8 Intramusculaire injectie: de hand waarmee de spuit wordt vastgehouden maakt ter fixatie contact met de huid van de patiënt.

Ruim het materiaal op, was of desinfecteer daarna je handen en verwerk de injectie in het medisch dossier van de patiënt.

Handig om te weten

- Desinfectie van de huid voor het geven van een injectie is bij patiënten met een normale weerstand niet nodig. Bij patiënten met een verminderde weerstand moet je de huid wel desinfecteren.
- De vloeistof mag nooit te koud zijn (bijvoorbeeld uit de koelkast). Houd de ampul dan even in je handpalm vast, zodat de vloeistof wat wordt verwarmd.
- Zorg ervoor dat het lichaamsdeel waarin gespoten wordt, ontspannen is.
- Weet wat je spuit en ken de signalen van eventueel optredende ongewenste effecten.
- Wrijf nooit met een watje na, omdat dit juist blauwe plekken in de hand kan werken.
- Rond het geven van een injectie of bloedafname zijn er nogal wat mensen die last hebben van (een neiging tot) flauwvallen. Vaak voelen ze dit

aankomen door transpireren, een licht gevoel in het hoofd, duizeligheid, hartkloppingen, misselijkheid, krachtsverlies en doordat ze geluiden anders gaan waarnemen. Om dit flauwvallen te voorkomen is het van belang dat patiënten zorgen voor voldoende inname van zout en vocht (200-500 ml water) voorafgaand aan de injectie of bloedafname. Daarnaast kan het aanspannen van de spieren in het onderlichaam helpen. Natuurlijk spreekt het vanzelf om bij patiënten die dit van zichzelf al weten, de injectie of bloedafname uit te voeren met de patiënt in liggende positie.

4.4 Eerste hulp bij prikaccidenten

Hoe precies je ook werkt, toch kan het gebeuren dat je geraakt wordt door een naald of mesje waaraan bloed van een patiënt kan zitten. Het is belangrijk dat je dan precies weet wat je moet doen om de kans op besmetting zo klein mogelijk te maken. De kans verkleinen kan in ieder geval al door te zorgen dat je gevaccineerd bent tegen hepatitis B, een van de ziekten die via een prikaccident kan worden overgebracht. Bij werknemers die kans lopen om intensief in contact te komen met bloed, is de werkgever zelfs verplicht om de inenting tegen hepatitis B te regelen. Ook doktersassistenten (in opleiding) moeten voldoende gevaccineerd zijn tegen hepatitis B, voordat ze met bloed(producten) mogen werken. Behalve met het virus dat hepatitis B veroorzaakt, kun je bij een prikaccident besmet worden met het virus dat hepatitis C veroorzaakt en het virus dat aids veroorzaakt (HIV). Onder prikaccidenten vallen ook: bijt-, snij-, of spataccidenten op slijmvliezen of niet-intacte huid met mogelijk besmet materiaal (zoals bloed, wondvocht, vruchtwater, sperma of vaginale afscheiding).

Belangrijk bij een prikaccident is in ieder geval rustig te blijven. Laat na het accident de prik-, snij- of bijtwond direct goed doorbloeden en spoel de wond daarna uit met water of fysiologisch zout. Vervolgens moet de wond gedesinfecteerd worden met een huiddesinfectans: alcohol 70% of chloorhexidine 0,5% in alcohol 70%. Bij spataccidenten op de huid of slijmvliezen (oog, mond) moet het oppervlak direct en grondig gespoeld worden met fysiologisch zout of eventueel water.

Als niet bekend is of de patiënt een ziekte heeft die via een prikaccident kan worden overgedragen, zorg er dan voor dat dit (na toestemming van de patiënt) zo snel mogelijk wordt bepaald. Laat je niet geruststellen met uitlatingen als: 'Ach joh, ik heb me al zo vaak geprikt.'

Een prikaccident moet je direct melden. Dit kan bij de arts waar je werkt/stage loopt of (in ziekenhuizen) bij de microbioloog of ziekenhuishygiënist.

Weet wat je moet doen en waar je moet zijn. Hierdoor voorkom je onnodig tijdverlies. Na een accident met een reële kans op besmetting met HIV dient bijvoorbeeld binnen twee uur na blootstelling gestart te worden met postexpositieprofylaxe (PEP).

Preventieve maatregelen:
- Wees zoveel mogelijk op de hoogte van de infectiestatus van de patiënt (weet wie je prikt).
- Draag bij het prikken altijd handschoenen.
- Draag waar nodig altijd een spatmasker of bril.

- Gebruik waar mogelijk passieve veilige naalden waarbij de naald bij terugtrekken automatisch in de huls wordt teruggetrokken.
- Doe gebruikte naalden direct in de naaldencontainer.
- Maak het jezelf zo gemakkelijk mogelijk en verklein de kans op een ongeluk door een goede voorbereiding. Zet daartoe alles op een logische plaats, zodat lopen of veel bewegen met mogelijk besmettelijk materiaal zo min mogelijk nodig is.
- Ga, als je een patiënt moet prikken, niet op een plaats zitten waar de kans groot is dat er onverwacht iemand tegen je aan kan lopen.

Dit is een leidraad. Stel jezelf zo spoedig mogelijk op de hoogte van het op je werkplek geldende prikaccidentenprotocol.

Onderzoeken

5.1 Inleiding

Iedereen begrijpt dat een lichaamsgewicht van 5 kg voor een volwassene met een lengte van 1,75 m niet kan. Maar wanneer is het gewicht van iemand met die lengte normaal te noemen? En bij welk gewicht zeggen we dat iemand te zwaar is? Om op die vragen een goed antwoord te kunnen geven, is het belangrijk iets te weten over de waarde van testuitslagen. De resultaten van een meting noemen we de uitslag. Om te kunnen beoordelen of de uitslag van een onderzoek binnen de 'normale' grenzen zit, zijn voor vrijwel elk onderzoek zogenoemde referentiewaarden bepaald. Dit zijn de uiterste waarden waarbinnen de uitslag van een onderzoek nog als normaal beschouwd wordt.

Afhankelijk van het soort onderzoek is er één of zijn er twee referentiewaarden. Een voorbeeld van één referentiewaarde is het zachtste geluid dat we nog kunnen horen (goed- of slechthorend). Een voorbeeld van twee referentiewaarden is het lichaamsgewicht bij een bepaalde lengte (te dun of te dik). Stel je voor dat je een grote groep mensen hebt en je gaat bij iedereen de lengte bepalen, dan kun je redelijk eenvoudig uitrekenen wat de gemiddelde lengte in deze groep is. Met een speciale wiskundige formule (standaarddeviatie of standaardafwijking) kun je echter ook uitrekenen of de meeste mensen zich dicht bij het gemiddelde bevinden (kleine spreiding) of dat er juist heel grote verschillen zijn (grote spreiding).

Het voordeel van de genoemde formule is dat met het berekenen van de spreiding ook meteen wordt aangegeven hoe de verdeling van de lengte in de groep is. Voor iedere lengte kun je vervolgens aangeven hoeveel procent van de groep langer of korter is. In ◘ figuur 5.1 zie je de spreiding zoals je die bij vrijwel alle onderzoeken aantreft (of het nu lengte, gewicht, schoenmaat of Hb is). Zoals je kunt zien, bevinden de meeste mensen zich in het midden. Dat klopt ook wel met onze waarneming. Er zijn bijvoorbeeld veel meer mannen met schoenmaat 43 dan met schoenmaat 52.

Deze figuur laat zien dat er, ongeacht wat je hebt onderzocht, altijd 34% van de mensen een uitkomst heeft tussen het gemiddelde (M) plus eenmaal de standaarddeviatie (M + S). Op dezelfde manier kun je ook zien dat 95% (in ◘ figuur 5.1: 13,5 + 34 + 34 + 13,5) van de mensen een uitkomst heeft tussen min en plus tweemaal de standaarddeviatie (M - 2S en M + 2S).

Nu is het praktijk dat bij de meeste onderzoeken de referentiewaarden worden vastgesteld door twee standaarddeviaties onder en boven het gemiddelde te bepalen. Dit heeft als gevolg dat altijd 2,5% van de gezonde mensen een uitslag boven de bovenste referentiewaarde heeft en 2,5% van de gezonde mensen een uitslag onder de onderste referentiewaarde. Bij vrijwel elk onderzoek dat je doet bij gezonde mensen, zal dus 5% een afwijkende uitslag hebben zonder ziek te zijn. Dit is ook een van de redenen waarom je nooit zomaar onderzoek moet doen. De kans op een onterecht afwijkende uitslag is niet denkbeeldig en kan snel leiden tot ongeruste mensen en veel onnodig vervolgonderzoek.

Soms heeft een onderzoek geen duidelijke referentiewaarden doordat er een grote overlap is tussen de uitslagen van gezonden en zieken. In die gevallen wordt vaak gebruikgemaakt van het begrip afkapwaarde. Dat is de uitslag waarboven of waaronder de kans dat dit wordt veroorzaakt door een ziekte zo hoog is dat het gerechtvaardigd is verder onderzoek te doen. Anders gezegd: de afkapwaarde is de grenswaarde waarboven of waaronder we afspreken dat een test een 'positieve' uitslag heeft.

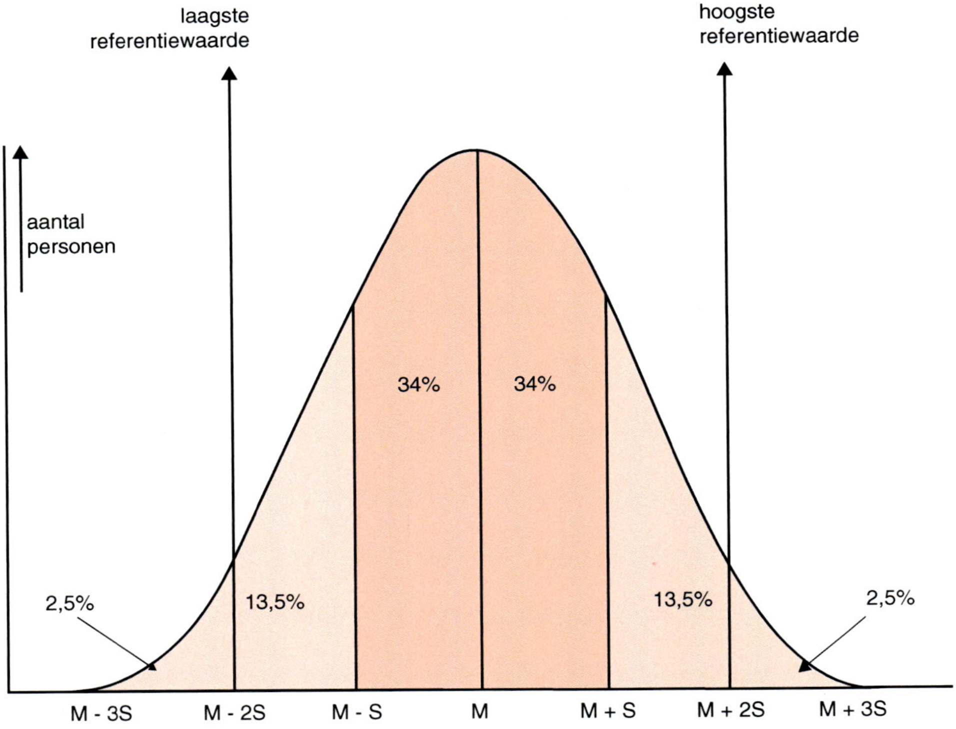

Figuur 5.1 Bepaling van de referentiewaarden met behulp van de standaarddeviatie.

Sensitiviteit en specificiteit

Daarnaast kent vrijwel elk onderzoek fout-positieve en fout-negatieve uitslagen. Zo kan een zwangerschapstest ten onrechte positief zijn bij een vrouw die niet zwanger is (fout-positief) of ten onrechte negatief bij een vrouw die zwanger is (fout-negatief). Hoe betrouwbaarder een onderzoek, des te kleiner de kans op fout-positieve en fout-negatieve uitslagen. Vaak worden hierbij de begrippen sensitiviteit en specificiteit van een onderzoek gebruikt (zie tabel 5.1) en daarbij geldt:

- Hoe hoger de specificiteit van een onderzoek, des te kleiner de kans op een fout-positieve uitslag.
- Hoe hoger de sensitiviteit van een onderzoek, des te kleiner de kans op een fout-negatieve uitslag.

Twee voorbeelden:

- Het meten van het glucosegehalte heeft een hoge sensitiviteit. Als het suikergehalte verhoogd is, is de kans dat de patiënt suikerziekte heeft erg groot.
- Om een blaasontsteking aan te tonen, wordt vaak gebruikgemaakt van de nitriettest. Deze heeft een hoge sensitiviteit en een lage specificiteit. Dat betekent dat als de nitriettest positief is, de kans dat iemand ook echt een blaasontsteking heeft groot is. Een lage specificiteit betekent echter dat er, ook al is de testuitslag negatief, toch nog een behoorlijke kans is dat de klachten wel degelijk door een blaasontsteking worden veroorzaakt. In zo'n situatie zul je dus een

Tabel 5.1 Sensitiviteit en specificiteit van een test

	Ziek	Gezond
Positieve test	A	B
Negatieve test	C	D

sensitiviteit = A : (A + C); specificiteit = D : (B + D).

aanvullende test moeten doen (zoals een sediment of urinekweek) om betrouwbaar uit te sluiten of aan te tonen dat er sprake is van een blaasontsteking.

Ten slotte heeft elke test ook te maken met variaties door de test zelf. Zo kun je bij tien vingers van dezelfde persoon op hetzelfde moment het Hb bepalen en tien verschillende uitslagen krijgen. Een verschil tussen twee uitslagen heeft dus niet altijd betekenis (significantie). Bedenk daarom:

- Een verschil in opeenvolgende uitslagen hoeft niet significant te zijn.
- Er kan sprake zijn van een significant verschil, terwijl de achtereenvolgende resultaten binnen de referentiewaarden vallen.
- Uitslagen kunnen zich van buiten de referentiewaarden verplaatsen naar binnen de referentiewaarden, zonder dat er sprake hoeft te zijn van een significant verschil.
- Een uitslag buiten de referentiewaarden komt ook bij veel gezonde mensen wel eens voor.

Samengevat valt het dus in de praktijk lang niet altijd mee om op grond van de uitslag van een onderzoek vast te stellen dat er sprake is van een ziekte. Deel daarom zonder de toestemming van de arts nooit zomaar uitslagen mee aan een patiënt.

Eenheden

Veel uitslagen van laboratoriumonderzoeken worden uitgedrukt in eenheden die we in het dagelijks leven niet of nauwelijks tegenkomen. Het is belangrijk om ze te kennen en altijd goed over te nemen. Als bijvoorbeeld een microliter per ongeluk als een milliliter wordt afgekort, scheelt dat een factor duizend. Bij het toedienen van geneesmiddelen kan dat een dodelijke vergissing zijn. In tabel 5.2 vind je de meest gebruikte notaties bij eenheden van bijvoorbeeld gewicht, inhoud of lengte (steeds gevolgd door respectievelijk de g van gram, de l van liter of de m van meter).

5.2 Wegen

Doel

Het bepalen van het lichaamsgewicht gebeurt om veel verschillende redenen. Het kan bijvoorbeeld plaatsvinden om de dosering van medicijnen te bepalen, bij een keuring, om te bekijken of er sprake is van overgewicht, of een dieet voldoende effect heeft, of een kind goed genoeg groeit, maar ook omdat een plotselinge toename van het gewicht bij iemand met een zwak hart op hartfalen kan wijzen.

Tabel 5.2 Notatie van standaardeenheden

k	kilo	10^3
c	centi	10^2
d	deci	10
m	milli	10^{-3}
μ	micro	10^{-6}
n	nano	10^{-9}
p	pico	10^{-12}
f	femto	10^{-15}

Informatie patiënt

Over het algemeen weet bijna iedereen hoe dit onderzoek plaatsvindt. Meestal zal uitleg dan ook niet nodig zijn.

Uitvoering

Protocol 7

Weegschalen geven het gewicht elektronisch of met een wijzerplaat weer. Soms wordt nog gebruikgemaakt van een weegschaal met schuifgewichten (bascule). Het bereik van een babyweegschaal is over het algemeen 0-15 kg. De personenweegschaal voor het wegen van oudere kinderen en volwassenen heeft meestal een bereik van 0-150 kg.

Plaats de weegschaal op een harde ondergrond (geen vloerbedekking). Zorg dat de weegschaal stevig en horizontaal staat door de pootjes onder de weegschaal te verstellen. Vooraf aan de meting moet altijd gecontroleerd worden of de weegschaal zonder belasting op nul staat. Zo niet, dan moet dat alsnog gedaan worden. Als het niet lukt om de weegschaal op nul te zetten, dan moet het gemeten gewicht van de patiënt na het wegen, voor de afwijking worden gecorrigeerd.

Laat de patiënt zich uitkleden. Kinderen jonger dan twee jaar (of tot het maximumbereik van de babyweegschaal) worden naakt en zonder luier gewogen. Voor de hygiëne en het comfort wordt, vóór de babyweegschaal op nul gezet wordt, wel een doek in de schaal gelegd. Vanaf twee jaar worden kinderen in lichte kleding (ondergoed, geen luier) gewogen met een personenweegschaal. Zorg er voor dat het kind zelfstandig in het midden van de weegschaal staat. Houd het kind niet vast en laat het ook niet tegen een muur of iets dergelijks steunen (zie figuur 5.2).

Als regel worden volwassenen (tenzij er anders is afgesproken) gewogen zonder (over)jas en schoenen. Als iemand geen sokken aan heeft en met blote voeten op de weegschaal gaat staan, wordt er voor de hygiëne een tissue op gelegd. Vraag de patiënt om rechtop, midden op de weegschaal plaats te nemen en het gewicht zo goed mogelijk over beide voeten te verdelen. Lees het gewicht af en let er daarbij op dat de patiënt rechtop blijft staan en niet naar beneden kijkt om mee te lezen. Rond naar beneden af tot op de laatste volledige 100 g (bij baby's de laatste volledige 10 g).

Noteer de uitslag en deel de patiënt de uitslag mee of vertel wanneer en van wie de patiënt de uitslag krijgt.

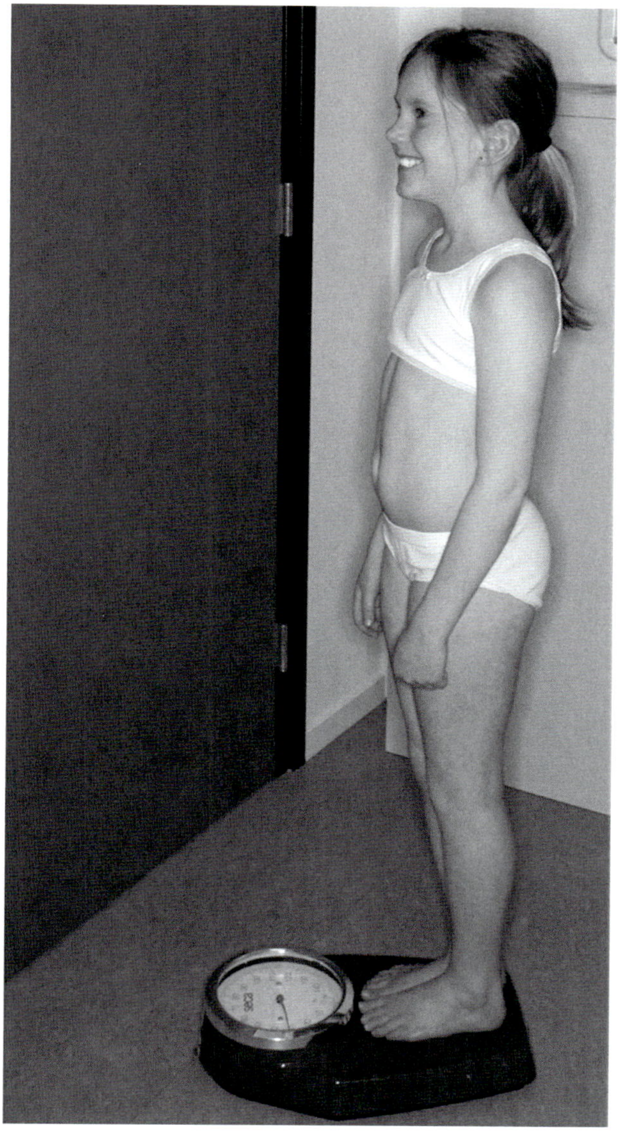

Figuur 5.2 Meisje op een mechanische weegschaal (foto: J. Claessen, Heemskerk).

Wat betekent de uitslag?

Bij kinderen tot negentien jaar kan gebruikgemaakt worden van in de jeugdgezondheidszorg gehanteerde groeidiagrammen van gewicht naar lengte en naar leeftijd. Daarnaast wordt meestal voor het bepalen of het gewicht te licht, normaal of te zwaar is, gebruikgemaakt van de Body Mass Index (BMI). De BMI kan berekend worden door het lichaamsgewicht (in kilo's) te delen door de lengte (in meters) in

5

Tabel 5.3 BMI van jongens en meisjes

	Jongens			Meisjes		
Leeftijd	Te licht als <	Te zwaar als >	Obesitas als >	Te licht als <	Te zwaar als >	Obesitas als >
2	15,0	18,4	20,1	14,7	18,0	19,8
3	14,5	17,9	19,6	14,4	17,6	19,4
4	14,3	17,6	19,3	14,2	17,3	19,2
5	14,1	17,4	19,3	14,0	17,2	19,2
6	14,0	17,6	19,8	13,9	17,3	19,7
7	14,1	17,9	20,6	14,0	17,8	20,5
8	14,2	18,4	21,6	14,2	18,4	21,6
9	14,4	19,1	22,8	14,4	19,1	22,8
10	14,7	19,8	24,0	14,8	19,9	24,1
11	15,0	20,6	25,1	15,3	20,7	25,4
12	15,5	21,2	26,0	15,8	21,7	26,7
13	16,0	21,9	26,8	16,4	22,6	27,8
14	16,5	22,6	27,6	17,0	23,3	28,6
15	17,1	23,3	28,3	17,5	23,9	29,1
16	17,7	23,9	28,9	18,0	24,4	29,4
17	18,2	24,5	29,4	18,3	24,7	29,7
> 17	18,5	25,0	30,0	18,5	25,0	30,0

het kwadraat. Dat komt erop neer dat je het gewicht deelt door de lengte en daarna de uitkomst nog een keer deelt door de lengte. Voor iemand van 1,78 m lang en 80 kg zwaar is dat dus 80 : 1,78 = 44,94. Om de BMI te vinden deel je de uitkomst 44,94 daarna nogmaals door 1,78. De BMI wordt dan 44,94 : 1,78 = 25,25 (net iets te zwaar dus). In de leeftijd van twee tot achttien jaar kunnen de BMI-afkappunten voor overgewicht zoals in tabel 5.3 worden gehanteerd. Voor volwassenen gelden de waarden voor personen boven de zeventien jaar.

Foutenbronnen

Let op zware voorwerpen (zoals een sleutelbos) die de patiënt in een broekzak kan hebben.

Iedere weegschaal heeft een eigen meetfout of afwijking. Dit verklaart meestal het verschil in gewicht tussen bijvoorbeeld de weegschaal bij de patiënt thuis en die in de praktijk. Over het algemeen is het echter belangrijker het gewicht in de tijd te volgen en dus altijd op dezelfde weegschaal te meten, dan of het 'echte gewicht' een kilo meer of minder is.

Soms heeft een patiënt er belang bij om de uitslag van het wegen te manipuleren. Zo kan een anorexiapatiënte met extra gewicht in de broekzakken proberen zwaarder te lijken dan ze is, of kan iemand met overgewicht de schijn willen wekken dat hij al afgevallen is. Let in zulke situaties extra goed op. Eventueel kan dan zelfs besloten worden om het wegen altijd te doen met alleen ondergoed aan.

Handig om te weten

- Als er geen aparte babyweegschaal aanwezig is, kan het gewicht van het kind grof bepaald worden door de moeder met en zonder baby te wegen op een gewone personenweegschaal. Het verschil tussen de beide metingen is dan het gewicht van de baby.
- Voor personen die zwaarder zijn dan het maximum van de personenweegschaal, kan eventueel gebruikgemaakt worden van twee personenweegschalen waarbij op elke weegschaal een voet gezet wordt. Op deze manier kan, door het gewicht van beide weegschalen op te tellen, een redelijke indruk van het gewicht verkregen worden.
- Vaak wordt ook de buikomtrek en/of de taille-heupratio (buikomtrek gedeeld door de heupomtrek; zie figuur 5.3) gemeten om de mate van overgewicht te bepalen. De meting van de buikomtrek vindt plaats in (uitgestrekte) staande houding, met de voeten 25-30 cm uit elkaar. Meet op de blote huid aan het einde van een normale uitademing, door een meetlint met centimeterverdeling ter hoogte van de navel om de buik te houden. Let erop dat het meetlint geen druk op de buik mag uitoefenen. Meet tweemaal en noteer de gemiddelde waarde, afgerond op een halve centimeter. De heupomtrek wordt gemeten met het meetlint over het breedste punt van de heupen. De referentiewaarden voor deze bepalingen staan in tabel 5.4.

5.3 Lengte

Doel

De lichaamslengte is nodig bij het gebruik van allerlei formules in de gezondheidszorg. Denk aan de BMI, zoals die bij het bepalen van het al dan niet aanwezig zijn van overgewicht gebruikt wordt. Maar ook bij het bepalen of de longen goed functioneren is de lengte nodig. In de jeugdgezondheidszorg (JGZ) is het bepalen van de lengte van het kind een van de basisonderzoeken. Als een kind problemen heeft, zal dat vaak te merken zijn aan een verstoorde groei. Bij oudere mensen kan de lengte gebruikt worden om een eerste indruk te krijgen van de mate van botontkalking.

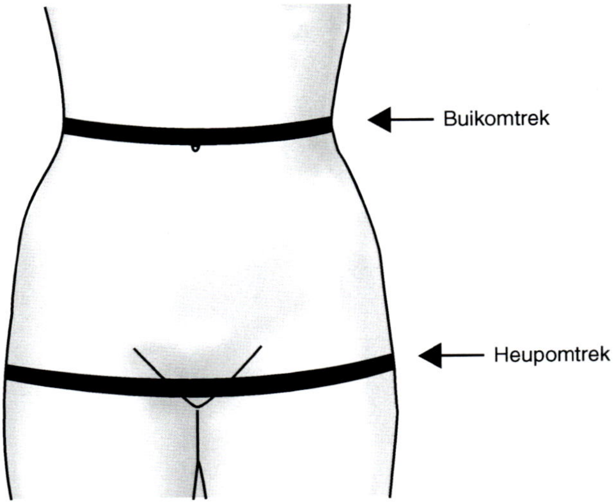

Figuur 5.3 Taille-heupratio.

Tabel 5.4 Buikomtrek en taille-heupratio

Geslacht	Goed	Acceptabel	Onacceptabel
Buikomtrek:			
mannen	< 94 cm	94-102 cm	> 102 cm
vrouwen	< 80 cm	80-88 cm	> 88 cm
Taille-heupratio:			
mannen	< 0,85 cm	0,85-0,90 cm	> 0,90 cm
vrouwen	< 0,75 cm	0,75-0,80 cm	> 0,80 cm

Informatie patiënt

Over het algemeen weet bijna iedereen hoe dit onderzoek plaatsvindt. Meestal zal uitleg dan ook niet nodig zijn.

Uitvoering

Protocol 8

De lichaamslengte is de afstand die wordt gemeten van de onderkant van de voeten tot en met de bovenkant van de schedel van een rechtopstaande persoon. In de praktijk wordt voor het bepalen van de lengte meestal gebruikgemaakt van een schuif-rolmaat. Een horizontale schuif op de schaalverdeling vormt daarbij het afleeselement.

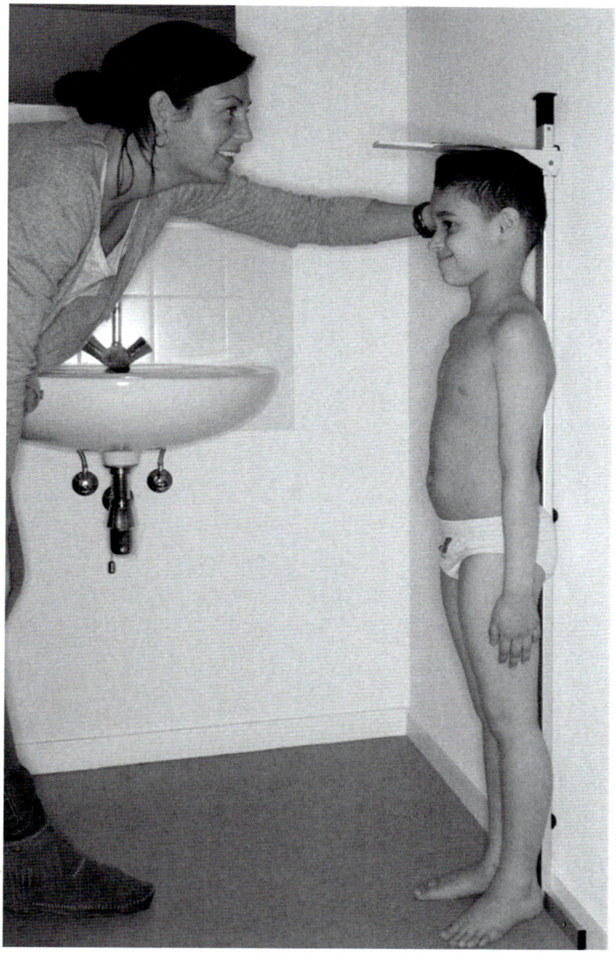

Figuur 5.4 Lengtemeting bij een jongen (foto: J. Claessen, Heemskerk).

Vraag de patiënt om zonder schoenen recht onder de lengtemeter plaats te nemen. Zorg dat hielen, rug en achterhoofd zo goed mogelijk contact maken met de meetlat. Let erop dat de hakken tegen elkaar staan, met de voeten in een hoek van 45 graden (een V-vorm; zie figuur 5.4).

Laat de patiënt zich met ontspannen schouders lang maken (bijvoorbeeld door te vragen of de patiënt diep wil inademen) en recht vooruit kijken. Dit laatste kan gecontroleerd worden door te kijken of de denkbeeldige lijn tussen de hoogste plaats waar het oor aan de schedel aanhecht en de ooghoek horizontaal loopt (zie figuur 5.5).

Trek de horizontale schuif naar beneden tot midden op het hoofd en lees de lengte af.

5

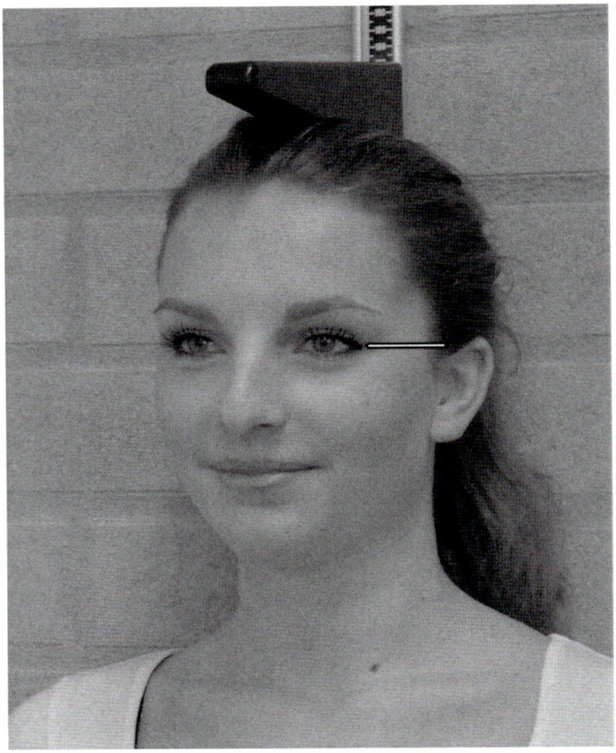

Figuur 5.5 Horizontale lijn tussen ooghoek en aanhechting oor.

Meestal wordt naar beneden afgerond op de laatste volledige 0,5 cm. In de jeugdgezondheidszorg wordt op de laatste volledige millimeter afgerond, waarbij ook weer naar beneden wordt afgerond. Een elektronisch gemeten lengte van een kind van 1,2539 m wordt dan dus als 1,253 m ingevoerd.

Noteer de uitslag en deel de patiënt de uitslag mee of vertel wanneer en van wie de patiënt de uitslag krijgt.

Wat betekent de uitslag?

De betekenis van de uitslag hangt nauw samen met het doel waarvoor de lengte bepaald is. Bij kinderen wordt de lengte meestal gevolgd met behulp van in de jeugdgezondheidszorg gebruikte groeidiagrammen.

Foutenbronnen

In de loop van de dag kan de lengte tot wel een centimeter variëren door inzakken van de tussenwervelschijven. 's Ochtends net na een nacht slapen ben je dus het langst.

Bij een dikke of hoge haardos kun je proberen het haar opzij te duwen. Mocht dat onvoldoende effect hebben, dan kun je met een potlood horizontaal over de schedel heen door het haar prikken tot aan de meetlat.

Door bij het aflezen van de lengte schuin omhoog of schuin naar beneden te kijken, kan een onjuiste lengte afgelezen worden. Probeer er daarom voor te zorgen dat je bij het aflezen zo veel mogelijk je ogen op gelijke hoogte hebt met het afleeselement.

Handig om te weten

- Bij X-benen wordt een kind gemeten met de knieën tegen elkaar aan (in dat geval mogen de hakken dus lichtjes uit elkaar staan).
- Bij een beenlengteverschil wordt gemeten staande op het langste been. Zonodig mag een beenlengteverschil met plankjes onder het kortste been gecorrigeerd worden.
- Soms hebben mensen er belang bij om langer of korter te lijken. Bij een keuring kan een volwassene iets langer willen lijken, zodat de BMI net in het goede gebied komt. Jongens willen graag net zo lang of langer zijn dan leeftijdsgenoten en meisjes kunnen zich in de puberteit schamen voor hun lengte. Let dus goed op dat mensen niet inzakken of zich langer maken door bijvoorbeeld op de tenen te gaan staan. Bij twijfel kan het handig zijn om de lengte in ondergoed te bepalen.
- Sommigen hanteren het Frankfurt-vlak om het hoofd recht onder de meetlat te zetten. Het hoofd staat dan recht als de denkbeeldige lijn tussen het midden van de uitwendige gehoorgang naar de onderste rand van de oogkas precies horizontaal is.

5.4 Temperatuur

Doel

In de huisartsenpraktijk wordt vaak de lichaamstemperatuur bepaald omdat koorts een aanwijzing is voor het aanwezig zijn van een ontsteking of infectie. Er zijn twee manieren waarop de temperatuur thuis of in de praktijk snel en redelijk betrouwbaar gemeten kan worden: met een digitale thermometer in de anus of met een oorthermometer (zie figuur 5.6). De oorthermometer heeft duidelijk praktische voordelen ten opzichte van de rectale temperatuurmeting, maar is iets minder betrouwbaar. Dit laatste geldt zeker bij kinderen jonger dan drie maanden. Als er met de oorthermometer echter koorts is vastgesteld, is de kans groot is dat er ook echt koorts is.

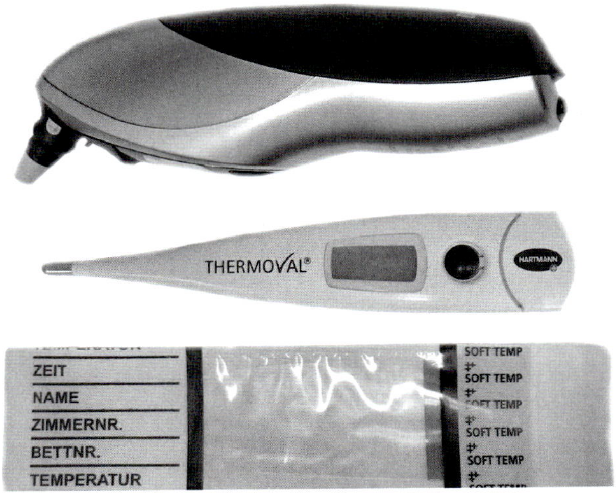

Figuur 5.6 Digitale thermometer met disposable hoesje en oorthermometer.

Informatie patiënt

Leg uit hoe je de temperatuur gaat meten. Vertel de patiënt dat de meting geen pijn mag doen. Pijn moet dan ook direct gemeld worden.

Uitvoering

Protocol 9

Protocol 10

Trek niet-steriele handschoenen aan. Schuif de thermometer in een disposable hoesje en gebruik eventueel wat glijmiddel. Voor een correcte rectale meting moet de thermometer circa 3 cm in de anus gestoken worden. Hoe minder diep de thermometer in de anus zit, des te meer de uitslag afwijkt. Eventueel kan het inbrengen door de patiënt zelf gedaan worden. Hoe lang een digitale thermometer moet blijven zitten, staat vermeld op de gebruiksaanwijzing. Soms wordt met een geluidssignaal aangegeven wanneer de temperatuur kan worden afgelezen.

Een oorthermometer meet de infrarode warmte-uitstraling van het trommelvlies. Zowel een cerumenprop als een middenoorontsteking kunnen dus de meting verstoren. Ook moet bij de meting de gehoorgang gestrekt worden om een beter 'zicht' te hebben op het trommelvlies. Bij oudere kinderen en volwassenen moet hiervoor de oorschelp naar achteren en naar boven getrokken worden, bij kinderen jonger dan een jaar alleen licht naar achteren.

Wat betekent de uitslag?

We spreken van koorts bij een lichaamstemperatuur van 38°C of hoger. Ouders maken zich vaak ongerust over de mogelijke ernstige gevolgen van koorts. Zij zijn daarbij vaak erg gericht op de hoogte van de koorts en bang voor blijvende hersenschade, hersenvliesontsteking, koortsstuipen of zelfs overlijden. De duur van de koorts en het totale beeld van de patiënt zijn over het algemeen echter belangrijker dan de hoogte van de koorts.

Foutenbronnen

Soms wordt de temperatuur gemeten met een digitale thermometer onder de tong of in de oksel. Deze metingen zijn over het algemeen niet erg betrouwbaar. Zo kan de meting onder de tong gemakkelijk verstoord worden door de mond tussendoor te openen met het ademen of door koude of warme dranken gedronken te hebben in de twintig minuten vóór de meting. Voor de beoordeling of er al dan niet sprake is van koorts, moet bij de zo gemeten temperatuur 0,3-0,5°C opgeteld worden als er in de mond gemeten is en 0,5-1,0°C wanneer er onder de oksel gemeten is.

Handig om te weten

- Bij kinderen jonger dan drie maanden moet de temperatuur altijd rectaal gemeten worden.
- Denk eraan dat de lichaamstemperatuur sterk kan oplopen door lichaamsbeweging en gedurende de dag kan schommelen. Bij vrouwen wordt de temperatuur tevens beïnvloed door de menstruatiecyclus: vanaf de eisprong tot aan de menstruatie is de temperatuur gemiddeld een halve graad hoger dan in de periode voor de eisprong.
- De temperatuur kan het beste altijd op dezelfde manier en op dezelfde plaats worden gemeten. Alleen dan kun je de resultaten goed vergelijken.
- Over het algemeen is het niet nodig om vaker dan eenmaal per dag de temperatuur te meten.

5.5 Bloeddruk

Doel

Het bepalen van de bloeddruk vindt onder meer plaats als onderdeel van keuringen, zwangerschapscontroles, bij het bepalen van het cardiovasculair risicoprofiel (om de kans op hart- en vaatziekten te bepalen) en ter controle van een behandeling van een te hoge bloeddruk.

De bloeddruk is niet constant maar gaat met de samentrekkingen van het hart op en neer. Als het hart zich net samengetrokken heeft, is de bloeddruk het hoogst. We spreken dan van de bovendruk (systolische druk). Als het hart weer helemaal ontspannen is, meten we de laagste bloeddruk. We spreken dan van de onderdruk (diastolische druk). Behalve hierdoor varieert de bloeddruk ook met de mate van activiteit en spanning. Bij lichamelijke inspanning zal de bloeddruk toenemen, maar ook bij stress kan dat het geval zijn. Om de bloeddruk goed te kunnen beoordelen, moet deze daarom in rust en in een rustige omgeving bepaald worden.

Informatie patiënt

Controleer of de patiënt zich de laatste vijf minuten niet lichamelijk heeft ingespannen. Voor de meting van de bloeddruk moet de patiënt de elleboog ontbloten. Let erop dat de mouw de bovenarm niet afknelt. Vertel de patiënt dat de bloeddruk minimaal tweemaal gemeten zal worden. Leg uit dat er tijdens het meten (als je de dopjes van de stethoscoop in de oren hebt) niet mag worden gesproken. Vertel voorafgaand aan het onderzoek wanneer en van wie de patiënt de uitslag krijgt.

Uitvoering

Protocol 11

Tijdens het bepalen van de bloeddruk wordt er met de stethoscoop geluisterd naar de vaattonen in de slagader van de onderarm. Als bij het oppompen van de manchet de druk in de manchet hoger wordt dan de druk in de slagader, zal de slagader worden dichtgedrukt. Doordat er dan helemaal geen bloed meer door deze slagader stroomt, hoor je op dat moment ook geen vaattonen meer. Bij het laten leeglopen van de manchet zal iedere keer dat de druk in de slagader iets hoger is dan de druk in de manchet, een klein beetje bloed door de vernauwde slagader geperst worden. In de slagader ontstaan hierdoor wervelingen, die kunnen worden waargenomen als geruis (vaattonen of Korotkoff-tonen genoemd). Vergelijk maar met een tuinslang die meer geluid maakt als hij aan het einde bijna helemaal wordt dichtgedrukt. Als de druk in de manchet lager wordt dan de onderdruk, zal de slagader de hele tijd weer helemaal open zijn. Daarmee zullen ook de wervelingen en dus de vaattonen verdwijnen.

In principe wordt de bloeddruk zittend gemeten. Als de patiënt tijdens de meting ligt of staat, moet dit bij de uitslag apart genoteerd worden. Het kruisen van de benen op kniehoogte laat de bloeddruk iets stijgen en moet daarom ook worden vermeden tijdens de meting. Zorg voor een bij de patiënt passend manchet. Vaak staat aan de binnenkant van een manchet voor welke armomtrekken de manchet gebruikt kan worden (zie ◘ figuur 5.7). Als dat er niet staat, mag je ervan uitgaan dat bij een armomtrek van maximaal 33 cm een manchet nodig is van ten minste 12 × 26 cm. Bij een armomtrek van 33 tot 50 cm is minimaal een manchet van 12 × 40 cm nodig.

Controleer de bloeddrukmeter (begin bij nulstand, manchet leeg, slangen niet gedraaid) en de werking van de stethoscoop (bij stethoscopen met zowel een kelk- als membraankant, moet de membraankant open staan). Breng de manchet circa 2,5 cm boven de elleboogholte aan, met de slangen aan de zijkant van de elleboog. Zorg ervoor dat de manchet tijdens de meting op de hoogte van het borstbeen is.

Voel de pols en pomp de manchet in één keer op tot circa 30 mm Hg boven de waarde waarbij je geen polsslagen meer voelt. Plaats de stethoscoop in de elleboogholte, ter hoogte van de armslagader, en druk deze (niet te stevig) aan (zie ◘ figuur 5.8).

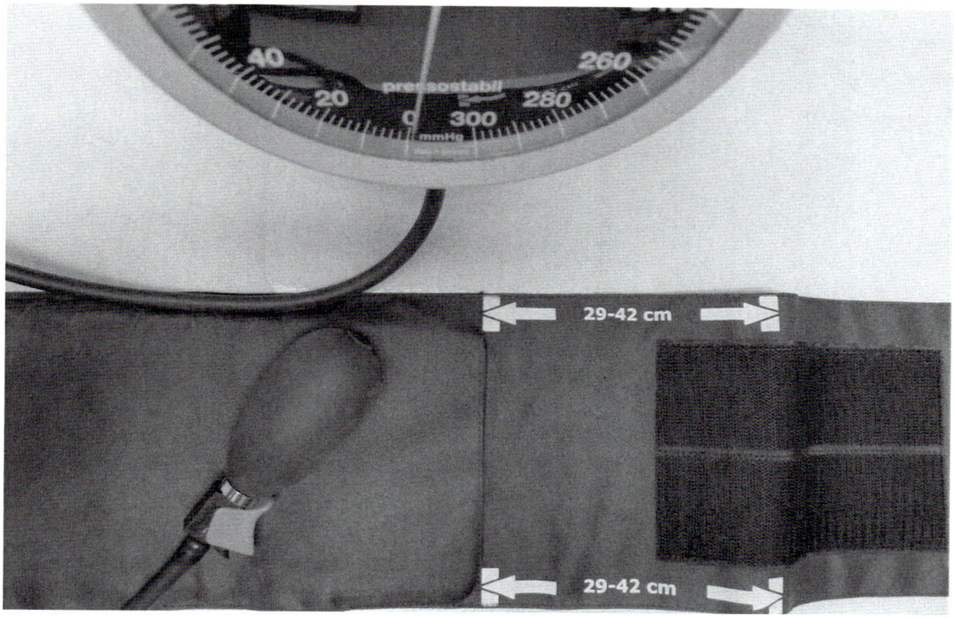

Figuur 5.7 Deze manchet kan gebruikt worden bij een armomtrek van 29-42 cm.

Laat de manchet met een snelheid van 2 mm Hg per seconde langzaam leeglopen door het ventiel open te zetten. Kijk tijdens het leeglopen op de afleesschaal. Bij de eerste vaattoon lees je de waarde van de bovendruk af. Laat de manchet verder leeglopen. De waarde bij het horen van de laatste vaattoon is de onderdruk. Zowel de boven- als de onderdruk wordt met een nauwkeurigheid van 2 mm Hg afgelezen. Laat de manchet helemaal leeglopen en verwijder deze van de arm.

Voor het vaststellen van de waarde van de bloeddruk wordt per consult altijd tweemaal (bij patiënten met boezemfibrilleren driemaal) gemeten aan dezelfde arm, met een tussenpoos van minimaal vijftien seconden. De uiteindelijke bloeddrukwaarde is het gemiddelde van de metingen. Rond zonodig naar boven af. Over het algemeen is er weinig verschil tussen kort op elkaar volgende metingen. Wanneer dit wel het geval is (bijvoorbeeld bij ouderen met stijve bloedvaten), moet men doorgaan met meten totdat bij twee opeenvolgende metingen de bovendrukken niet meer dan 10 mm Hg verschillen en de onderdrukken niet meer dan 5 mm Hg.

Maak na afloop de oordopjes en de membraan van de stethoscoop schoon met alcohol 70%. Noteer de uitslag en deel de patiënt de uitslag mee of vertel wanneer en van wie de patiënt de uitslag krijgt.

Ambulante of 24-uursbloeddrukmeting We spreken van ambulante metingen als deze buiten de praktijk in de privésituatie van de patiënt gemeten worden. Omdat de bloeddruk gedurende de dag voortdurend wisselt en sterk onder invloed staat van onder andere inspanning en stress, kan een te hoge bloeddruk worden gemeten terwijl de bloeddruk in rust normaal is. Ook de spanning van het meten zelf in een

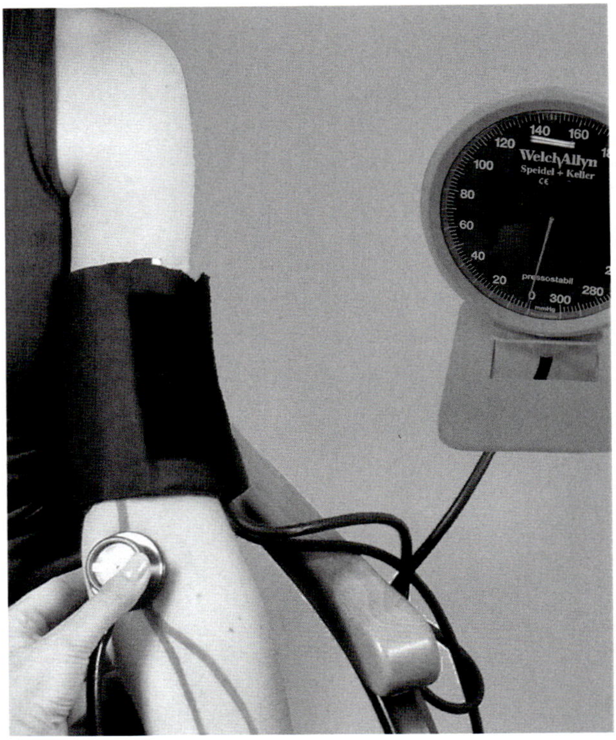

Figuur 5.8 De armslagader zit niet midden in de elleboogholte, maar ongeveer op een kwart, gerekend vanaf de binnenzijde. De plaats is goed te vinden door een streepje te zetten in het midden van de elleboogholte en vervolgens een streepje in het midden van de binnenste helft.

huisartsenpraktijk kan al oorzaak zijn van een verhoogde bloeddruk; deze oorzaak voor verhoogde bloeddruk wordt ook wel 'wittejashypertensie' genoemd. Met ambulante bloeddrukmeetapparatuur is het mogelijk metingen te doen terwijl de patiënt zijn normale dagelijkse activiteiten voortzet. Op deze manier kan informatie worden verkregen over het beloop van de bloeddruk gedurende de dag. Ambulante metingen zijn een betere weerspiegeling van de bloeddruk onder normale omstandigheden dan spreekkamermetingen en geven daarom een betere voorspelling van het risico op hart- en vaatziekten.

Procedure:

- Voel de pols en overleg met de huisarts als deze onregelmatig is.
- Breng de manchet aan bij de niet-dominante arm tenzij bij de dominante arm de bovendruk meer dan 10 mm Hg hoger is of de onderdruk meer dan 5 mm Hg hoger.
- Stel de meter in op tussenpozen van 30 minuten. Omdat een ambulante bloeddrukmeting niet prettig is, vooral vanwege de nachtelijke metingen, kan 's nachts volstaan worden met één meting per uur.

Geef daarbij de volgende instructies:
- De patiënt moet de normale dagelijkse activiteiten uitvoeren, maar mag zich niet maximaal inspannen.
- Tijdens de metingen moet de arm waaraan gemeten wordt, gestrekt en stilgehouden worden.
- De meter mag niet nat worden en de meter mag niet afgedaan worden. Tijdens de meetperiode kan er dus niet gedoucht worden.
- De patiënt moet gedurende de meting een dagboek bijhouden van de dagelijkse activiteiten, met vermelding van de tijdstippen daarvan. In dit dagboek moet ook de tijd van slapen gaan en opstaan als ook de kwaliteit van de slaap vermeld worden. Ten slotte moet het gebruik van medicatie in dit dagboek worden opgenomen (middel + tijdstip van innemen).

Maak een vervolgafspraak voor het beoordelen van het resultaat. Als er daarbij meer dan 30% mislukte meetpunten zijn, moet de complete meting worden overgedaan.

Thuisbloeddrukmeting Een alternatief voor een 24-uursbloeddrukmeting is het meegeven van een automatische bloeddrukmeter aan een patiënt. De patiënt kan dan gedurende een week zelf 's morgens en 's avonds twee keer de bloeddruk meten. Vertel dat de zelfmetingen altijd gedaan moeten worden na minimaal vijf minuten rust. De patiënt moet eveneens een half uur voor de meting geen inspanning verrichten, roken of koffie drinken.

Demonstreer de patiënt hoe de meting gedaan moet worden en laat de patiënt het daarna een keer zelf doen. Geef aan dat de meting bij voorkeur in zittende houding gedaan wordt, met ongekruiste benen en de voeten op de grond. Geef een registratieformulier mee waarop in vier kolommen datum, tijdstip, bloeddruk en bijzonderheden kunnen worden vermeld.

Bij zelfmeting gelden drempelwaarden die 5 mm Hg lager liggen dan de in de praktijk gemeten bloeddruk, dus 135/85 mm Hg in plaats van 140/90 mm Hg. Bij het overnemen van thuis gemeten waarden in het medisch dossier, moet er om die reden zowel bij de boven- als bij de onderdruk 5 mm Hg opgeteld worden.

Wat betekent de uitslag?

De waarde van de bloeddruk wordt uitgedrukt in mm Hg (millimeters kwikdruk). Bij afspraak vinden we de bloeddruk te hoog bij een systolische druk van 140 mm Hg of hoger en/of een diastolische druk van 90 mm Hg of hoger. De arts moet in ieder geval direct geraadpleegd worden als de bovendruk hoger is dan 180 mm Hg of als de onderdruk hoger is dan 120 mm Hg (of > 110 mm Hg met klachten).

Bij de 24-uursbloeddrukmeting wordt de uitslag berekend door de gemiddelde boven- en onderdruk over 24 uur af te lezen of uit te rekenen. Er is sprake van hypertensie als de gemiddelde bovendruk hoger is dan 130 mm Hg is.

Foutenbronnen

Door te werken in een rumoerige omgeving of met een slechte stethoscoop, kunnen vooral de laatste vaattonen slecht gehoord worden. Gevolg is dat vooral de onderdruk te hoog afgelezen wordt. Dit kan ook gebeuren bij personen met erg zachte vaattonen. Je kunt de vaattonen zonodig versterken door de manchet op te pompen terwijl de patiënt de arm omhoog heeft. Ook enkele keren een vuist laten maken na het oppompen van de manchet, kan hierbij helpen.

Handig om te weten

- Tijdens het eerste consult wordt de bloeddruk aan beide armen gemeten en voor elke arm afzonderlijk geregistreerd in het medisch dossier. Bij een verschil van 10 mm Hg of meer bij de beide gemeten bovendrukken of een verschil van 5 mm Hg of meer bij de gemeten onderdrukken, wordt bij volgende consulten de bloeddruk gemeten aan de arm waar de hoogste waarde werd gevonden. In alle andere gevallen maakt het niet uit aan welke arm de bloeddruk gemeten wordt, als het maar wel steeds dezelfde arm is. Overleg met de huisarts als de verschillen in boven- en/of onderdruk tussen de beide armen 15 mm Hg of meer is.
- Eventueel kan de bovendruk palpatoir bepaald worden. Er wordt dan geen stethoscoop gebruikt. De bovendruk is af te lezen als er, tijdens het laten leeglopen van de manchet, weer een polsslag voelbaar is.
- Bloeddruk mag niet gemeten worden aan een arm met een infuus, een arm met een waaknaald, een arm waarin een shunt aanwezig is (bij nierdialysepatiënten) en aan de zijde waar de okselklieren verwijderd zijn (bijvoorbeeld na een borstamputatie).
- Bloeddruk meten kan ook met een automatische bloeddrukmeter voor de bovenarm of pols. Bij deze bloeddrukmeters is het, om meetfouten te voorkomen, van belang om de gebruiksaanwijzing van de fabrikant stipt te volgen.
- De polsdruk bij een bloeddrukmeting is het verschil tussen de boven- en onderdruk. Een hoge polsdruk is, vooral bij ouderen, een risicofactor voor hart- en vaatziekten. Over het algemeen vinden we de polsdruk te hoog als deze groter is dan 40 mm Hg.
- Omdat er bij boezemfibrilleren sprake is van een wisselende tijd tussen opeenvolgende hartslagen, kan bij sommige automatische bloeddrukmeters de bloeddruk in zo'n situatie niet goed bepaald worden. Daarom wordt bij patiënten van wie bekend is dat ze last hebben van boezemfibrilleren, de bloeddruk bij voorkeur handmatig bepaald.
- Het handmatig meten van de bloeddruk heeft nog een meerwaarde. Die meerwaarde zit 'm niet alleen in het directe patiëntencontact dat je bij het meten van de bloeddruk hebt, maar ook in het feit dat je automatisch de pols voelt en beoordeelt. Zo is van een op de vier patiënten met boezemfibrilleren niet bekend dat ze daaraan lijden! Tijdens elke bloeddrukmeting moet daarom ook worden gelet op de regelmaat van de hartslag, zowel voor wat betreft het ritme als de vulling. Dit is vooral van belang bij personen ouder dan 65 jaar, de groep waarin boezemfibrilleren het meest voorkomt. Een regelmatig ritme wordt aangeduid als regulair en een regelmatige vulling als equaal; het tegenovergestelde is dan irregulair en inequaal. Omdat

vroeger equaal met een a als eerste letter geschreven werd, zie je achter de polstelling nog wel eens de afkorting 'r.a.' staan (van regulair/aequaal). Met vulling wordt bedoeld of je de polsslag steeds even duidelijk voelt of dat er grote verschillen zijn, waarbij je de ene hartslag veel duidelijker voelt dan de andere.

- Tijdens het meten van de bloeddruk zijn er vijf verschillende vaattonen te horen, genoemd naar de ontdekker Korotkoff. De overgangen tussen de fasen 1, 2 en 3 zijn vaak niet scherp aan te geven en nauwelijks van belang. Van de 4^{e} naar de 5^{e} vaattoon is de overgang echter wel goed te horen. De tonen worden dan plotseling zacht en dof. Wanneer er een groot verschil bestaat tussen de vierde en de vijfde vaattoon (zoals bij kinderen, zwangeren of vlak na inspanning) moet zowel de afgelezen bloeddruk bij de 4^{e} als bij de 5^{e} vaattoon genoteerd worden (bijvoorbeeld 142/86/60 mm Hg). Er zijn echter ook mensen waarbij de vaattonen tot 0 mm Hg hoorbaar blijven (spontane vaattonen). In zo'n situatie is het niet mogelijk om de onderdruk te bepalen. In deze gevallen wordt daarom de 4^{e} vaattoon als middelste waarde genoteerd, bijvoorbeeld 185/84/0 mm Hg; een alternatieve notatie hiervoor is 185/84 (Kor. IV).
- De bloeddruk wordt vaak genoteerd voorafgegaan door RR. Deze letters staan voor Riva-Rocci, de uitvinder van de kwikbloeddrukmeting.

5.6 Urine opvangen voor onderzoek

Doel

Het onderzoeken van urine behoort tot de dagelijkse routine in de huisartsenpraktijk. Er zijn allerlei verschillende onderzoeken die op de urine gedaan kunnen worden.

Informatie patiënt

De urine moet worden opgevangen in een schoon potje. Dit potje moet vervolgens binnen twee uur na opvangen in de praktijk ingeleverd worden of in de koelkast bewaard zijn tot inlevering. Voor de meeste onderzoeken geldt dat urine die al enige tijd in de blaas heeft gezeten (liefst drie tot vier uur) het best geschikt is. De eerste ochtendurine is daarom meestal bruikbaar voor onderzoek.

Bij kinderen die nog niet zindelijk zijn, kan een plaszakje (zie ◘ figuur 5.9) gebruikt worden om een urineweginfectie *uit te sluiten*. Deze plaszakjes kunnen bij de apotheek worden aangeschaft. Laat het kind eerst ruim drinken. Bij het aanbrengen wordt het gebied rond de plasuitgang van het kind met een natte washand schoongemaakt. Om te voorkomen dat vuil van de anus naar de plasuitgang geveegd wordt, moet er van voren naar achteren gewassen worden. Daarna moet de huid goed drooggedept worden en kan het plaszakje (na verwijderen van de afdeklaag van de sticker) aangebracht worden. Bij dit aanbrengen moeten de benen van het kind licht

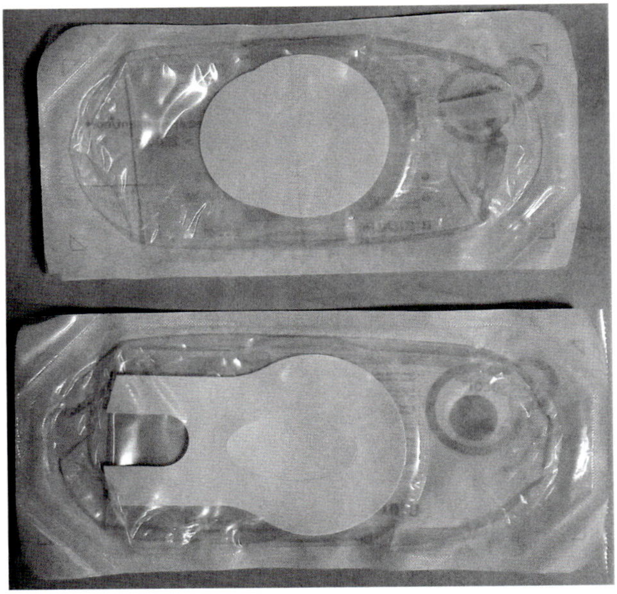

Figuur 5.9 Plaszakjes.

gespreid worden. Bij een meisje wordt het plaszakje over de buitenste schaamlippen vanaf de onderkant naar boven aangebracht. Bij jongens wordt in ieder geval de penis door de opening van het zakje geschoven en als er genoeg ruimte is ook de balzak. Daarna moet iedere tien minuten gecontroleerd worden of het kind al geürineerd heeft. Laat het plaszakje maximaal een uur zitten. Als er voldoende urine verzameld is kan de urine, nadat het zakje losgemaakt is, in een schoon urinepotje overgegoten worden. Dit potje moet dan binnen twee uur worden ingeleverd of tijdelijk in de koelkast worden bewaard.

Voor *het aantonen* van een urineweginfectie bij niet-zindelijke kinderen kan urine het best worden opgevangen met behulp van een zogenaamde 'clean catch'. Ook daarbij moet men eerst het kind ruim laten drinken. Kinderen jonger dan 2 jaar zullen dan doorgaans binnen 20 tot 30 minuten plassen. Spreid de schaamlippen of trek de voorhuid voorzichtig zover als mogelijk is terug en reinig het geslachtsdeel met water zonder zeep door de douche erop te zetten. Laat het kind met ontbloot onderlichaam rondlopen of op een aankleedkussen liggen. Vang middenstroomurine (opvangen in een lopende straal) op met een schoon urinepotje. Lukt dit niet, plak dan alsnog een plaszakje en volg de procedure zoals hiervoor beschreven.

Over het algemeen kan voor urineonderzoek gewone urine gebruikt worden. Bij mensen met een verminderde weerstand kan het soms nodig zijn om gebruik te maken van een 'clean-catch' ('midstream urine'). Daartoe wordt eerst het geslachtsdeel met water gewassen; bij de man wordt de voorhuid teruggetrokken en bij een vrouw worden de binnenste schaamlippen gespreid. Daarna plast de patiënt met nog steeds teruggetrokken voorhuid of gespreide binnenste schaamlippen. Tijdens het plassen wordt in de lopende straal de middelste portie opgevangen in een schoon urinepotje. Na het verwijderen van het potje uit de lopende straal kan volledig uitgeplast worden.

Voor soa-diagnotiek moet er echter eerstestraalsurine worden ingeleverd. Hierbij moet, na twee uur niet geplast te hebben, de eerste straal van de urine worden opgevangen in een schoon, steriel potje. Daarna kan de rest van de urine in het toilet worden uitgeplast.

Uitvoering

Vrijwel alle patiënten zullen het opvangen van urine, na instructie, zelf kunnen en willen doen. Bij kleine kinderen is er uiteraard wel hulp nodig bij het aanbrengen van het plaszakje of het opvangen van een 'clean catch'.

Als er urine ingeleverd wordt, vraag dan altijd op welk tijdstip deze geproduceerd is en (als het langer dan twee uur geleden is) hoe de urine bewaard is. Zorg dat het potje direct van een sticker wordt voorzien waarop de gegevens van de patiënt staan. Plak deze sticker echter niet op het deksel van het potje!

Let bij het onderzoeken van de urine ook op geur en kleur van de urine. Als je daarbij iets opvalt (stinkend, erg donker, roodachtig of juist waterig), noteer dit dan altijd bij de uitslag.

Foutenbronnen

Helaas gaat het nogal eens mis met het 'schone' potje. Als de urine bijvoorbeeld opgevangen is in een oud jampotje, moet deze echt heel goed gereinigd zijn om alle suikersporen er uit te krijgen. Het onderzoek op suiker kan anders ten onrechte fout-positief zijn.

Handig om te weten

- Urine die wordt onderzocht op de aanwezigheid van bacteriën kan, als deze te lang bewaard is, door bacteriegroei een fout-positieve uitslag geven. Daarom moet deze urine altijd binnen twee uur onderzocht worden of maximaal 24 uur in de koelkast bewaard zijn. Bewaren in een koelkast doet de bacteriegroei namelijk verminderen.
- Urine voor een zwangerschapstest mag 48 uur bewaard worden in de koelkast, zonder dat dit de uitkomst van het onderzoek beïnvloedt.
- Als urine bij een keuring onderzocht wordt op de aanwezigheid van suiker, is het juist niet wenselijk om ochtendurine te gebruiken. Je kunt dan het beste gebruikmaken van urine die anderhalf tot twee uur na een koolhydraatrijke maaltijd is opgevangen.

5.7 Urineonderzoek met teststroken

Doel

Veel urineonderzoek gebeurt tegenwoordig met teststroken (urinesticks) waarop een of meer testvlakken zijn aangebracht, met daarop stofjes die kunnen verkleuren bij het al of niet aanwezig zijn van andere stoffen. Soms geeft de mate van verkleuring ook informatie over de hoeveelheid van de te onderzoeken stof.

Informatie patiënt

De informatie aan de patiënt hangt af van wat men precies wil onderzoeken. In de meeste gevallen is vrijwel elke urine voor het onderzoek met teststroken geschikt. Er zijn echter uitzonderingen op deze regel. Zo is voor de glucoseteststrook urine die anderhalf tot twee uur na een koolhydraatrijke maaltijd geproduceerd is, iets geschikter. Voor de nitrietteststrook en het onderzoek op microalbuminurie geldt dat juist de eerste ochtendurine het meest geschikt is. Vertel voorafgaand aan het onderzoek wanneer en van wie de patiënt de uitslag krijgt.

Uitvoering

Protocol 12

Doe niet-steriele handschoenen aan en meng het gesloten urinepotje vlak voor je gaat testen door het een paar keer rustig te kantelen (niet schudden). Neem één teststrook uit het busje en plaats de dop direct terug. Doop de teststrook kort (een seconde) in de urine en zorg ervoor dat de testvlakken helemaal bevochtigd zijn. Verwijder overtollige urine door de zijkant van de teststrook tegen de rand van het urinepotje te tikken of de teststrook af te tikken tegen een tissue. Leg de teststrook gedurende de inwerktijd op het geopende urinepotje.

Lees de teststrook na verloop van de inwerktijd (zie de gebruiksaanwijzing) vlot af, door deze langs de kleurenschaal van het bijbehorende busje te houden. Let erop dat de teststrook het busje niet raakt in verband met de hygiëne (zie figuur 5.10).

Noteer de uitslag in plusjes (zie kader) of in getallen (bijvoorbeeld … g/l of … mmol/l).

Uitslag urineteststroken

Noteren van de uitslag van de teststrookjes:

–, neg. of negatief
±, sp. of spoortje
+
++
+++

Na het aflezen kan de gebruikte teststrook met het normale afval weggegooid worden. De urine mag, als hiermee geen andere onderzoeken nodig zijn, via de gootsteen met water worden weggespoeld.

Wat betekent de uitslag?

In tabel 5.5 kun je per testvlak aflezen wat er onderzocht wordt, wat de uitslag betekent en wat bij de betreffende bepaling een foutenbron kan zijn.

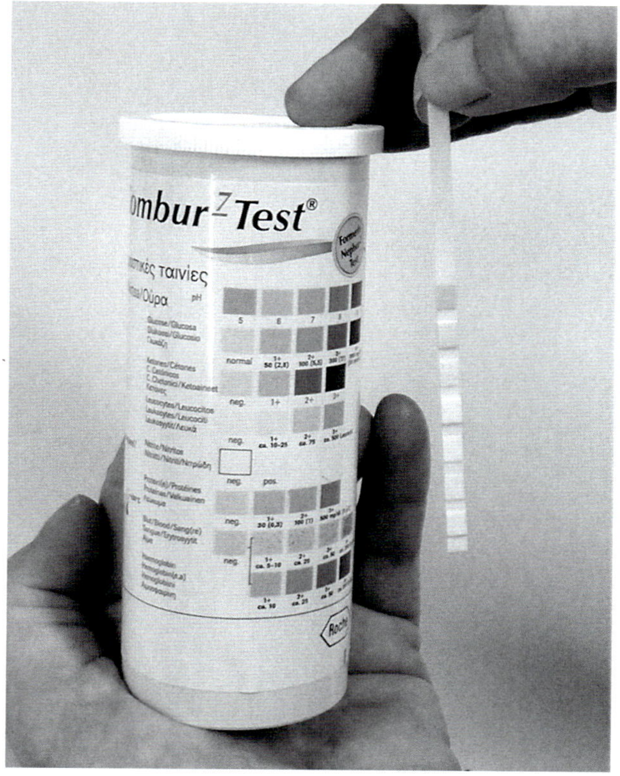

Figuur 5.10 Combistick.

Foutenbronnen (algemeen)

Een verontreinigd potje (bijvoorbeeld met resten van een schoonmaakmiddel) kan veel testen ten onrechte positief maken.

In de praktijk worden vaak combinatieteststroken gebruikt met daarop meerdere testvelden. Nadeel van combinatieteststroken is dat je vaak ook bepalingen meeneemt waarvoor op dat moment geen duidelijke indicatie is. Dit, gecombineerd met het feit dat elk onderzoek z'n fout-positieve en fout-negatieve uitslagen kent, betekent dat een afwijkende uitslag van een onderzoek dat toevallig ook op de teststrook zat, altijd met argusogen bekeken moet worden.

Aan kleurveranderingen die pas na twee minuten of langer ontstaan, mag je geen waarde meer hechten.

Wanneer de urine te koud is (bijvoorbeeld doordat deze direct uit de koelkast komt) kunnen reacties op glucose, leukocyten en erytrocyten te langzaam verlopen en daardoor een te lage waarde geven of fout-negatief zijn. Laat voor onderzoek met teststroken de urine daarom eerst op kamertemperatuur komen.

Tabel 5.5 Betekenis van de uitslag

Testvak	Uitslag	Foutenbron
Bilirubine of urobilinogeen	Bilirubine is een afbraakproduct van hemoglobine. In normale omstandigheden wordt bilirubine door de lever via de gal uitgescheiden naar de darm. Daar verlaat het grootste deel met de ontlasting mee het lichaam. Een klein deel wordt, na omgezet te zijn in urobilinogeen, weer door de darm opgenomen en deels uitgescheiden via de urine. Het testvlak urobilinogeen is daarom normaal meestal zwak positief. Bij leverfunctiestoornissen of galafvoerproblemen kan de concentratie bilirubine in het bloed stijgen en neemt de uitscheiding van bilirubine en urobilinogeen via de urine toe. De urine kan door de aanwezigheid van deze stoffen sterk bruingeel kleuren.	Als het onderzoek op bilirubine gedaan wordt in urine die te lang gestaan heeft, kan dit een fout-negatieve uitslag geven.
Erytrocyten/ hemoglobine	Een positieve testuitslag wijst op de aanwezigheid van bloed in de urine (hematurie). De test is positief als er > 10 rode bloedcellen per microliter urine aanwezig zijn. Ter vergelijking: de aanwezigheid van bloed in de urine is met het blote oog pas zichtbaar bij > 2500 rode bloedcellen per microliter urine. Stippen op het testveld betekenen dat er nog hele rode bloedcellen aanwezig zijn; een egale verkleuring wijst op de aanwezigheid van uit de rode bloedcellen vrijgekomen hemoglobine.	Een fout-positieve uitslag kan het gevolg zijn van de menstruatie, en ook veroorzaakt worden doordat urine te lang gestaan heeft. Sterk zure urine (pH < 6) kan een fout-negatieve uitslag geven. Een urineweginfectie kan zowel de oorzaak zijn van een fout-positieve als een fout-negatieve testuitslag.
Eiwit	Normaal gesproken komen er geen eiwitten in de urine voor. De aanwezigheid van eiwit in de urine (proteïnurie) moet dan ook altijd goed onderzocht worden. Er zijn heel veel verschillende oorzaken voor proteïnurie. Bij mensen onder de dertig jaar komt nogal eens een goedaardige vorm van proteïnurie voor, die optreedt bij sporten of lang staan. Daarnaast hebben veel geneesmiddelen proteïnurie als mogelijke bijwerking. Ook zwangerschap en allerlei nieraandoeningen kunnen proteïnurie veroorzaken. Urine kan ook worden getest op microalbuminurie. Door het aantonen van zeer kleine hoeveelheden albumine kunnen nierafwijkingen in een vroeg stadium worden opgespoord. Dit onderzoek is vooral van belang bij diabeten.	Fout-positieve testuitslagen kunnen het gevolg zijn van urine die te basisch is (pH > 8) of het eten van rode bieten.
Glucose	Normaal gesproken komt er geen suiker (glucose) in de urine voor. Als het glucosegehalte in het bloed boven een bepaalde grens (de nierdrempelwaarde) stijgt, kunnen de nieren dit echter niet meer tegenhouden en komt er toch glucose in de urine (glucosurie). Glucose in de urine wijst er dus vrijwel altijd op dat het bloedsuikergehalte te hoog is geweest in de periode tussen de urinelozing waarvan de urine onderzocht wordt en de urinelozing daarvoor. In veel gevallen zal dit komen door de aanwezigheid van diabetes mellitus. Sommige mensen hebben echter een aangeboren lage nierdrempel, zodat glucose in de urine kan voorkomen (vooral na een maaltijd) zonder dat er sprake hoeft te zijn van een te hoog bloedsuikergehalte. Men spreekt dan van renale glucosurie. Ook in de laatste maanden van de zwangerschap kan zo'n nierdrempelverlaging voorkomen.	Een fout-positieve testuitslag kan voorkomen bij iemand die voorafgaand aan het onderzoek zeer grote hoeveelheden suiker gegeten heeft. Een fout-negatieve testuitslag kan het gevolg zijn van te zure urine (pH < 5) of van het gebruik van vitamine C of acetylsalicylzuur (Aspro®, Aspirine®).

Tabel 5.5 Vervolg

Testvak	Uitslag	Foutenbron
Ketonen	Ketonen zijn stoffen die onder meer vrijkomen bij het verbranden van vetten. Vetten worden vooral verbrand als er in de cellen onvoldoende suikers voorradig zijn. Dit kan bijvoorbeeld bij diabetes mellitus als er onvoldoende insuline is om suiker uit het bloed in de cellen te krijgen (ketoacidose). Verbranden van vet kan echter ook voorkomen bij mensen die sterk lijnen (zoals bij anorexia nervosa) of als gevolg van een ziekte sterk verzwakt zijn. Tijdens ketonurie ruikt de uitademingslucht vaak naar aceton.	Te lang bewaren van de urine kan leiden tot een fout-negatieve testuitslag.
Leukocyten	Met de leukotest kan de aanwezigheid van witte bloedcellen in de urine worden aangetoond. Helaas is een negatieve testuitslag zeker geen bewijs voor het afwezig zijn van een urineweginfectie en mag op grond van alleen een positieve testuitslag de diagnose urineweginfectie niet gesteld worden. Hooguit kun je zeggen dat een positieve test de diagnose urineweginfectie iets waarschijnlijker maakt en dat een negatieve test in combinatie met een negatieve nitriettest de aanwezigheid van een urineweginfectie wel erg onwaarschijnlijk maakt.	Leukocyten kunnen ook in de urine verschijnen door verontreiniging vanuit de vagina of (vooral bij kinderen) door een koortsende ziekte. Dit kan dan leiden tot een fout-positieve testuitslag. Ook bij sterk gekleurde urine en urine die te lang gestaan heeft kan de test ten onrechte positief worden. Bij sterk zure urine ($pH < 6$) of bij urine met veel eiwit of vitamine C kan de leukotest fout-negatief zijn.
Nitriet	Bij iets meer dan de helft van de urineweginfecties is de verwekker in staat om nitraat (dat bij een normaal dieet via de urine wordt uitgescheiden) om te zetten in nitriet. Met het aantonen van nitriet in de urine toon je dus indirect de aanwezigheid van bacteriën aan. In de praktijk wordt een positieve nitriettest als een voldoende bewijs gezien voor de aanwezigheid van een urineweginfectie. Voorwaarde is wel dat de urine binnen twee uur is ingeleverd en onderzocht (of maximaal 24 uur gekoeld bewaard). Omdat helaas een grote minderheid van de verwekkers van een urineweginfectie nitraat niet in nitriet kan omzetten, is een negatieve testuitslag geen bewijs voor de afwezigheid van een urineweginfectie.	Nitraten komen in veel groenten voor en worden ook als conserveermiddel gebruikt bij kaas en vleeswaren. Een dieet met weinig nitraat kan voor een fout-negatieve nitriettest zorgen. Ook urine die te kort in de blaas heeft gezeten kan een fout-negatieve test veroorzaken, doordat de bacteriën dan nog te weinig tijd hebben gehad om voldoende nitriet te vormen. In urine die te lang ongekoeld bewaard is, groeien altijd bacteriën. De kans is dan ook groot dat na verloop van enkele uren de nitriettest hierdoor positief wordt. Dit zal dan leiden tot een fout-positieve nitriettest.
Zuurgraad	De zuurgraad van de urine is vooral van belang om te beoordelen of een van de andere onderzoeken met een teststrook ten onrechte positief of negatief zou kunnen zijn.	Sterk gekleurde urine kan het aflezen bemoeilijken.

5

Handig om te weten

- In de verpakking van de teststrookjes kan zich een zakje met vochtbindend middel bevinden; verwijder dit niet.
- Als je maar één bestanddeel in urine hoeft te testen, is een teststrookje met één testvlak voordeliger dan een combinatiestrip. Anderzijds moet je ook letten op de houdbaarheidsdatum en ervoor zorgen dat je geen teststrookjes weg hoeft te doen omdat ze die datum gepasseerd zijn.
- Als je een flesje of busje even open laat staan omdat je de inhoud nog nodig hebt, maak er dan een gewoonte van om de dop omgekeerd, met de binnenkant naar boven, op tafel te leggen. Zo voorkom je verontreiniging.
- Bij een urineweginfectie bij een gezonde, niet-zwangere vrouw (≥ 12 jaar) die eerder een met onderzoek aangetoonde urineweginfectie heeft gehad, die de klachten herkent, waarbij de klachten niet langer dan een week bestaan én die geen fluorklachten of verhoogd soa-risico heeft, hoeft *geen* urineonderzoek gedaan te worden. Bij deze groep is ook urinecontrole na een antibioticumkuur niet nodig als klachten weg zijn. Er moet wel alsnog urineonderzoek plaatsvinden als er 3-5 dagen na de start van de kuur nog steeds klachten zijn.
- Zet een kweek voor resistentiebepaling in (al dan niet via dipslide) voorafgaand aan de behandeling van een urineweginfectie bij personen uit een risicogroep. Wacht daarom met het weggooien van deze urine totdat de arts daarvoor toestemming heeft gegeven. De risicogroepen zijn:
  - patiënten met afwijkingen aan nieren of urinewegen;
  - patiënten met een verminderde weerstand;
  - mannen;
  - zwangeren;
  - kinderen jonger dan 12 jaar;
  - patiënten met een urineweginfectie in combinatie met koorts, rillingen, algemeen ziekzijn, flankpijn of plotselinge verwardheid;
- Het visueel beoordelen van de teststrook langs de kleurenschaal van het bijbehorende busje, kan makkelijk tot fouten leiden. Er zijn daarom ook geautomatiseerde urinestripanalysers op de markt. Voordelen van het gebruik van deze apparaten zijn een objectieve kleurinterpretatie en het op het juiste moment aflezen van de strip. Omdat de resultaten worden geprint, is er een kleinere kans op fouten bij het overnemen van de uitslagen in het EMD.
- Omdat blaasontstekingen bij mannen jonger dan 50 jaar weinig voorkomen, is het verstandig om bij plasklachten in die gevallen ook aan een soa te denken.

5.8 Urinekweek

Doel

Het onderzoeken van urine met een kweek zal meestal pas gedaan worden als uit andere onderzoeken niet duidelijk geworden is of er sprake is van een urineweginfectie. Ook kan een kweek nodig zijn als een (tweede) antibioticumkuur bij een urineweginfectie geen effect heeft gehad of als er sprake is van een urineweginfectie bij een risicogroep. Soms wordt een kweek ook gebruikt om te kijken voor welk antibioticum de bacterie het meest gevoelig is. Zo'n onderzoek wordt kweek met resistentiebepaling genoemd. Als de kweek met een dipslide in de huisartsenpraktijk gedaan is en er in tweede instantie toch een resistentiebepaling nodig is, kan soms de gebruikte dipslide daarvoor naar het laboratorium gestuurd worden.

Over het algemeen kan voor dit onderzoek gewone urine gebruikt worden. Bij sommige mensen uit de risicogroepen kan het nodig zijn om gebruik te maken van een 'clean-catch' ('midstream urine'). Zie hiervoor ▸ paragraaf 5.6.

Informatie patiënt

Aan de patiënt wordt uitgelegd waarom het onderzoek gedaan wordt, hoe en welke urine ingeleverd moet worden en hoe de patiënt de uitslag meegedeeld zal krijgen. Bij voorkeur wordt urine gebruikt die al enige tijd in de blaas heeft gezeten (liefst drie tot vier uur). De eerste ochtendurine is daarom goed bruikbaar voor dit onderzoek. Als een 'clean-catch' nodig is, moet extra duidelijk worden uitgelegd hoe de urine opgevangen moet worden. Vertel voorafgaand aan het onderzoek wanneer en van wie de patiënt de uitslag krijgt.

Uitvoering

Protocol 13

De dipslide bestaat uit een dop waarop aan de binnenkant vertikaal een plastic plaatje vastzit (zie ◘ figuur 5.11). Op dit plastic plaatje bevindt zich aan beide kanten een voedingsbodem waarop bacteriën makkelijk kunnen groeien. In de meeste dipslidetesten is de ene kant bedekt met een groene CLED-voedingsbodem en de andere kant met een rode MacConkey-voedingsbodem. Het plastic plaatje kan in een doorzichtig buisje geplaatst worden, waarna de dop wordt vastgedraaid.

Doe niet-steriele handschoenen aan en meng het gesloten urinepotje vlak voor je gaat testen, door het een paar keer rustig te kantelen (niet schudden). Schroef de dop van de dipslide los, zonder het plaatje met de voedingsbodems aan te raken. Doop het plaatje in de verse urine totdat de beide voedingsbodems volledig ondergedompeld zijn. Als daarvoor onvoldoende urine aanwezig is, kan de urine ook over de voedingsbodems gegoten worden.

Laat het teveel aan urine rustig van het plaatje aflopen en verwijder de laatste druppels door de onderzijde van het plastic plaatje kort loodrecht op een schoon absorberend papiertje te zetten. Breng het plaatje weer terug in het buisje en schroef de dop vast. Vul de bijgevoegde sticker in en plak die op het buisje.

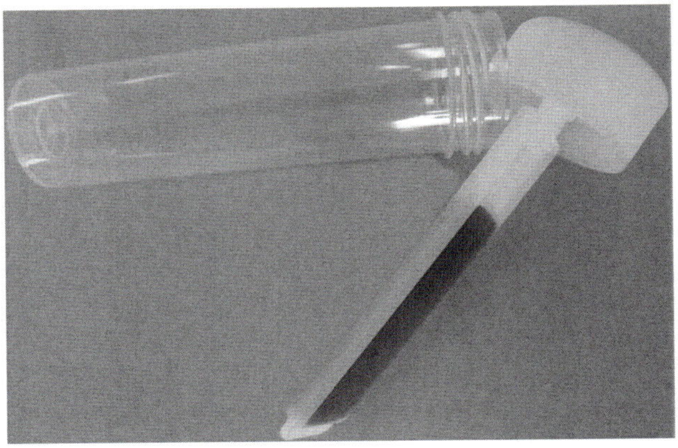

Figuur 5.11 Dipslide.

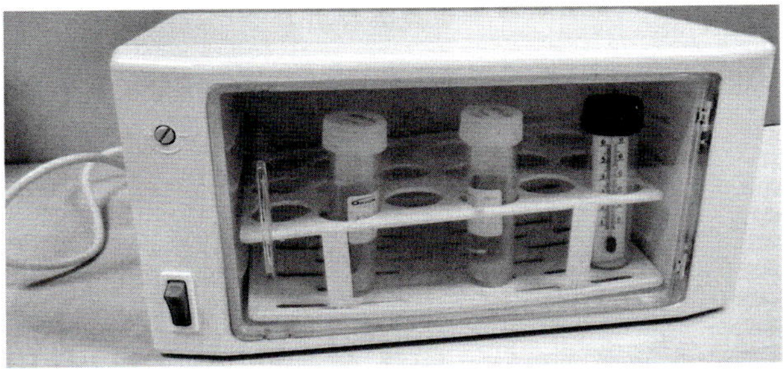

Figuur 5.12 Broedstoof voor de dipslide.

De dipslide moet rechtop gedurende ten minste 18 uur in een broedstoof (35-38°C) (zie figuur 5.12) of 24 uur bij kamertemperatuur (20°C) worden bewaard. Haal daarna de dipslide uit het buisje en vergelijk de koloniedichtheid op de groene voedingsbodem met die van het afbeeldingenpatroon op de bijsluiter die het aantal bacteriën per milliliter urine aangeeft. In figuur 5.13 zie je een voorbeeld van zo'n afleeskaart. Noteer deze uitslag in het medisch dossier en geef daarbij ook aan of er op de andere voedingsbodem koloniën aanwezig zijn.

Wat betekent de uitslag?

Bij een koloniedichtheid van $\geq 10^4$ bacteriën per milliliter urine op de groene CLED-voedingsbodem wordt een urineweginfectie vastgesteld. Op deze voedingsbodem groeien zowel grampositieve als gramnegatieve bacteriën. Op de rode MacConkey-voedingsbodem groeien alleen gram-negatieve bacteriën. Weten met welke soort bacterie je te maken hebt, kan handig zijn bij de keuze van het antibioticum. Er kan dan bij de behandeling soms volstaan worden met een smalspectrumantibioticum tegen een grampositieve of gramnegatieve bacterie.

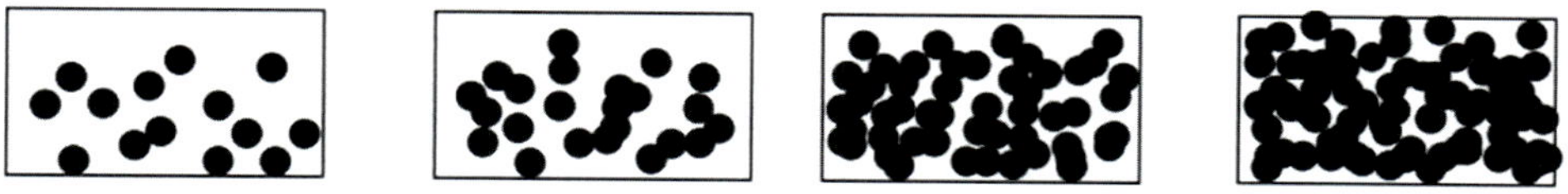

1 000 (10^3) 10 000 (10^4) 100 000 (10^5) 1 000 000 (10^6)

Figuur 5.13 Afleeskaart voor de dipslide.

Foutenbronnen

Gebruik geen dipslidetesten waarvan de oppervlakte van de voedingsbodem verkleuring, uitdroging, rimpeling, krimping of al bacteriegroei vertoont of wanneer er meer dan 0,5 ml condenswater in het buisje is te zien. Dit kan een fout-positieve testuitslag geven.

Soms kan de koloniedichtheid zo hoog zijn dat de oppervlakte helemaal bedekt is. Omdat dit makkelijk over het hoofd kan worden gezien, moet je de voedingsbodems altijd schuin tegen reflecterend licht beoordelen.

Wanneer de bacteriële groei bestaat uit kolonies van verschillende bacteriën, dan komt dit vaak door verontreiniging. De uitslag van de test is dan minder betrouwbaar.

Let er bij grote koloniën op dat je niet de bedekte oppervlakte moet beoordelen, maar het aantal koloniën.

Handig om te weten

- Er zijn ook dipslidetesten met drie verschillende voedingsbodems. Dat kan bijvoorbeeld doordat een van beide kanten voor de helft bedekt is met de MacConkey-voedingsbodem en voor de andere helft met een kleurloze *Enterococcus*-voedingsbodem óf een geel gekleurde *E. coli*-voedingsbodem. Deze E. coli-voedingsbodem is van belang omdat hierop een koloniedichtheid van $\geq 10^2$ al kan wijzen op een urineweginfectie.
- De dipslide mag, mits goed afgesloten, bij het gewone afval. In alle andere gevallen moet de dipslide via het chemisch afval afgevoerd worden.

5.9 Sediment

Doel

In urine bevinden zich ook altijd onopgeloste materialen (zoals cellen of kristallen). Om deze onder een microscoop te kunnen bekijken, moet eerst een sediment gemaakt worden.

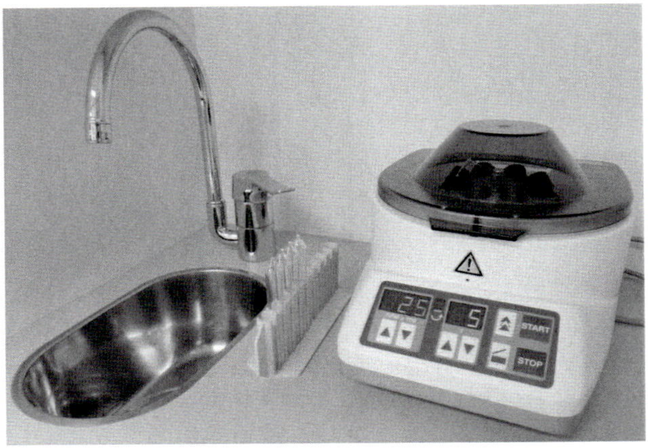

Figuur 5.14 Centrifuge met buizen.

Informatie patiënt

Aan de patiënt wordt uitgelegd waarom het onderzoek gedaan wordt, hoe en welke urine ingeleverd moet worden en hoe en van wie de patiënt de uitslag meegedeeld zal krijgen. Bij voorkeur wordt urine onderzocht die al enige tijd in de blaas heeft gezeten (liefst drie tot vier uur) maar ook weer niet te lang. Ochtendurine is daarom voor een sediment meestal minder geschikt, vooral omdat erytrocyten en leukocyten kapot kunnen gaan bij een te lang verblijf in de blaas.

Uitvoering

Protocol 14

Doe niet-steriele handschoenen aan en meng het gesloten urinepotje vlak voor je het sediment gaat maken, door het een paar keer rustig te kantelen (niet schudden).

Maak gebruik van genummerde sedimentbuizen en noteer bij elk nummer de naam van de patiënt. Vul de sedimentbuizen tot 1 cm onder de bovenrand en plaats ze in de centrifuge (zie figuur 5.14). Zorg dat er steeds twee buizen recht tegenover elkaar staan. Mocht er een oneven aantal zijn, vul dan een extra buis met water en plaats deze recht tegenover de buis die als laatste geplaatst is. Op deze manier blijft de centrifuge in evenwicht. Centrifugeer de met urine gevulde buizen gedurende vijf minuten met 2500 toeren per minuut. Laat de centrifuge rustig uitdraaien en rem de centrifuge niet met de handen extra af.

Schenk de bovenstaande heldere urine af door de buis boven een gootsteen rustig op de kop te houden. Tik daarna met de buis schuin naar beneden één keer voorzichtig af. Onder in het sedimentbuisje bevindt zich nu een kleine hoeveelheid vocht met daarin een hoge concentratie van onopgeloste stoffen. Om deze stoffen egaal te verdelen over de achtergebleven druppel in de sedimentbuis, wordt het sediment opgeschud.

Leg een genummerd objectglaasje klaar en pak een dekglaasje, voorzichtig met duim en wijsvinger.

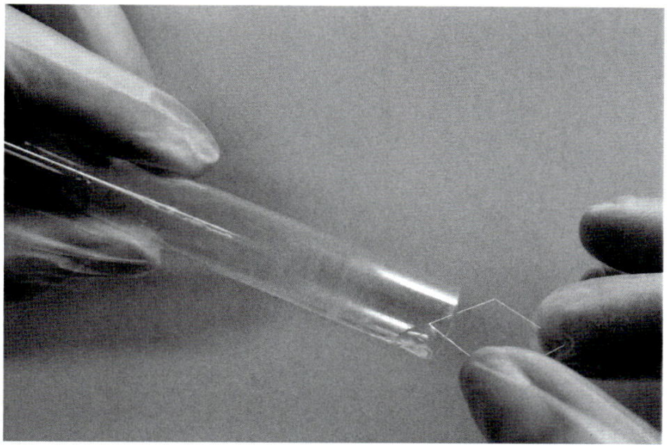

Figuur 5.15 Druppel opnemen op het objectglaasje.

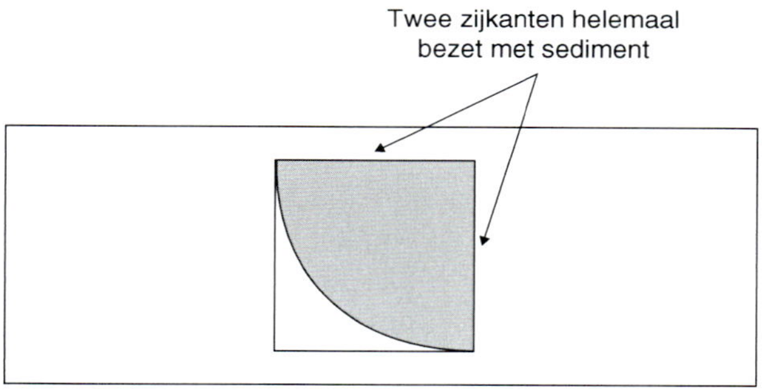

Figuur 5.16 Objectglaasje met sediment.

Houd de sedimentbuis met hetzelfde nummer als het objectglaasje schuin boven de gootsteen en wacht tot de druppel helemaal naar beneden gelopen is. Houd de hoek van het dekglaasje van bovenaf even op de druppel (zie figuur 5.15) en leg het dekglaasje daarna op het objectglaasje. Als het goed gedaan is, zijn nu twee zijkanten van het dekglaasje volledig bedekt met sediment (zie figuur 5.16).

Het preparaat is nu klaar en kan onder de microscoop beoordeeld worden. Zorg ervoor dat het condensordiafragma bijna gesloten is. Begin met het 10×-objectief en breng dit met de grofregelaar zo ver mogelijk naar beneden, tot net boven het preparaat. Draai met de grofregelaar al kijkend door het oculair het objectief terug, tot je een redelijk scherp beeld van het preparaat krijgt.

Draai voorzichtig met de revolver het 40×-objectief voor. Omdat dit objectief zich nu net boven het preparaat bevindt, zou het gebruik van de grofregelaar de lens onherstelbaar kunnen beschadigen. Gebruik daarom bij dit objectief alleen de fijnregelaar bij het beoordelen van het sediment. Geef zonodig meer licht, door het condensordiafragma iets meer open te draaien. Blijf tijdens het beoordelen van het preparaat voortdurend met de fijnregelaar heen en weer bewegen.

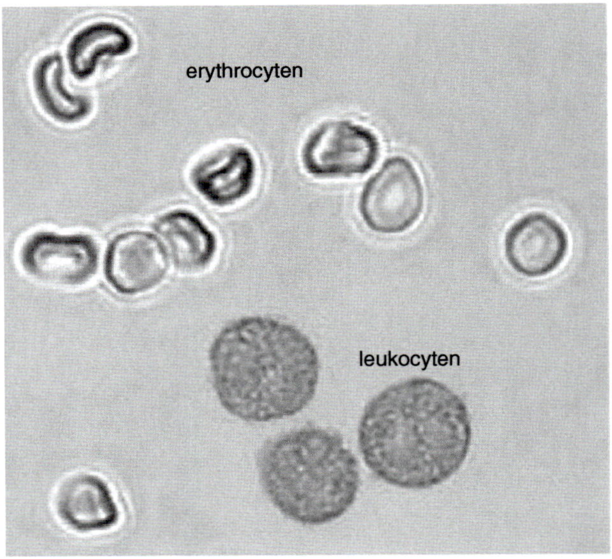

Figuur 5.17 Erytrocyten en leukocyten.

Bekijk onder de microscoop vijf gezichtsvelden, steekproefsgewijs verdeeld over het preparaat, op de aanwezigheid van (ab)normale bestanddelen. De waarnemingen van de vijf gezichtsvelden worden gemiddeld. De uitslag die je moet noteren is dan het gemiddeld aantal abnormale bestanddelen per gezichtsveld.

Wat kun je allemaal zien in het sediment?

Erytrocyten Dit zijn kleine ronde cellen zonder kern en met een dikke rand (zie figuur 5.17). Soms liggen ze (half) op hun kant en zien er uit als omgeklapte hoedjes. In sterk geconcentreerde urine kunnen ze verschrompelen; ze krijgen dan een doornappelvorm (zoals het omhulsel van een kastanje). In verdunde urine zwellen ze op en kunnen ze zelfs knappen (hemolyse). Je kunt ze dan vrijwel niet meer zien onder de microscoop.

Erytrocyten kunnen snel verward worden met gistcellen. Als je iets draait met de fijnregelaar verschijnt bij de erytrocyt vaak een zwarte rand en verbleekt het centrum. Bij de gistcel zal dat niet gebeuren.

Erytrocyten met een doornappelvorm kun je gemakkelijk met leukocyten verwarren, doordat de doornappelvorm onder de microscoop een beetje op korreling lijkt. Als je goed kijkt (heen en weer bewegen met de fijnregelaar), zie je dat de 'spikkels' zich echter niet in, maar aan de buitenrand van de cel bevinden.

Leukocyten Dit zijn vrij kleine, gekorrelde cellen (zie figuur 5.17). Ze zijn iets groter dan erytrocyten en hebben een moeilijk zichtbare kern. Je kunt ze verwarren met erytrocyten met een doornappelvorm en met kleine rondepitheelcellen.

Bacteriën Dit zijn zeer kleine staafjes (bacillen) of bolletjes (kokken). In figuur 5.18 kun je zien hoe klein ze zijn in vergelijking met een witte bloedcel. Soms liggen ze als kralenkettingen aan elkaar.

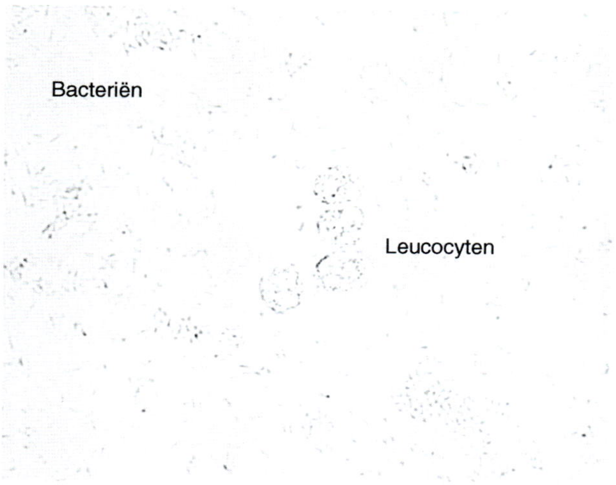

Figuur 5.18 Veel bacteriën en enkele leukocyten.

Plaat- en rondepitheelcellen Dit zijn cellen afkomstig uit de wand van de urinewegen. In kleine aantallen kunnen epitheelcellen in urine van gezonde personen voorkomen. Plaatepitheelcellen zijn meestal groot en hoekig, soms met omgekrulde randen en ze kunnen in groepjes bij elkaar liggen. Rondepitheelcellen zijn wat kleiner (soms maar iets groter dan de leukocyt) en rond tot ovaal. Epitheelcellen hebben een wat gekorrelde inhoud en de kleine kern (ongeveer even groot als een leukocyt) is meestal duidelijk zichtbaar. Zie voor de beide celtypen figuur 5.19.

Gistcellen Dit zijn kleine, ovaalronde cellen die gewoonlijk in groepjes liggen of ketingen vormen (zie figuur 5.20). Veel gistcellen vertonen knopvorming (kleine celletjes die aan de grote cel vastzitten). In een actieve fase kunnen gistcellen uitgroeien tot lange draden met een soort takstructuur (pseudohyfen), zoals die ook bij schimmelinfecties worden gezien. De bekendste gist is *Candida albicans*. Gistcellen worden gemakkelijk verward met erytrocyten. Enig houvast bieden de volgende regels:

- Gistcellen hebben nooit een doornappelvorm.
- Erytrocyten vertonen nooit knopvorming.
- Gistcellen lichten wat geelgroenig op, erytrocyten juist geelbruinig.

Cilinders Cilinders zijn meestal ontstaan in de buisjes (tubuli) van de nieren. Er bestaan verschillende soorten cilinders, genoemd naar het materiaal waaruit ze bestaan (zoals erytrocyten-, leukocyten-, epitheel-, hyaliene- en wascilinders). Hyaliene- en wascilinders zijn glasachtig doorzichtig. Een voorbeeld van een korrelcilinder is te zien in figuur 5.20.

Kristallen Zouten kunnen in kristalvorm of als amorf gruis aanwezig zijn (zie figuur 5.21). Elk type zout heeft zijn eigen karakteristieke kristalvorm. De bekendste is calciumoxalaat, dat zich makkelijk laat herkennen door de envelopvorm. Meestal worden kristallen niet in de uitslag van het sediment gemeld, tenzij het er

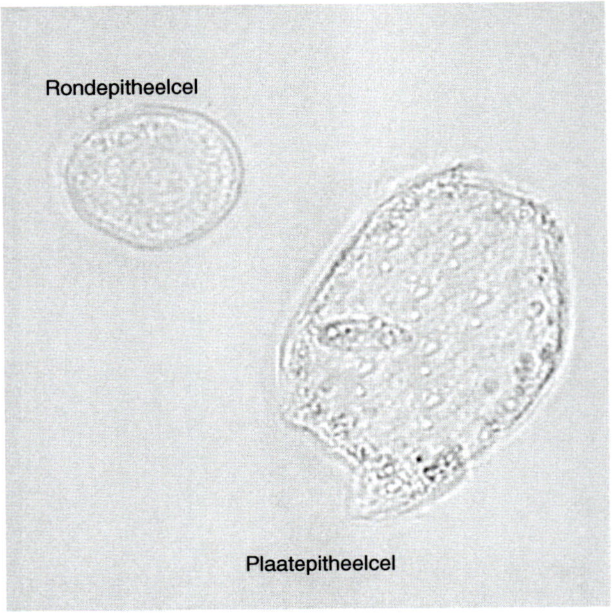

Figuur 5.19 Plaat- en rondepitheelcel.

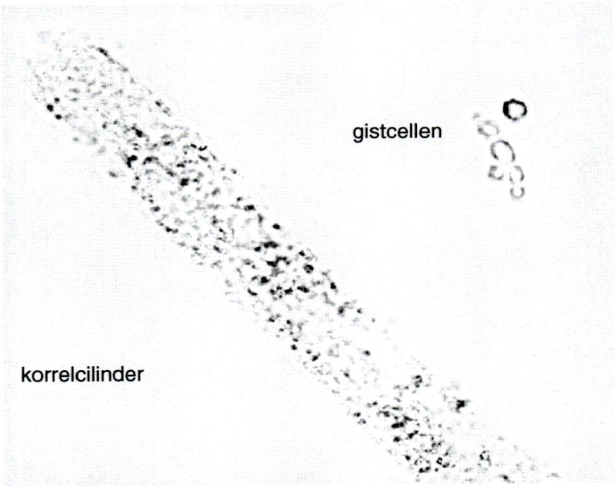

Figuur 5.20 Korrelcilinder en gistcellen.

erg veel zijn en er onbekende vormen aanwezig zijn. Laat het sediment dan ook door de arts beoordelen.

Slijmdraden In het sediment kom je tevens regelmatig slijmdraden tegen. Ze lijken een beetje op cilinders en worden daarom ook wel cilindroïden genoemd. In tegen-

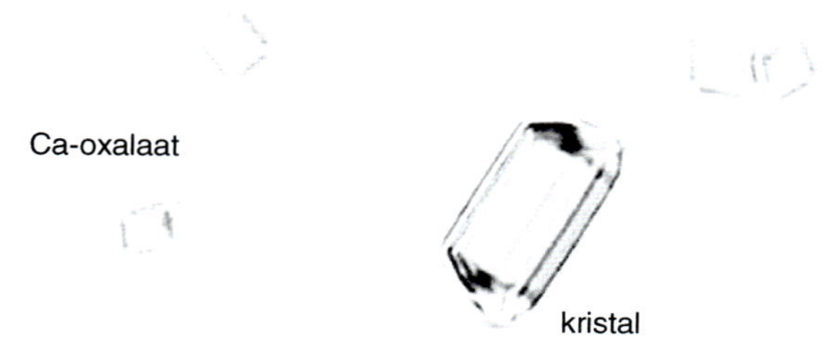

Figuur 5.21 Kristallen (calciumoxalaat).

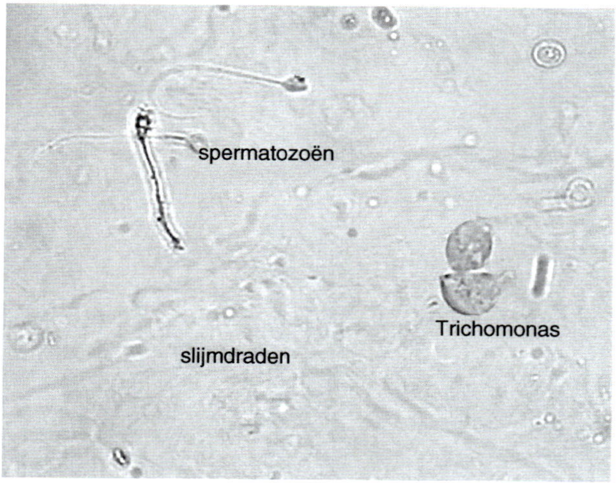

Figuur 5.22 Slijmdraad, spermatozoën en Trichomonas vaginalis.

stelling tot cilinders lopen de slijmdraden naar één kant puntig toe en zijn ze niet aan beide zijden stomp.

Zaadcellen Soms zijn er ook zaadcellen (spermatozoën) waar te nemen in een urinesediment. Voor de beoordeling van het sediment hebben ze echter geen betekenis, tenzij het om urine van een heel jong meisje gaat. In zo'n situatie kan het vinden van zaadcellen een aanwijzing zijn voor seksueel misbruik. Vermeld deze bevinding dan altijd duidelijk bij de uitslag.

Trichomonas vaginalis Dit is een peervormige ziekteverwekker met zweepdraden. Deze protozo is ongeveer net zo groot als een kleine epitheelcel. Soms kunnen ze door middel van de zweepdraden nog bewegen in het preparaat.

In figuur 5.22 zijn voorbeelden van slijmdraden, spermatozoën en Trichomonas vaginalis te zien.

Tabel 5.6 Referentiewaarden van het sediment

Sediment (vergroting 400×)	< 5 erytrocyten per gezichtsveld
	< 5 leukocyten per gezichtsveld
	< 3 hyaliene (o.a. erytrocyten) cilinders per gezichtsveld
	< 20 bacteriën per gezichtsveld

Tabel 5.7 Betrouwbaarheid per test

Test	Specificiteit	Sensitiviteit
Sediment	0,81	0,47
Nitriettest	0,88	0,53
Leukotest	0,36	0,87
Dipslide	0,90	0,73

Hoe lager de specificiteit van een onderzoek des te groter de kans op een fout-positieve uitslag. Een specificiteit van 1,0 betekent dus dat er bij dit onderzoek nooit fout-positieve uitslagen zijn. Een specificiteit van 0,5 betekent dat de helft van de onderzoeken ten onrechte een positieve uitslag oplevert.
Hoe lager de sensitiviteit van een onderzoek des te groter de kans op een fout-negatieve uitslag. Een sensitiviteit van 1,0 betekent dus dat er bij dit onderzoek nooit fout-negatieve uitslagen zijn. Een sensitiviteit van 0,5 betekent dat de helft van de onderzoeken ten onrechte een negatieve uitslag oplevert.

Wat betekent de uitslag?

Zoals in tabel 5.6 te zien is, komen er ook in normale omstandigheden in beperkte mate cellen in het sediment voor. Als bewijs voor een urineweginfectie geldt de aanwezigheid van gemiddeld meer dan twintig bacteriën per gezichtsveld. De aanwezigheid van meer dan tien leukocyten per gezichtsveld doet dat ook, maar vooral in combinatie met de aanwezigheid van bacteriën.

Cilinders en/of leukocytenhoopjes zijn vaak ook tekenen van een urineweginfectie, maar zeggen niets over de plaats van de infectie (blaas of nieren).

De aanwezigheid van plaatepitheelcellen duidt meestal op verontreiniging en heeft verder weinig betekenis. Rondepitheelcellen moeten wel apart bij de uitslag worden vermeld. Grote aantallen rondepitheelcellen kunnen namelijk wijzen op beschadiging van de nierbuisjes.

Denk bij de aanwezigheid van veel erytrocyten vooral ook aan de menstruatie als oorzaak.

In tabel 5.7 kun je zien wat de betrouwbaarheid van het sediment is in vergelijking met de andere urineonderzoeken.

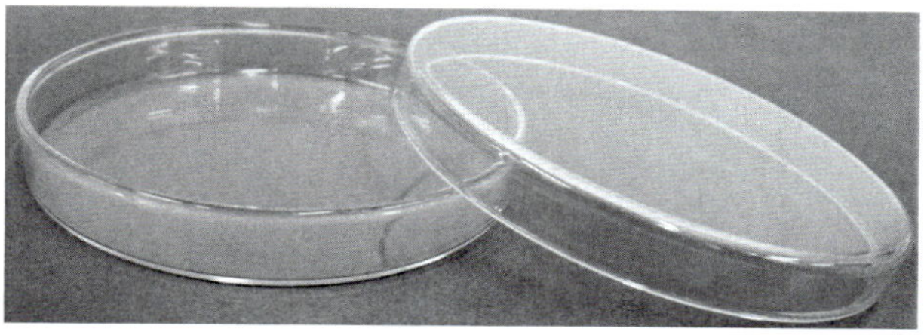

Figuur 5.23 Petrischaal.

Foutenbronnen

De belangrijkste foutenbron is het niet op tijd maken en beoordelen van het sediment. Het urinesediment moet binnen twee uur na lozing beoordeeld worden (liefst zelfs binnen een uur!), omdat de meeste cellen al binnen enkele uren na de urinelozing uit elkaar vallen. Na vier uur is het grootste deel van de cellen zelfs al uit elkaar gevallen en dus niet meer te beoordelen. Als het niet lukt om het sediment binnen twee uur te beoordelen, mag dat alleen nog gebeuren wanneer de urine direct na lozing maximaal 24 uur in de koelkast bewaard is.

Het urinesediment begint na ongeveer een kwartier in te drogen, waardoor de beoordeling onbetrouwbaar wordt. Als je het preparaat eenmaal hebt gemaakt, moet je het meteen beoordelen en vlot verwerken.

Handig om te weten

- Om uitdrogen van het preparaat te voorkomen bij onverwachte andere bezigheden (zoals de telefoon aannemen), kun je het preparaat korte tijd in een vochtige petrischaal (zie figuur 5.23) leggen. Leg daarvoor een vochtig filtreerpapier op de bodem van de petrischaal en leg het preparaat op twee luciferstokjes op het filtreerpapier, zodat de onderkant van het objectglas droog blijft. Doe het deksel ten slotte op de petrischaal. Uiteraard is het veel beter om je werkzaamheden zo te plannen, dat de kans om onderbroken te worden zo klein mogelijk is.
- Het objectglaasje moet na afloop van het onderzoek in de naaldencontainer gedaan worden.
- Het sediment heeft geen plaats bij de diagnostiek van urineweginfecties bij kinderen.

5.10 Zwangerschapstest

Doel

Met deze test kan door het bepalen van de hoeveelheid hCG in de urine een zwangerschap worden vastgesteld of uitgesloten. Het hormoon hCG wordt gemaakt door de placenta. Tijdens de zwangerschap zal de hoeveelheid hCG toenemen tot de tiende week. Daarna zal de hoeveelheid geleidelijk weer dalen tot de zestiende week, om de rest van de zwangerschap op een laag niveau aanwezig te blijven, tot enkele weken na de bevalling.

Informatie patiënt

Aan de patiënt wordt uitgelegd hoe en welke urine ingeleverd moet worden en hoe de patiënt de uitslag meegedeeld zal krijgen. De eerste ochtendurine is voor dit onderzoek het meest geschikt, maar een zwangerschapstest kan in principe met elke urine gedaan worden die enkele uren in de blaas heeft gezeten.

Uitvoering

Protocol 15

Er zijn erg veel verschillende zwangerschapstesten in de handel. Belangrijk is daarom dat je vooraf de gebruiksaanwijzing goed doorleest. De meeste testen zijn makkelijk uit te voeren door een teststaafje in de urine te houden. Na enkele minuten kan daarna het resultaat afgelezen worden. Er zijn ook testen in de handel waarbij de verstreken tijd voordat de test positief wordt een maat is voor de zwangerschapsduur.

Wat betekent de uitslag?

De huidige hCG-testen hebben een gevoeligheid van circa 25-50 E/l. Dat betekent dat de test bij zwangerschap meestal al een positieve uitslag geeft binnen enkele dagen na het uitblijven van de menstruatie. Er zijn echter ook supergevoelige testen (20 E/l), waarmee een zwangerschap al enkele dagen voor de gemiste menstruatie aangetoond kan worden (uitgaande van een regelmatige cyclus). Omdat veel miskramen al vroeg in de zwangerschap ontstaan (zo rond het tijdstip van de verwachte menstruatie), kan een test die al vroeg in de zwangerschap gedaan wordt als nadeel hebben dat vrouwen vaker weten dat ze een miskraam gehad hebben.

Foutenbronnen
Sterk verdunde urine kan een fout-negatieve testuitslag opleveren. Het is dus niet handig om voorafgaand aan een zwangerschapstest erg veel te drinken.

Handig om te weten

- Vraag vóór je het onderzoek gaat doen of een eventuele zwangerschap gewenst is. Dat kan een pijnlijke situatie voorkomen bij het meedelen van de uitslag.
- In veel gevallen moet de zwangerschapstest, als er geen medische indicatie is, door de patiënt zelf betaald worden. Het is goed om dit vooraf te melden aan de patiënt.
- Urine die wordt onderzocht op hCG mag maximaal 48 uur bewaard zijn in een koelkast.
- Als de uitslag niet duidelijk is (zwak positief) moet de test na 48 uur worden herhaald.

5.11 Vingerprik

Doel

Bloedonderzoeken kunnen gedaan worden met bloed dat uit een slagader, ader of een haarvat wordt gehaald. Voor veel bloedonderzoeken heb je genoeg aan een enkele druppel bloed uit haarvaten. Dit wordt capillair bloed genoemd. In de meeste gevallen wordt deze druppel bloed verkregen met behulp van een kleine prik in een vingertop.

Informatie patiënt

Leg de patiënt uit dat er met een vingerprik bloed geprikt gaat worden en vertel voor welk onderzoek dit gedaan wordt. Vraag of de patiënt goed tegen prikken en bloed kan. Als de patiënt aangeeft niet tegen bloed te kunnen, is het aan te raden het onderzoek uit te voeren terwijl de patiënt op de onderzoeksbank ligt. Vertel voorafgaand aan het onderzoek wanneer en van wie de patiënt de uitslag krijgt.

Uitvoering

Protocol 16

Omdat de doorbloeding in een koude hand verminderd is, is het verstandig om, wanneer de hand koud aanvoelt, de patiënt de handen met warm water te laten wassen. Laat de patiënt zitten op een stoel met armleuningen of liggen op de onderzoeksbank.

Een vingerprik mag nooit gedaan worden aan de kant waar oksellymfklieren verwijderd zijn (bijvoorbeeld na een borstamputatie) en aan een arm met een shunt. Een shunt is een operatief aangelegde verbinding tussen een ader en een slagader, die gebruikt wordt bij nierdialyse. Daarnaast wordt het prikken ontraden in een arm met een (waak)infuus, een verlamde arm, een arm met een verse operatiewond en een arm met vochtophoping (oedeem).

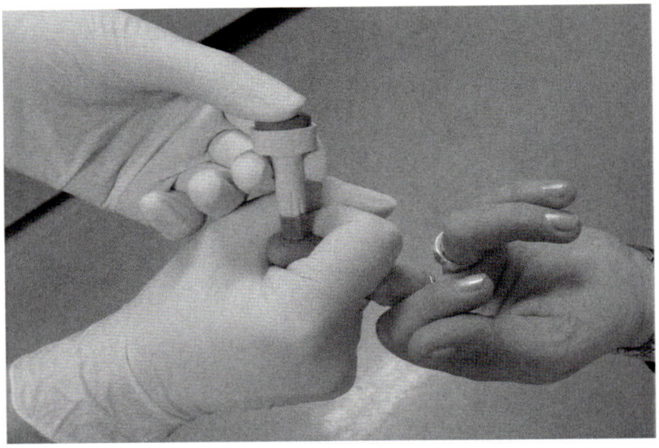

Figuur 5.24 Vingerprik.

Doe niet-steriele handschoenen aan en haal het beschermkapje van het bloedlancet. Omklem met de wijsvinger een vinger van de patiënt tussen het tweede en derde vingerkootje. Vaak wordt hiervoor een ring- of middelvinger gebruikt van de niet-dominante hand (de hand waarmee je normaal gesproken niet schrijft). Op sommige plaatsen prikt men echter bij voorkeur aan de buitenkant van de duim van de niet-dominante hand.

Maak een licht stuwende beweging en prik met het bloedlancet iets zijdelings van het midden van de vingertop (zie figuur 5.24). Belangrijk is dat de bloeddruppels daarna spontaan naar buiten komen en er niet met behulp van stuwing uitgeperst worden.

Bij de meeste onderzoeken moet(en) de eerste druppel(s) met een gaasje weggeveegd worden. Een uitzondering op deze regel is bijvoorbeeld de bloedsuikerbepaling, waarbij over het algemeen de eerste druppel wel gebruikt mag worden. Neem voldoende bloed af voor het onderzoek. Druk na afloop een deppertje op de prikwond en vraag of de patiënt deze wil vasthouden. Verricht het onderzoek en zorg ervoor dat het bloedlancet zo snel mogelijk in de naaldencontainer gedaan wordt. Verwijder ten slotte het deppertje en dek het wondje, ongeacht of het nog bloedt, af met een pleister.

Foutenbronnen

De eerste druppel kan wat meer weefselvocht bevatten, waardoor de uitslag ten onrechte aan de lage kant kan zijn. Bij veel onderzoeken wordt daarom aanbevolen de eerste druppel(s) weg te vegen.

Bij een onvoldoende grote druppel mag je proberen om een wat grotere druppel te krijgen door de vingertop licht te wrijven. Dit kan door bijvoorbeeld de duim en wijsvinger aan de zijkanten van de geprikte vinger wat heen en weer te rollen. Zorg er wel voor dat je geen grote druk uitoefent, omdat anders de vingertop gestuwd raakt. Laat daarom ook telkens de vingertop even los wanneer er bloed wordt opgezogen.

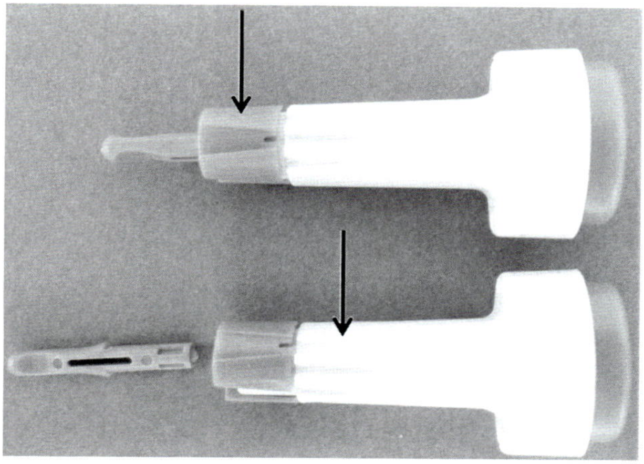

Figuur 5.25 Lancet met instelbare prikdiepte. Door de onderste rand te draaien (zie bovenste pijl) kan de prikdiepte ingesteld worden (zie onderste pijl).

Handig om te weten

- Zoals in figuur 5.25 te zien is, is het bij sommige disposable bloedlancetten mogelijk de hoeveelheid bloed te beïnvloeden door de prikdiepte in te stellen.

5.12 Venapunctie

Doel

Voor sommige bloedonderzoeken heb je aan een druppel bloed niet voldoende, maar moeten één of meer buisjes gevuld worden. Dit veneuze bloed wordt meestal met een venapunctie verkregen uit een elleboogader.

Informatie patiënt

Leg de patiënt uit dat er bloed geprikt gaat worden uit een ader in de elleboogholte en vertel voor welk onderzoek dit gedaan wordt. Vraag of de patiënt goed tegen prikken en bloed kan. Als de patiënt aangeeft niet tegen bloed te kunnen, is het aan te raden het onderzoek uit te voeren terwijl de patiënt op de onderzoeksbank ligt. Laat de patiënt in alle andere gevallen zitten op een stevige stoel met armleuningen. Tijdens de bloedafname mag de patiënt, in verband met de kans op flauwvallen, niets in de mond hebben. Dat geldt overigens niet alleen voor voedsel, maar bijvoorbeeld ook voor kauwgom.

Vertel voorafgaand aan het onderzoek wanneer en van wie de patiënt de uitslag krijgt.

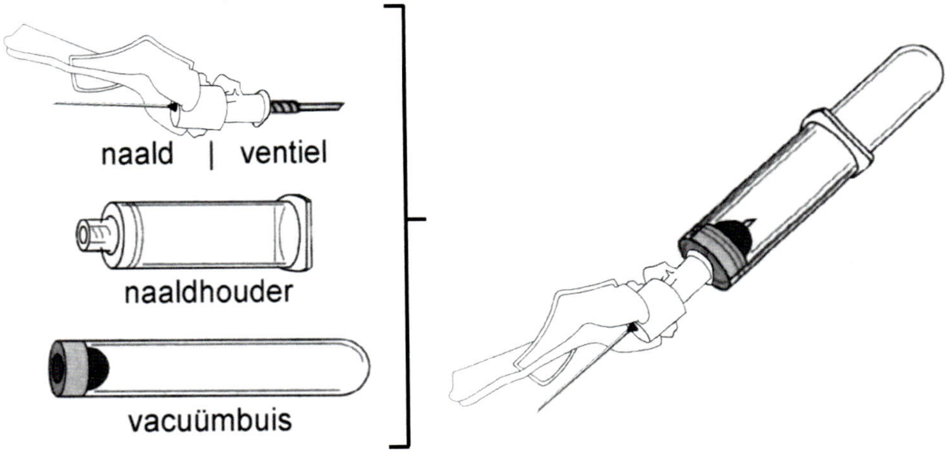

Figuur 5.26 Benodigde materialen klaar voor gebruik.

Protocol 17

Uitvoering

Leg de benodigde materialen (zie figuur 5.26) klaar voor gebruik. Let daarbij ook altijd goed op de volgorde en de vervaldatum van de bloedafnamebuizen. Bij de keus van de naald waarmee de venapunctie wordt uitgevoerd let je op de eigenschappen van de aan te prikken ader en de hoeveelheid af te nemen bloed. In z'n algemeenheid geldt dat hoe dunner de ader is, hoe dunner de naald moet zijn. Voor veneuze bloedafname bij volwassenen wordt bij voorkeur gebruikgemaakt van een 21G-naald. Voor kinderen worden meestal kleinere naalden gebruikt.

Een venapunctie mag nooit gedaan worden aan de kant waar oksellymfklieren verwijderd zijn (bijvoorbeeld na een borstamputatie) en aan een arm met een shunt. Een shunt is een operatief aangelegde verbinding tussen een ader en een slagader, die gebruikt wordt bij nierdialyse. Daarnaast wordt het prikken ontraden in een arm met een (waak)infuus, een verlamde arm, een arm met een verse operatiewond en een arm met vochtophoping (oedeem).

Draai de dubbelzijdige naald in de naaldhouder. Laat de patiënt de arm ontbloten en deze gestrekt op de onderlegger plaatsen. Let er daarbij op dat de bloedafvoer niet wordt afgekneld door een te strakke mouw. Kies voor het aanprikken van de ader een plaats die voor de patiënt het minst belastend is. In de meeste gevallen zal dat een ader in de niet-dominante arm zijn. Houd echter rekening met de wensen en ervaringen van de patiënt. Meestal kan deze op grond van eerdere venapuncties prima aangeven waar er het best een ader aan te prikken is.

Leg de stuwband circa 10 cm boven de elleboog om de bovenarm van de patiënt. Plaats de stuwband zo, dat je hem makkelijk met je niet-dominante hand kunt losmaken. Trek de stuwband stevig aan terwijl je twee vingers onder het sluitmechanisme van de stuwband houdt. Als je deze twee vingers vervolgens wegtrekt, heeft de stuwband voldoende spanning om de aders te laten opzwellen.

Huiddesinfectie bij een venapunctie hoeft alleen plaats te vinden bij afname van bloed voor een bloedkweek en bij patiënten met een verminderde weerstand. Denk

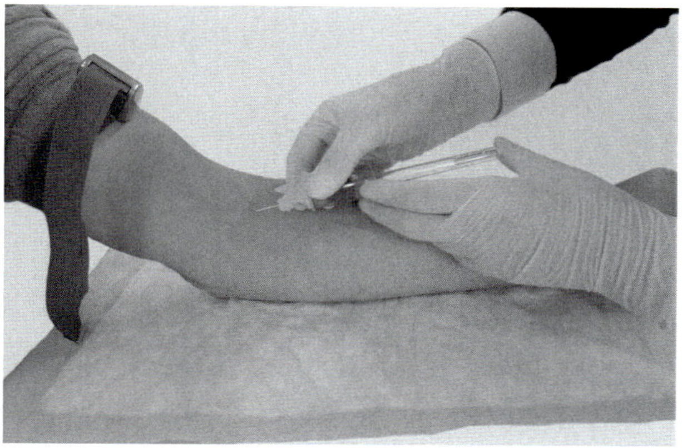

Figuur 5.27 Venapunctie.

eraan in die situaties ook de eigen vingertop te ontsmetten als je nog naar de juiste prikplaats wilt voelen. Ontsmet met alcohol 70% en wacht tot deze opgedroogd is (circa dertig seconden).

Doe niet-steriele handschoenen aan en zoek met je vingers een geschikte ader in de elleboogholte, door de vingertoppen zowel zachtjes op en neer, als heen en weer te bewegen. Een grote ader kun je op deze manier voelen, doordat deze niet klopt en een beetje een verende weerstand geeft. Laat de patiënt zonodig enkele keren een vuist maken als je geen geschikte ader kunt vinden. Als er dan nog steeds geen geschikte ader te vinden is, kun je de patiënt vragen de arm een tijdje naar beneden te laten hangen. Daarnaast kan het handig zijn om de elleboogholte te bekloppen en de arm met een warme doek te verwarmen.

Houd de spuit vast met je dominante hand en zorg ervoor dat je vingers contact houden met de onderarm van de patiënt. Voel goed in welke richting de ader loopt, trek de huid met je andere hand strak en prik met de naald (met de scherpe punt aan de onderkant) in één keer onder een hoek van 15-30 graden in de ader.

Schuif met de duim de vacuümbuis nu, zoals in figuur 5.27 is weergegeven, in de naaldhouder, zodat de rubber dop door het ventiel wordt doorboord. Zodra het bloed in de bloedafnamebuis stroomt, mag de patiënt de vuist ontspannen en kan de stuwband wat losser worden gemaakt. Na het verwijderen van het laatste volle buisje, kan de stuwband helemaal losgemaakt worden.

Zorg ervoor dat, tenzij er andere instructies zijn, elke vacuümbuis na verwijderen uit de naaldhouder direct voorzichtig gezwenkt wordt. Bij het zwenken wordt de buis voorzichtig een aantal keren gekanteld. De buizen mogen dus niet geschud worden!

Om te voorkomen dat er ongewenste overdracht plaatsvindt van de aan de bloedbuizen toegevoegde stoffen, worden de bloedbuizen altijd in een standaardvolgorde gebruikt. In tabel 5.8 is een overzicht van de gebruiksvolgorde en buiskleuren van de verschillende onderzoeken opgenomen.

Terwijl een depper boven de prikplek wordt gehouden, kun je met een snelle beweging de naald uit de ader halen. Vraag de patiënt de depper enkele minuten stevig

Tabel 5.8 Gebruiksvolgorde en buiskleuren

Gebruiks-volgorde	Kleur	Soort bloedbuis	Bloedonderzoek	Verwerking
1	licht-blauw	citraatbuis (remt de stolling door het wegvangen van calcium)	stollingsonderzoek	direct na afname 3-4 x zwenken
2	rood	serum- of stolbuis (bevat een stofje dat de stolling activeert)	aanwezigheid van antistoffen	direct na afname 8-10 x zwenken
3	geel	gelbuis (bevat gel die ervoor zorgt dat serum en cellen van elkaar gescheiden worden)		direct na afname 6 x zwenken
4	groen of groen/zwart	heparinebuis (remt de stolling door de activatie van trombine tegen te gaan; de groen/zwarte buis bevat daarnaast ook gel die ervoor zorgt dat serum en cellen van elkaar gescheiden worden)	cholesterol, CRP, hormonen	niet langer dan 2 min. stuwen direct na afname 8 x zwenken
5	paars	EDTA-buis (remt de stolling door binding van calcium en magnesium)	hemoglobine, bloedcellen, bloed-plaatjes, bloedgroep	direct na afname 8-10 x zwenken
6	grijs	natriumfluoridebuis / NaF-buis (fluoride remt de afbraak van glucose en alcohol)	glucosespiegel	direct na afname 8-10 x zwenken
7	zwart	citraatbuis	bezinking	na afname 8x zwenken
8	donker-blauw	oligo-elementenbuis	sporenelementen zoals aluminium, chroom, nikkel, enz.	na afname 8x zwenken

aan te drukken, waarbij de arm waarin geprikt is gestrekt moet blijven. Deponeer de naald, na terugplaatsen van het beschermkapje, direct in de naaldencontainer.

Voorzie alle bloedbuizen van etiket met afnamedatum, plus de naam en geboortedatum van de patiënt. Plak ten slotte een pleister over de depper heen. Let daarbij op of het wondje nog fors bloedt. In dat geval moet er nog wat langer worden afgedrukt. Dit zal vooral het geval zijn bij patiënten die antistollingsmiddelen gebruiken. Geef de patiënt de instructie de pleister minimaal 15 minuten te laten zitten en om direct contact op te nemen als de prikwond niet dichtgaat of weer gaat bloeden.

Als er geen vacuümsysteem gebruikt wordt maar een gewone injectiespuit, is de procedure bijna gelijk. Het enige verschil is dat je zelf het bloed uit het bloedvat moet zuigen, door de zuiger van de spuit rustig naar beneden te trekken tot er voldoende bloed is opgezogen.

Bij gebruik van dezelfde stuwband bij meerdere patiënten moet, om kruisbesmetting te voorkomen, de stuwband steeds na gebruik gereinigd en gedesinfecteerd worden. Een alternatief bij wonden of eczeem aan de bovenarm is het gebruik van een disposable stuwband. Deze stuwband wordt om de arm van de patiënt geknoopt en kan na gebruik weggegooid worden.

Complicaties bij het prikken zijn bloeduitstortingen en nabloeding. Hematomen (bloeduitstortingen) kunnen ontstaan wanneer er door het vat heen wordt geprikt of wanneer het vat onvoldoende wordt afgedrukt. Dit laatste kan ook leiden tot een nabloeding, vooral bij patiënten die antistollingsmiddelen gebruiken. Druk bij deze patiënten de prikplaats daarom extra lang af en verbind de prikplaats zonodig met een drukverband.

Maak de stuwband direct los als er meteen na het inbrengen van de naald al een bloeduitstorting ontstaat. Verwijder vervolgens de naald en druk de prikplaats goed af.

Foutenbronnen

Als er geen bloed in de buis komt, trek dan de naald zo ver terug dat het vacuüm behouden blijft. Probeer voorzichtig het bloedvat alsnog goed aan te prikken. Zoek echter niet te lang met de naald, want dat is pijnlijk en kan grote bloeduitstortingen veroorzaken.

Als het aanprikken niet gelukt is, probeer het dan nog een keer met een nieuwe naald. Heb je ook de tweede keer geen succes, vraag dan een collega om het prikken over te nemen. Vergeet niet voor iedere nieuwe keer prikken de patiënt om toestemming te vragen.

Stuwing wordt bij voorkeur niet langer dan 1 minuut toegepast omdat te lange stuwing kan leiden tot bloedafbraak en bijmenging van weefselvocht. Om deze nadelige effecten van stuwing te verminderen kan zelfs overwogen worden om bij patiënten met grote oppervlakkige aderen helemaal geen stuwing toe te passen.

De buizen moeten goed gevuld worden. Onvoldoende vulling van bloedafnamebuizen is een van de belangrijkste redenen om een bloeduitslag niet te kunnen bepalen. Een bloedbuis-met-toegevoegde-stof mag echter ook nooit tot boven het maximale vulniveau gevuld worden. Het antistolmiddel dat in de buis zit is namelijk afgestemd op de maximale hoeveelheid bloed die in de buis mag zitten. Bij overvulling kunnen er daardoor stolsels in de buis ontstaan.

Handig om te weten

- Een patiënt valt minder snel flauw als hij vlak voor de bloedafname een halve liter water drinkt en tijdens de bloedafname de bilspieren aanspant en de benen gekruist houdt. Daarnaast kan het ook helpen om een patiënt, terwijl je zelf de benodigdheden voor de bloedafname klaarlegt, enige minuten diepe kniebuigingen te laten maken.
- Als er bij de venapunctie geen bloed komt, kan dat komen doordat de naald te ver of niet ver genoeg in de ader zit. De naald iets terugtrekken of enkele millimeters opschuiven kan dit probleem verhelpen. Een andere mogelijke oorzaak is het dichtklappen van de ader en daarmee bedekken van de opening van de naald. Dit komt vooral voor als de ader een erg dunne wand heeft. Door de naald voorzichtig een kwartslag te draaien kan de opening

hiervan weer vrijkomen zodat er toch bloed in de buis kan stromen. Lukt dit dan nog steeds niet, dan kan het losser maken van de stuwband of verwijderen en opnieuw plaatsen van een nieuwe bloedbuis het probleem opheffen.

- Als per ongeluk de naald te ver wordt teruggetrokken, kan dat bij gebruik van het vacuümsysteem leiden tot een kleine 'bloedfontein'. Maak in zo'n situatie direct de stuwband los, verwijder de naald helemaal en druk de prikplaats goed af.
- De procedure van bloedafname is bij stollingsonderzoek anders dan bij bloedafname voor bepaling van de INR (in het kader van het gebruik van acenocoumarol of fenprocoumon). Bij bloedafname voor stollingsonderzoek is de juiste volgorde:
  1. Vul eerst een citraatbuis (met lichtblauwe dop) en gooi deze buis weg in het geval je deze buis niet nodig hebt voor ander bloedonderzoek.
  2. Maak daarna eerst de stuwband los: de volgende buis/buizen moet(en) ongestuwd afgenomen worden.
  3. Vul nu weer een citraatbuis (lichtblauwe dop).
  4. Overige benodigde buizen in de juiste volgorde.

5.13 Hb-bepaling met de HemoCue®

Doel

De bepaling van het hemoglobine in het bloed wordt vooral gedaan bij zwangerschapscontroles en verdenking op bloedarmoede (anemie).

Informatie patiënt

Leg de patiënt uit dat er met een vingerprik bloed geprikt zal gaan worden. Leg uit dat dit onderzoek gedaan wordt om te controleren of er al dan niet sprake is van bloedarmoede. Als de patiënt aangeeft niet tegen bloed te kunnen, is het aan te raden het onderzoek uit te voeren terwijl de patiënt op de onderzoeksbank ligt. Vertel voorafgaand aan het onderzoek wanneer en van wie de patiënt de uitslag krijgt.

Uitvoering

Protocol 18

Lees eerst de algemene informatie over een vingerprik (zie ▸ par. 5.11).

Doe niet-steriele handschoenen aan, voer de vingerprik uit en veeg met een gaasje de eerste drie spontane druppels weg. Houd de punt van de cuvette (zie ▫ figuur 5.28) van boven af in de druppel bloed. Wacht tot de cuvette helemaal gevuld is en haal deze dan pas uit de druppel. Bijvullen mag niet.

Veeg het teveel aan bloed aan de buitenkant van de cuvette af met een gaasje. Pas op dat het gaasje geen contact maakt met het open einde van de cuvette, want hierdoor kan het bloed weer uit de cuvette gezogen worden.

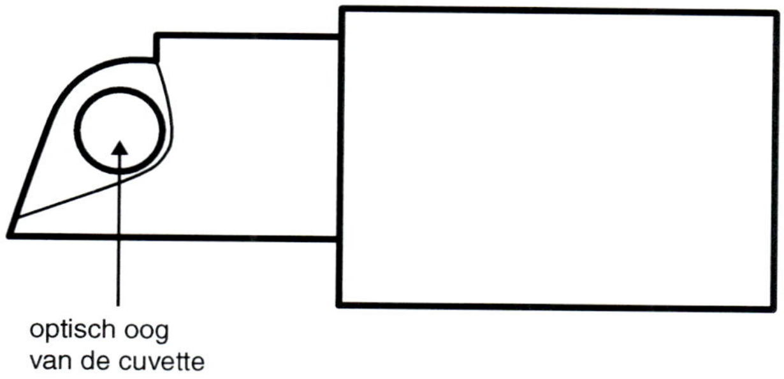

Figuur 5.28 Cuvette.

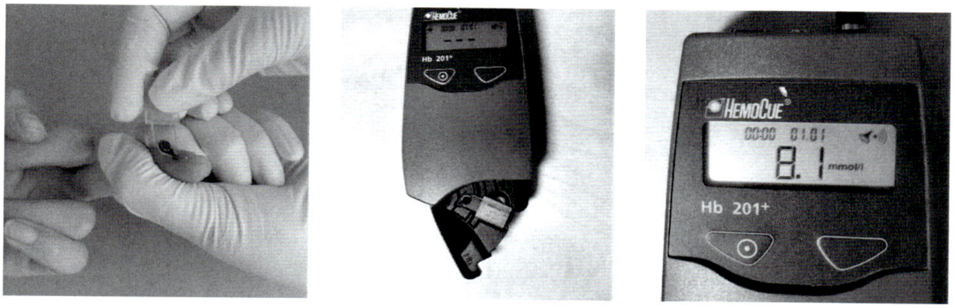

Figuur 5.29 HemoCue®.

Controleer de cuvette op luchtbellen. Heel kleine luchtbelletjes aan de rand zullen bijna geen effect hebben op de uitslag, maar zeker wanneer er luchtbellen te zien zijn in het optisch oog van de cuvette, moet er een nieuwe cuvette gevuld worden.

Plaats de cuvette in de houder en schuif deze voorzichtig terug in het apparaat. Op het scherm verschijnt na korte tijd de uitslag (zie figuur 5.29). Noteer deze uitslag. Haal de gebruikte cuvette uit het apparaat en gooi deze samen met het andere besmette materiaal in de daarvoor bestemde container. Maak zonodig de houder schoon met een met alcohol bevochtigde (niet-pluizende) tissue.

Wat betekent de uitslag?

De referentiewaarden uit tabel 5.9 gelden voor een Hb-bepaling na een vingerprik.

De meeste gevallen van bloedarmoede zijn het gevolg van ijzergebrek (vooral door te veel bloedverlies, zoals bij hevige en langdurige menstruatie). Een ijzergebreksanemie wordt gekenmerkt door kleine rode bloedcellen, terwijl er bij enkele andere veelvoorkomende vormen van bloedarmoede (zoals bloedarmoede door gebrek aan vitamine B_{12}) juist vaak grote rode bloedcellen zijn. Om onderscheid te maken tussen anemie met kleine rode bloedcellen (microcytair) en anemie met grote rode bloedcellen (macrocytair) wordt vaak naast een Hb ook een MCV bepaald. Dit onderzoek geeft de gemiddelde grootte van de rode bloedcellen aan. We

Tabel 5.9 Referentiewaarden voor de Hb-bepaling

	Anemie als Hb:
kinderen jonger dan een ½ jaar	< 6,2 mmol/l
kinderen tussen een ½ en 6 jaar	< 6,8 mmol/l
kinderen tussen 6 en 14 jaar	< 7,5 mmol/l
vrouwen ouder dan 14 jaar	< 7,5 mmol/
mannen ouder dan 14 jaar	< 8,1 mmol/l
zwangeren	< 6,8 mmol/l

spreken van microcytaire anemie bij een MCV ≤ 80 fL en van een macrocytaire anemie bij een MCV ≥ 100 fL. Bij een ijzergebreksanemie zien we vooral een microcytaire anemie. Een macrocytaire anemie berust vaak op een gebrek aan vitamine B_{12} of foliumzuur.

Houd er rekening mee dat een milde anemie (tussen de 6,0 en 7,5 bij vrouwen en tussen de 6,5 en 8,1 bij mannen) vrijwel nooit klachten geeft. Duizeligheid en moeheid kunnen daarom bijna nooit worden toegeschreven aan een milde bloedarmoede (tenzij deze in zeer korte tijd ontstaan is). Soms wordt dit soort klachten door huisartsen echter wel aan bloedarmoede toegeschreven als een soort 'somatische kapstok'. Dit kan, volgens hen, geen kwaad omdat het om een onschuldige aandoening (ijzergebreksanemie) gaat met een behandeling zonder ernstige bijwerkingen ('staaltabletten').

We spreken van een ernstige anemie bij een Hb lager dan 5,0 mmol/l.

Foutenbronnen

Te koude vingers, te hard stuwen, onvoldoende gevulde cuvetten en cuvetten met luchtbellen in het optisch oog hebben allemaal als gevolg dat de uitslag wat lager zal zijn dan de werkelijke Hb-waarde.

Bij een bedlegerige patiënt kan het Hb tot zo'n 5% lager zijn dan bij een 'lopende' patiënt.

De Hb-concentratie van bloed uit een venapunctie zal over het algemeen lager zijn dan die in bloed dat met een vingerprik verkregen is. Daar staat tegenover dat het Hb van bloed verkregen uit een oorlel weer hoger is dan het Hb van bloed uit een vingerprik.

Voor alle Hb-meters van HemoCue® geldt dat ze een elektronische zelftest hebben, die de analyzer steeds automatisch controleert als deze wordt aangezet. Deze zelftest wordt, zolang het apparaat ingeschakeld blijft, elke twee uur herhaald. De HemoCue® geeft een foutmelding als er iets niet in orde is en er geen Hb bepaald kan worden. De foutmelding betreft overigens meestal het schoonmaken van de analyzer.

Handig om te weten

- Vergelijk de uitslag altijd met voorgaande Hb-onderzoeken. Houd er rekening mee dat niet elk verschil in uitslag ook een significant verschil is.
- Na opening van een pot cuvetten zijn deze maximaal drie maanden houdbaar. Noteer de datum van opening daarom altijd op de pot. Let sowieso bij het gebruik van de cuvetten (ongeacht of deze los verpakt zijn of uit een pot komen) altijd op de uiterste houdbaarheidsdatum.
- Cuvetten zijn vocht- en temperatuurgevoelig. Bewaar ze daarom bij kamertemperatuur in een droge ruimte en sluit de cuvettenpot altijd direct na uitnemen van een cuvette.

5.14 Bloedsuikerbepaling

Doel

Een bloedsuikermeter of glucosemeter is een apparaat waarmee de bloedsuikerconcentratie gemeten kan worden. Dit onderzoek wordt gedaan bij keuringen, om diabetes mellitus aan te tonen of uit te sluiten, en om de instelling van patiënten met DM te controleren.

Informatie patiënt

Zie de algemene informatie over een vingerprik bij ▸ paragraaf 5.11.

Leg de patiënt uit dat er met een vingerprik bloed geprikt zal gaan worden om het bloedsuikergehalte te controleren. Het heeft de voorkeur om glucose nuchter te prikken. Dat houdt in dat er voor het prikken uit ten minste acht uur geen calorieën gebruikt mogen zijn. Water drinken is dus wel toegestaan.

Als de patiënt aangeeft niet tegen bloed te kunnen, is het aan te raden het onderzoek uit te voeren terwijl de patiënt op de onderzoeksbank ligt. Vertel voorafgaand aan het onderzoek wanneer en van wie de patiënt de uitslag krijgt.

Uitvoering

Protocol 19

Lees eerst de algemene informatie over een vingerprik (zie ▸ par. 5.11).

Er zijn tientallen verschillende bloedsuikermeters op de markt en elk jaar komen er nieuwe bij. Een voorbeeld van een glucosemeter zie je in ◻ figuur 5.30. We beperken ons daarom bij de uitleg van de bloedsuikermeting tot de hoofdlijnen. Voor de details is het belangrijk om bij iedere bloedsuikermeter de handleiding van het toestel goed door te lezen.

Bij sommige meters moet de meter aan elke nieuwe teststripverpakking worden aangepast. Doe daarvoor de teststrip in de meter en controleer of de codes op de teststripverpakking en op de meter overeenkomen. Zo niet, pas dan eerst de code

5

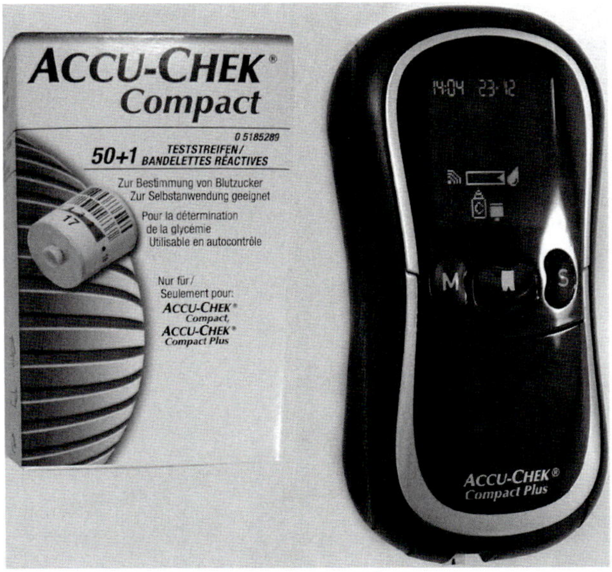

Figuur 5.30 Glucosemeter.

van de meter aan (bijvoorbeeld met een speciale codeerstrip). Zie voor het coderen de originele handleiding.

Laat de patiënt tijdens het onderzoek zitten op een stevige stoel met armleuningen. Doe niet-steriele handschoenen aan, voer de vingerprik uit en deponeer het bloedlancet direct in de naaldencontainer. Bij schone, droge handen mag de eerste druppel vrijwel altijd direct gebruikt worden voor de bloedsuikerbepaling. Breng de bloeddruppel aan op de teststrip, zoals beschreven in de bijsluiter.

Lees de waarde af en noteer deze (in mmol/l) direct in het patiëntendossier. Herhaal de test bij onvoldoende vulling van het testveld met een nieuwe strip en breng nooit een tweede druppel aan op de al gebruikte strip. Verwijder de teststrip uit de meter en deponeer deze in de daarvoor bestemde container.

Bij de meeste bloedsuikermeters wordt een groot aantal resultaten (inclusief datum en tijd) automatisch opgeslagen in het geheugen van het apparaat. Daarbij kunnen de resultaten soms ook worden gedownload naar een computer. Bij sommige meters bestaat zelfs de mogelijkheid om de uitslagen rechtstreeks op te slaan in het elektronisch patiëntendossier.

Wat betekent de uitslag?

Er zit verschil tussen de uitslag bij capillair afgenomen bloed (vingerprik) en veneus afgenomen bloed (venapunctie). Omdat de meeste draagbare glucosemeters de uitslag van capillair afgenomen bloed echter automatisch omrekenen naar de waarde in veneus plasma, worden deze laatste hier als referentiewaarden vermeld.

Tabel 5.10 Voor het controleren van de instelling van een patiënt met diabetes

	Goed	Aanvaardbaar	Slecht
Nuchter	4,5-7 mmol/l	7-8 mmol/l	> 8 mmol/l
Twee uur na maaltijd	< 9 mmol/l	9-10 mmol/l	> 10 mmol/l

Referentiewaarden Een normale uitslag voor een nuchter gemeten bloedglucosegehalte bevindt zich tussen de 3,5 en 6,1 mmol/l. Bij een bloedglucosegehalte lager dan 3,5 mmol/l wordt gesproken van een hypoglykemie. Bij een waarde hoger dan 9,0 mmol/l spreekt met van een hyperglykemie.

Gestoord nuchter glucose en gestoorde glucosetolerantie Bij nuchter bloedsuikergehalte ≥ 6,1 en < 7,0 mmol/l spreekt men van een 'gestoord nuchter glucose'. De combinatie van een normale nuchter bloedglucosegehalte en een niet-nuchtere glucosewaarde ≥ 7,8 en < 11,0 mmol/l wordt een 'gestoorde glucosetolerantie' genoemd. Zowel een gestoord nuchter glucose als een gestoorde glucosetolerantie vergroten de kans op het ontstaan van diabetes mellitus. Daarnaast is er ook sprake van een verhoogd risico op hart- en vaatziekten. In deze situaties wordt aanbevolen om de glucosebepaling na drie maanden te herhalen. Als ook dan de diagnose diabetes mellitus niet kan worden gesteld, moet de patiënt vervolgens jaarlijks gecontroleerd worden. Sowieso moet bij deze patiënten het cardiovasculaire risicoprofiel bepaald worden.

Controle diabetes Bij de behandeling van diabetes mellitus streven we ernaar het bloedglucosegehalte tussen de 4,5 en 9,0 mmol/l te houden (zie tabel 5.10).

Foutenbronnen

De uitslag kan afwijkend zijn doordat de glucosemeter onjuist gecodeerd is. Het kan voorkomen dat de code niet goed is ingevoerd of dat dit vergeten is bij het aanbreken van een nieuwe verpakking.

Voor zelfmetingen van de patiënt is het belangrijk om te weten dat zelfs lichte verontreinigingen op de handen (bijvoorbeeld doordat net een sinaasappel is gegeten) een veel te hoge uitslag van de bloedsuikerwaarde kunnen geven.

Met name bij de oudere meters komt het nog wel eens voor dat er te weinig bloed op de teststrip zit. Veel meters geven dan automatisch een foutmelding, maar er zijn ook glucosemeters die wel gaan meten, met als gevolg een onbetrouwbare uitslag.

Als er te hard gestuwd is om een bloeddruppel te verkrijgen, kan verdunning van het bloed met wondvocht ontstaan. De uitslag is daardoor veel lager dan de werkelijke bloedsuikerconcentratie. Ook oedeem aan de arm en hand kan dit veroorzaken.

Gebruik van teststrips die over de houdbaarheidsdatum zijn maakt de uitslag onbetrouwbaar.

De teststrips zijn erg gevoelig voor een te lage of te hoge temperatuur (<15->30 °C) en voor blootstelling aan licht. Wanneer teststrips niet juist bewaard zijn, is de uitslag van de gemeten waarde niet betrouwbaar meer. Zo mogen bijvoorbeeld teststrips die een keer bevroren zijn geweest of in zeer hoge temperaturen hebben gelegen, niet meer gebruikt worden. Het is dan ook belangrijk de meter en de teststrips altijd in de originele verpakking bij kamertemperatuur te bewaren.

De hematocriet (dat is het gedeelte van het bloed dat uit cellen bestaat) is niet altijd constant. Bij een vrij hoog hematocriet (bijvoorbeeld als iemand uitgedroogd is) kan het bloedsuikergehalte ten onrechte ook te hoog gemeten worden. Bij een laag hematocriet kan het omgekeerde gebeuren.

De uitslag van het bloedglucosegehalte kan beïnvloed worden door stress, koorts en alcoholinname.

Handig om te weten

- Het is aan te raden om de bloedsuikerwaarde altijd met dezelfde glucosemeter te meten. Door steeds met dezelfde meter te meten, kunnen waarden onderling beter met elkaar vergeleken worden.
- Er zijn ook meters waarbij bloed gebruikt kan worden dat niet uit een vingertop afkomstig is. Er wordt dan bloed geprikt op andere plaatsen, zoals de onderarm of de muis van de hand: 'alternative site testing' (AST). Deze methode kent wel een aantal beperkingen. Zo is AST niet geschikt bij snel wisselende bloedsuikers, omdat verandering in de bloedsuikerwaarde eerder worden waargenomen in de bloedvaatjes in de vingertop. AST is ook niet geschikt tot twee uur na de maaltijd, na lichamelijke inspanning, bij het vermoeden van een hypo, tijdens ziekte en tot twee uur na het spuiten van insuline.
- Als je erg twijfelt aan de uitslag van de test, moet de test worden herhaald. Je kunt bijvoorbeeld twijfelen aan een bloedsuikerwaarde van 1,5 mmol/l terwijl de patiënt zonder enige klacht voor je zit.
- Bij twijfel of een bloedsuikermeter nog de juiste waarden weergeeft, kan deze (na afspraak) in het ziekenhuislaboratorium geijkt worden aan de geautomatiseerde standaardmethode.

5.15 POC-analyzers

Doel

Veel bloedonderzoeken vinden plaats met behulp van grote analyzers op klinisch-chemische laboratoria. Tegenwoordig kunnen echter steeds meer onderzoeken gedaan worden met zogenoemde 'point of care'-analyzers (POC-analyzers). Dit zijn kleine apparaten waarmee testen in bloed, urine en feces kunnen worden uitgevoerd buiten het laboratorium. Voorbeelden zijn de bloedsuikermetingen, de zwangerschapstest en het onderzoek op bloed in feces (zie elders in dit boek). Andere bepalingen die in de dagelijkse praktijk hun nut al bewezen hebben, zijn die van CRP, D-dimeertest, BNP, PSA, ferritine, HbA_{1c} en cholesterol. Daarnaast zijn er testen waarmee antistoffen tegen bepaalde ziektekiemen kunnen worden aangetoond. Dat geldt met name voor influenza A/B, rotavirus, adenovirus, humaan immunodeficiëntievirus, chlamydia en streptokokken van groep A. Omdat nog niet helemaal duidelijk is wat de waarde van deze testen in de praktijk zal zijn, worden deze laatste onderzoeken hier verder niet behandeld.

Informatie patiënt

Leg de patiënt uit dat er met een vingerprik bloed geprikt zal gaan worden. Geef kort aan welk onderzoek ermee zal worden gedaan. Als de patiënt aangeeft niet tegen bloed te kunnen, is het aan te raden het onderzoek uit te voeren terwijl de patiënt op de onderzoeksbank ligt. Vertel voorafgaand aan het onderzoek wanneer en van wie de patiënt de uitslag krijgt.

Uitvoering

Lees eerst de algemene informatie over een vingerprik (zie ▶ par. 5.11).

Omdat iedere analyzer op een andere manier werkt, moet je de handleiding van het apparaat vooraf goed lezen.

Laat de patiënt tijdens het onderzoek zitten op een stevige stoel met armleuningen. Doe niet-steriele handschoenen aan, voer de vingerprik uit en deponeer het bloedlancet direct in de naaldencontainer. Kijk in de bijsluiter of de eerste druppel(s) met een depper weggeveegd moet(en) worden. Breng de bloeddruppel aan op de teststrip en doe het onderzoek zoals beschreven staat in de handleiding van de POC-analyzer.

Lees de waarde af en noteer deze direct in het patiëntendossier. Verwijder de teststrip ten slotte uit de meter en deponeer deze in de daarvoor bestemde container.

Wat betekent de uitslag?

CRP Het C-reactief proteïne is een zogenoemd acutefase-eiwit en daarmee onderdeel van het afweersysteem. Het CRP wordt gemaakt door de lever en afgegeven aan de bloedbaan. Na het ontstaan van een ontsteking kan de hoeveelheid CRP in het lichaam zeer snel toenemen tot maximaal circa 500 mg/l. De toename van CRP wordt vaak zelfs al gezien voordat de patiënt klachten of symptomen heeft. Hierdoor is het CRP waardevol voor het vaststellen van een al dan niet aanwezige ontsteking (zoals bij verdenking van acute appendicitis of pneumonie). Zo kan de CRP-sneltest gebruikt worden om bij matig zieke volwassen patiënten met hoestklachten, de aanwezigheid van een pneumonie meer of minder waarschijnlijk te maken. In zo'n situatie is een uitslag < 20 mg/l niet verontrustend. Een uitslag tussen de 20 en 100 mg/l noemen we een 'matig verhoogd CRP'. Bijkomende omstandigheden zoals bijvoorbeeld een verminderde weerstand of een longaandoening, kunnen in zo'n situatie een behandeling met een antibioticum nodig maken. Bij waarden boven de 100 mg/l spreken we van een 'verhoogd CRP'. In die situaties zal een huisarts er vaak van uitgaan dat er sprake is van een pneumonie.

Ook kan het CRP gebruikt worden om het effect van een medische behandeling op de ontsteking te volgen. Het CRP is helaas niet specifiek genoeg om de oorzaak van de ontsteking aan te tonen, maar het is meer een signaalstof die aangeeft dat aanvullend medisch onderzoek nodig is.

De officiële referentiewaarde van CRP is < 10 mg/l, maar een lichte verhoging komt vaak voor omdat de bepaling ook bij een neusverkoudheid al verhoogd kan zijn.

D-dimeertest Met de D-dimeertest kan trombusvorming aangetoond worden. Bijvoorbeeld bij een patiënt bij wie gedacht wordt aan een longembolie of een diepe veneuze trombose. Een positieve D-dimeertest is dan een extra ondersteuning voor de diagnose. De testuitslag kan alleen positief of negatief zijn. Bij gezonde mensen hoort de uitslag negatief te zijn.

BNP Het hart maakt als reactie op de spanning in de hartwand bepaalde hormonen aan. De wanden van de boezems produceren voornamelijk atriaal natriuretisch peptide (ANP) en de wanden van de kamers voornamelijk B-type natriuretische peptiden (BNP en NT-proBNP). Het BNP is een signaalstof voor hartfalen. Het wordt in de praktijk vooral gebruikt om hartfalen uit te sluiten. De kans dat er hartfalen aanwezig is wordt namelijk erg klein als er een normaal BNP is in combinatie met een normaal ECG. Bij verdenking op 'geleidelijk' hartfalen is een uitslag < 35 pg/ml goed. Als het gaat om 'acuut' nieuw hartfalen lijkt een uitslag < 100 pg/ml dit vrijwel zeker uit te sluiten.

PSA Het prostaatspecifiek antigeen wordt vooral in de prostaat gemaakt en is van belang om de vloeibaarheid van het sperma te vergroten. Sterke verhogingen van PSA (> 20 µg/l) komen vrijwel uitsluitend voor bij prostaatkanker. Bij geringe verhogingen is het onderscheid tussen goed- en kwaadaardige prostaataandoeningen echter niet makkelijk te maken. Wel kan een verhoging van het PSA in dat soort gevallen aanleiding zijn voor verder onderzoek. De kans op een kwaadaardige prostaataandoening is 25% bij een uitslag van 4-10 µg/l. De referentiewaarde van PSA hangt samen met de leeftijd. Van < 2,0 µg/l voor mannen onder de veertig jaar stijgt het geleidelijk tot < 4,5 µg/l voor mannen van zestig tot zeventig jaar.

Ferritine IJzer wordt uit het voedsel in de darm opgenomen. In de ijzeropslagplaatsen wordt het als ferritine opgeslagen. Ferritine is daarom een goede maat voor de ijzervoorraad in het lichaam. Het onderzoek wordt vooral gedaan bij verdenking op ijzergebreksanemie. Een uitslag hoger dan 100 µg/l maakt een ijzergebreksanemie zeer onwaarschijnlijk. De referentiewaarden zijn afhankelijk van geslacht en leeftijd (zie Tabel 5.11).

Tabel 5.11 Referentiewaarden ferritine

Mannen	25-250 μg/l
Vrouwen voor de menopauze	20-150 μg/l
Vrouwen na de menopauze	20-250 μg/l
Mannen en vrouwen > 65 jaar	45-250 μg/l

HbA_{1c}. Hemoglobine is een eiwit in de rode bloedcellen, dat als functie heeft zuurstof te vervoeren in het lichaam. In het bloed kan ook glucose zich hechten aan het hemoglobine. Eenmaal gehecht aan het hemoglobine laat het glucose niet meer los. Dit 'versuikerde' hemoglobine wordt aangeduid met HbA_{1c}. Omdat de levensduur van rode bloedcellen 80-120 dagen is, geeft het HbA_{1c} een goede indruk over de gemiddelde glucoseconcentratie in het bloed gedurende de acht tot twaalf weken ervoor. Hoe langer de bloedsuikerwaarden te hoog zijn, des te hoger zal het HbA_{1c} zijn. Daarmee is deze bepaling heel handig om de 'gemiddelde' instelling van een diabeet te controleren. Je zou zelfs kunnen zeggen dat het HbA_{1c} een betere maat is voor de instelling van een diabeet dan het nuchtere glucose. Een diabeet met een mooie nuchtere bloedglucosewaarde, maar met een hoog HbA_{1c} is veel minder goed ingesteld dan je op grond van de fraaie bloedglucosewaarde zou veronderstellen.

De streefwaarde van het HbA_{1c} wordt per patiënt bepaald. Daarbij wordt o.a. rekening gehouden met de leeftijd van de patiënt, hoe lang de patiënt al diabetes heeft, bijkomende aandoeningen en de wensen van de patiënt voor wat betreft de haalbaarheid.

Voor diabeten jonger dan 70 jaar is een $HbA_{1c} \leq 53$ mmol/mol goed.

Er wordt onderzocht of het mogelijk is om het HbA_{1c} ook te gebruiken bij het stellen van de diagnose diabetes mellitus. Bij een $HbA_{1c} \geq 48$ mmol/mol spreekt men dan van diabetes. In afwezigheid van klachten en/of abnormale bloedglucosewaarden mag de diagnose echter pas gesteld worden na een tweede, bevestigende meting. Het voordeel van het gebruiken van de HbA_{1c}-bepaling om de diagnose te stellen is dat de patiënt niet nuchter hoeft te zijn.

Cholesterol Vetten (zoals cholesterol en triglyceriden) zijn onmisbaar in het lichaam. Vetten zijn belangrijke bouwstoffen voor de cellen. Daarnaast zijn ze ook nodig voor de aanmaak van vele hormoonachtige stoffen. Helaas is een teveel aan vet een risicofactor voor hart- en vaataandoeningen. Er zijn in het bloed verschillende soorten vetten aanwezig. Het bekendst is het cholesterol, dat overigens in verschillende vormen voorkomt. Het gaat dan vooral om het LDL-cholesterol dat het risico op hart- en vaataandoeningen verhoogt en het HDL-cholesterol dat dit risico juist verkleint. Naast het LDL-cholesterol zijn er ook de triglyceriden die het risico verhogen. Een overzicht van de referentiewaarden voor de belangrijkste bloedvetten is opgenomen in tabel 5.12.

Tabel 5.12 Referentiewaarden bloedvetten

Bepaling	Referentiewaarden
Totaal cholesterol	< 5 mmol/l
Cholesterolratio (d.w.z. totaal cholesterol/HDL-cholesterol)	< 4
LDL-cholesterol	< 2,5 mmol/l
Triglyceriden	< 2 mmol/l
HDL-cholesterol	> 1 mmol/l

Foutenbronnen

CRP

Bij mensen met een verminderde weerstand is de CRP wat minder betrouwbaar.

D-dimeertest

Als iemand al langer dan een week een trombose heeft, wordt de test geleidelijk aan weer negatief.

BNP

Soms wordt de uitslag niet in pg/ml gegeven, maar in pmol/l. De referentiewaarden worden dan respectievelijk 10 pmol/l en 28,9 pmol/l. Let bij het overnemen van de uitslag dus goed op de eenheid.

PSA

Prostaatmassage en prostaatontsteking kunnen ook een verhoging van het PSA geven. Een behandeling met antihormonen kan een verlaging geven en leiden tot een fout-negatieve uitslag.

Ferritine

Ontstekingen kunnen de hoeveelheid ferritine verhogen en zo ten onrechte de indruk geven dat er voldoende ijzervoorraad is.

HbA_{1c}

Een erfelijke afwijking van de rode bloedcellen maakt de uitslag van de HbA_{1c}-test onbetrouwbaar en een ijzergebreksanemie kan de uitslag van het HbA_{1c} verhogen. Ten slotte kent de bepaling van HbA_{1c} een variatie van 7%. Hierdoor kan een gemeten waarde van 48 mmol/mol in werkelijkheid tussen de 42 mmol/mol en 53 mmol/mol liggen.

Let op: als een patiënt afwisselend veel hypo- en hyperglykemieën heeft, kan er gemiddeld toch een mooi HBA1c gemeten worden.

Cholesterol

Sommige geneesmiddelen (zoals corticosteroïden en chloorthiazideplaspillen) kunnen de uitslag ten onrechte verhogen.

5.16 Bezinking

Doel

De bepaling van de bezinkingssnelheid van de erytrocyten (BSE) wordt in de huisartsenpraktijk gebruikt om met meer zekerheid onderscheid te kunnen maken tussen enerzijds klachten die vanzelf overgaan en/of niet berusten op een lichamelijke aandoening, en anderzijds ontstekingen en kwaadaardige aandoeningen. Doel is meestal het uitsluiten van ernstige ziekten. Soms wordt de test ook gebruikt om te kijken of een patiënt met een chronische aandoening een exacerbatie (opflakkering van de ziekte) doormaakt, bijvoorbeeld bij auto-immuunziekten (zoals reumatoïde artritis). Een nadeel van de BSE-bepaling is dat de uitslag pas na een uur af te lezen is en de uitslag tijdens het spreekuur niet meteen gebruikt kan worden voor het verdere beleid.

Informatie patiënt

Leg de patiënt uit dat er bloed geprikt gaat worden in de elleboogholte en vertel voor welk onderzoek dit gedaan wordt. Vraag of de patiënt goed tegen prikken en bloed kan. Als de patiënt aangeeft niet tegen bloed te kunnen, is het aan te raden het onderzoek uit te voeren terwijl de patiënt op de onderzoeksbank ligt. Laat de patiënt in alle andere gevallen zitten op een stevige stoel met armleuningen. Vertel voorafgaand aan het onderzoek wanneer en van wie de patiënt de uitslag krijgt.

Uitvoering

Protocol 20

Lees eerst de algemene informatie over een venapunctie (zie ► par. 5.12).

Voor het inzetten van een bezinking moet het bloed eerst onstolbaar gemaakt worden. Hiervoor worden gesloten buizen met natriumcitraat gebruikt, die in een vacuümafnamesysteem worden gevuld.

Doe niet-steriele handschoenen aan. Terwijl een depper boven de prikplek wordt gehouden, kun je met een snelle beweging de veilige naald uit de ader halen. Vraag de patiënt de depper enkele minuten stevig aan te drukken met gestrekte arm. Doe de naald zo snel mogelijk in de naaldencontainer. Meng na het vullen van de buis het bloed goed met het natriumcitraat, door enkele malen te kantelen (niet schudden).

Zet de wekker op zestig minuten en plaats de buis rechtop in de houder op een trillingsvrije ondergrond. Noteer het nummer van de plaats van de buis in de houder en zet daarachter de naam van de patiënt van wie het bloed is ingezet.

De bloedcellen zullen nu langzaam naar beneden zakken, waardoor er bovenin een lichtgele plasmakolom zichtbaar wordt. Noteer na precies een uur de lengte van deze plasmakolom, door op ooghoogte het getal bij de scheiding van de lichtgele en rode kolom af te lezen. Het witte leukocytenlaagje op de grens wordt de buffycoat genoemd en wordt bij het aflezen gerekend bij de plasmakolom.

Tabel 5.13 Afkapwaarden BSE

Kind	< 10 jaar	< 13 mm/uur
Vrouw	≤ 50 jaar	< 20 mm/uur
Vrouw	> 50 jaar	< 30 mm/uur
Zwangeren	eerste 6 maanden	< 20 mm/uur
	laatste 3 maanden	< 30 mm/uur
Man	≤ 50 jaar	< 15 mm/uur
Man	> 50 jaar	< 20 mm/uur

Soms is er sprake van een afwijkende kleur van de plasmakolom. Noteer dit altijd bij de uitslag. Als de scheiding tussen de gele en rode kolom niet duidelijk te zien is, vermeld je 'gesluierde bezinking' achter de uitslag.

Wat betekent de uitslag?

Omdat de BSE al snel wat verhoogd kan zijn (zelfs bij een lichte verkoudheid) en niet specifiek is voor een bepaalde ziekte, wordt de bepaling vooral gebruikt om onderscheid te maken tussen 'waarschijnlijk niets bijzonders' en 'verder onderzoek is nodig'. Veel huisartsen hanteren daarvoor de afkapwaarde van 24 mm in een uur als grens. Officieel moet je echter ook rekening houden met leeftijd, geslacht en het al dan niet aanwezig zijn van zwangerschap. In tabel 5.13 staan de afkapwaarden voor al deze situaties.

Betekenis van een afwijkende kleur van de plasmakolom:

- Een donkergele kleur kan wijzen op een verhoogde bilirubineconcentratie in het bloed.
- Een roodachtige kleur kan wijzen op het kapotgaan van rode bloedcellen (bijvoorbeeld door te veel stuwing bij de bloedafname).
- Vrijwel kleurloos plasma wordt wel gezien bij ijzergebreksanemie.
- Troebel witachtig plasma kan voorkomen bij een gestoorde vetstofwisseling.
- Bij leukemie wordt soms een opvallend dikke buffycoat gezien.

Foutenbronnen

Een ondergrond die kan meetrillen, warmte (bijvoorbeeld doordat de BSE-houder boven de verwarming of in de zon is geplaatst) en anemie kunnen een fout-positieve reactie geven.

Een BSE die meer dan twee uur na bloedafname pas wordt ingezet kan voor een fout-negatieve uitslag zorgen.

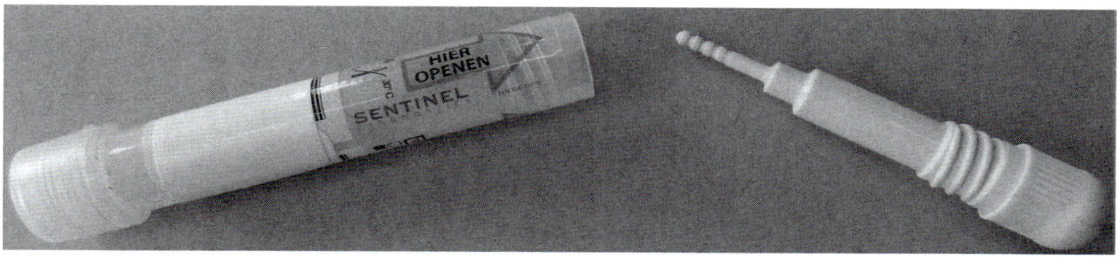

Figuur 5.31 De iFOBT.

Handig om te weten
- De BSE reageert traag; in het begin van een ziekteproces duurt het enige dagen voordat de eiwitconcentratie voldoende hoog is om een verhoogde bezinking te krijgen. Ook na afloop van het ziekteproces kan de bezinking nog dagenlang hoog blijven.
- Soms kiest men ervoor om de bezinking na dertig minuten af te lezen en de uitslag dan om te rekenen naar zestig minuten.

5.17 Fecesonderzoek

Doel

Het onderzoek van feces in de huisartsenpraktijk beperkt zich tot het aantonen van occult bloed. Dat is bloed dat met het blote oog niet te zien is. De meest gebruikte test op occult bloed in de ontlasting is iFOBT. Deze afkorting staat voor immunologische fecale occult bloedtest. Deze test wordt ook gebruikt bij het landelijke bevolkingsonderzoek op darmkanker. De aanwezigheid van occult bloed kan duiden op darmpoliepen of tumoren van de dikke darm. De iFOBT reageert alleen op menselijk bloed. Het eiwit waarop de iFOBT reageert wordt in de maag en in de dunne darm afgebroken. Vandaar dat de test erg geschikt is om bloedverlies in de dikke darm en de endeldarm op te sporen.

Informatie patiënt

Als de patiënt de test zelf thuis moet doen, zorg dan dat er een duidelijke instructie bij het testmateriaal meegeleverd wordt. Vertel ook wanneer, hoe en van wie de patiënt de uitslag krijgt.

Uitvoering

Protocol 21

De meest gebruikte iFOBT bestaat uit een met vloeistof gevuld buisje met een dopje waaraan een staafje vastzit (zie figuur 5.31). Met het staafje moet op vier verschillende plaatsen in de ontlasting geprikt worden. Het is voldoende als er een klein beetje ontlasting aan het staafje blijft zitten. Belangrijk is dat de ontlasting niet in aanraking geweest is met urine of water. Ook menstruatiebloed kan de uitslag verstoren. Het is daarom beter de test niet tijdens de menstruatie uit te voeren.

Het staafje wordt weer teruggeplaatst in het buisje waarbij de vloeistof troebel kan worden. Het buisje moet daarna tot verzending koel bewaard worden, omdat bloed in ontlasting beter aantoonbaar blijft als het gekoeld wordt bewaard.

Wat betekent de uitslag?

De iFOBT is heel gevoelig: indien meer dan 50 mg bloed per gram feces aanwezig is geeft de test een positieve uitslag.

Foutenbronnen

Gering bloedverlies hoger in het maag-darmkanaal geeft in principe geen positieve iFOBT. Een hevige neusbloeding of een forse maagbloeding kan mogelijk wel een positieve iFOBT geven.

Het gebruik van antistollingsmedicijnen kan tot een positieve iFOBT-uitslag leiden.

Bij hemorroïden (aambeien) is het raadzaam om te wachten met de uitvoering van de iFOBT tot het bloedverlies over is.

Bij diarree wordt aangeraden te wachten met de uitvoering van de iFOBT tot de diarree over is.

Handig om te weten

- Doordat veel maagdarmaandoeningen niet continu bloeden, kan de gevoeligheid van de test groter worden door meerdere keren fecesporties te onderzoeken.
- Omdat de iFOBT slechts 65% van de personen met colonkanker opspoort, zegt een negatieve uitslag dus niet dat er geen darmkanker is. Bij een patiënt met klachten die kunnen wijzen op darmkanker, zal er daarom geen iFOBT, maar een coloscopie moeten plaatsvinden. Met dit onderzoek worden vrijwel alle darmkankers gevonden.

5.18 Fluoronderzoek

Doel

Overmatige afscheiding of fluor vaginalis is het meest voorkomende gynaecologische probleem in de huisartsenpraktijk. De klachten komen het meest voor bij vrouwen van twintig tot dertig jaar.

Informatie patiënt

De te geven informatie voor de patiënt hangt samen met de manier waarop de fluor voor onderzoek wordt afgenomen. Meestal volstaat een voorlichting over het speculumonderzoek (zie ▶ par. 5.20). Vertel voorafgaand aan het onderzoek wanneer en van wie de patiënt de uitslag krijgt.

Uitvoering

Protocol 22

Het is het makkelijkst om voor het onderzoek gebruik te maken van fluor dat, na een speculumonderzoek, op het onderblad van het speculum is achtergebleven.

Begin met het meten van de zuurgraad door een pH-stripje in de fluor te houden. Doe op een objectglaasje op de ene helft een druppel van een fysiologische zoutoplossing (NaCl 0,9%) en op de andere helft een druppel van een 10% KOH-oplossing. Breng met een stokje of spateltje een beetje fluor vanaf het speculum in zowel de druppel met de fysiologische zoutoplossing als in die met de 10% KOH-oplossing. Voer de aminetest uit, door direct na het mengen van de fluor met de druppel KOH aan de druppel te ruiken. Wanneer er een champignon- of vislucht vrijkomt, is de aminetest positief.

Breng daarna dekglaasjes aan op beide druppels en bekijk beide preparaten met de microscoop. Bij het bekijken van fluorpreparaten worden de onoplosbare onderdelen beter zichtbaar als er slechts weinig licht door het preparaat gaat. Draai hiervoor de condensor (onder de kruistafel) helemaal naar beneden en draai het diafragma (ook onder de kruistafel) bijna dicht. Soms is het tevens mogelijk de hoeveelheid licht met de lichtknop te regelen. Bekijk het preparaat onder de microscoop bij een vergroting van 100× en 400×.

Waarop moet je letten?

Fysiologisch-zoutpreparaat:

- grote plaveiselepitheelcellen die bedekt zijn met bacteriën (clue-cellen);
- leukocyten;
- aanwezigheid van *Trichomonas vaginalis*; deze protozo beweegt zich door middel van zweepdraadjes schokkerig in het preparaat.

KOH-preparaat:

- aanwezigheid van *Candida albicans*; je ziet dan lange 'draden' met allerlei zijtakken (pseudohyfen), zoals die ook bij schimmelinfecties worden gezien.

In ◘ figuur 5.32 kun je zien hoe de genoemde elementen er in het fluorpreparaat onder de microscoop uitzien.

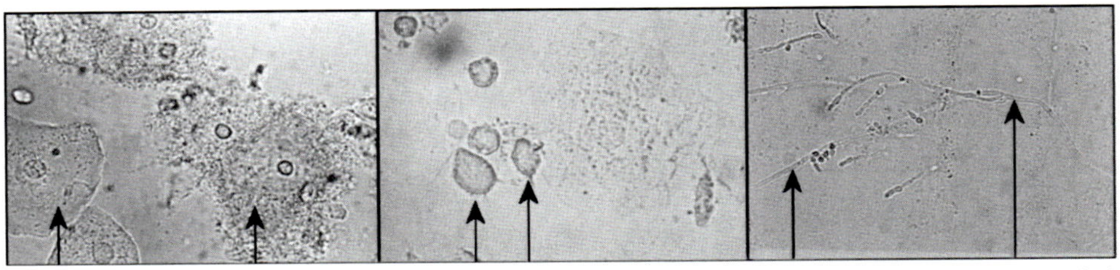

Figuur 5.32 Clue-cellen, Trichomonas vaginalis en Candida albicans.

5

Tabel 5.14 Overzicht van fluorklachten

	pH-bepaling	Aminetest	Fysiologische zoutoplossing	10% KOH-oplossing
Candida albicans	4,0-4,5	negatief	schimmeldraden	schimmeldraden
Bacteriële vaginose	> 4,5	positief	clue-cellen	
Trichomonas vaginalis	> 4,5	kan zowel + als - zijn	protozoën met zweepdraadjes	
Geen microbiologische oorzaak	4,0-4,5	negatief		

Wat betekent de uitslag?

In de meeste gevallen worden fluorklachten veroorzaakt door een schimmelinfectie (*Candida albicans*), soms echter door een bacterie (o.a. *Chlamydia trachomatis*) of door een protozo (*Trichomonas vaginalis*). In circa 30% van de gevallen wordt geen microbiologische oorzaak gevonden. In tabel 5.14 is een overzicht opgenomen van de belangrijkste oorzaken van fluorklachten en de onderzoeksuitslagen die daarbij passen.

Foutenbronnen

De aminetest kan fout-negatief zijn als het preparaat eerst even weggelegd wordt. De geur is slechts heel kort te ruiken. Daarom moet je de test ook onmiddellijk doen na het mengen van de fluor en de KOH-oplossing.

Handig om te weten

- Denk ook aan een soa als je veel leukocyten in het preparaat met de fysiologische zoutoplossing ziet zonder andere afwijkingen.
- KOH is de scheikundige formule voor kaliumhydroxide.

5.19 Weefsel, wondvocht (e.d.) voor versturing

Doel

Hoewel er steeds meer onderzoeken in de praktijk zelf gedaan kunnen worden, is het nog steeds nodig dat er materiaal wordt opgestuurd naar een gespecialiseerde instelling. Voorbeelden zijn een PA-laboratorium (weefsel), een microbiologisch laboratorium (aantonen ziektekiemen) of een klinisch-chemisch laboratorium (bloed- en urineonderzoek).

Informatie patiënt

Leg uit hoe de afname van het weefsel of vocht zal plaatsvinden en welk onderzoek ermee gedaan gaat worden. Vertel voorafgaand aan het onderzoek wanneer en van wie de patiënt de uitslag krijgt.

Uitvoering

Voor het verkrijgen van materiaal voor onderzoek zijn er veel verschillende mogelijkheden, afhankelijk wat je wilt laten onderzoeken (zoals bloed, pus, verwijderd weefsel of wondvocht) en in welk laboratorium je dat wilt laten doen. Houd er rekening mee dat de manier waarop iets verstuurd moet worden voor hetzelfde onderzoek per laboratorium kan verschillen.

Algemeen Voorzie altijd het afgenomen materiaal van de naam en geboortedatum van de patiënt, de afnameplaats, de afnamedatum en eventueel de afnametijd.

Weefsel Verwijderd weefsel (bij kleine ingrepen of biopten) moet in een potje met gebufferde formaldehyde 4% gedaan worden. Let erop dat het volume van de formaldehyde ten minste vijfmaal het volume van het stukje weefsel bedraagt en dat al het weefsel volledig door de vloeistof bedekt wordt. Zorg dat het potje goed is afgesloten met een deksel of dop. Soms is het nodig om duidelijk te maken welk gedeelte van het verwijderde weefsel aan de bovenkant of zijkant gelegen was. In die gevallen kan het weefsel gemarkeerd worden met een watervaste stift of een situatiehechting. Verduidelijk dit dan wel met een tekening op het aanvraagformulier.

Kweek Om te laten beoordelen of er micro-organismen aanwezig zijn, kan wondvocht, urine, sputum, feces, slijm, bloed of puncteervloeistof opgestuurd worden. Vaak wordt hierbij een uitstrijkje gemaakt met behulp van een steriel wattenstokje uit een afgesloten reageerbuisje (zie ◘ figuur 5.33). Met dit wattenstokje wordt wat materiaal afgenomen. Het wattenstokje wordt daarna direct teruggeplaatst in het reageerbuisje. Omdat alleen de micro-organismen van het te kweken gebied opgevangen mogen worden, mag je met het wattenstokje nergens anders tegenaan komen.

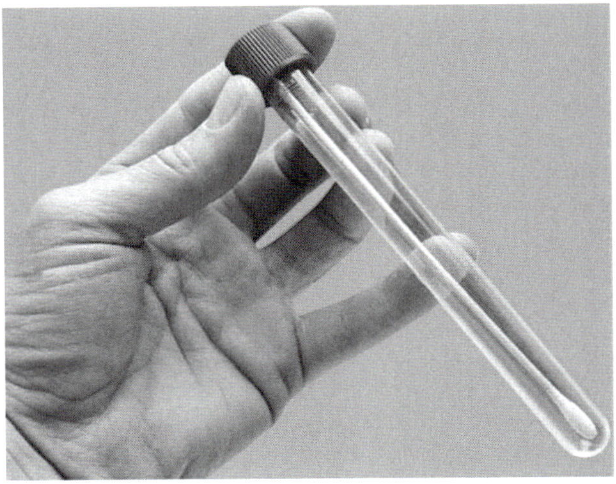

Figuur 5.33 Steriel wattenstokje in een reageerbuisje.

Tijdens het microbiologisch onderzoek van het kweekmateriaal wordt gelet op de aanwezigheid van microben. Microben zijn plantaardige of dierlijke organismen die zo klein zijn dat ze niet met het blote oog gezien kunnen worden. Tot de plantaardige organismen behoren onder andere:

- bacteriën;
- gisten en schimmels;
- virussen.

Niet alle bacteriën zijn ziekteverwekkend (pathogeen). Er zijn ook bacteriën die normaal bij de mens aanwezig zijn en onder normale omstandigheden nooit infecties veroorzaken. Dit zijn de zogenaamde commensalen. Bacteriën vermenigvuldigen zich door deling. Elke bacterie kan zich opnieuw vermenigvuldigen en groeit na verloop van tijd tot een 'kolonie'. We onderscheiden bij de bacteriën de volgende grondvormen:

- bolvormige micro-organismen (kokken);
- cilindervormige micro-organismen (staven);
- spiraalvormige micro-organismen (spirillen);
- draadvormige micro-organismen (spirocheten).

In een microbiologisch laboratorium worden de preparaten gekleurd om goed vast te kunnen stellen met welke ziekteverwekker we te maken hebben. Vaak gebeurt dit met de zogenoemde gramkleuring. De bacteriën kleuren dan afhankelijk van hun zuurgraad rood (grampositieve bacteriën) of blauw (gramnegatieve bacteriën).

Voorbeelden van gramnegatieve bacteriën:

- meningokokken (o.a. meningitis: hersenvliesontsteking);
- gonokokken (gonorroe);
- Escherichia coli (o.a. diarree).

Tabel 5.15 Laboratoria

Laboratorium	Materiaal
Pathologisch laboratorium	cytopathologisch laboratorium: cervixuitstrijkjes, sputum, punctaten
	histopathologisch laboratorium: afgenomen weefselstukjes, biopten
Microbiologisch laboratorium	sputum, feces, urine, dipslide, pus, keelwat, neuswat, wonduitstrijkjes
Klinisch-chemisch laboratorium	bloed, urine, feces, maagsap, liquor (hersenvocht)
Hematologisch laboratorium	bloed, beenmerg

Voorbeelden van grampositieve bacteriën:
- stafylokokken (o.a. steenpuist);
- streptokokken (o.a. keelontsteking);
- pneumokokken (o.a. longontsteking).

De gevoeligheid van een bacterie voor een antibioticum kan zeer verschillend zijn. Uit een kweek-met-resistentiebepaling kan worden vastgesteld voor welke antibiotica de bacterie nog gevoelig is.

Tot de dierlijke micro-organismen behoren o.a. de protozoën (eencellige diertjes). Een voorbeeld van een protozo is de Trichomonas vaginalis.

Verzenden van patiëntenmateriaal voor onderzoek De diverse laboratoria (zie tabel 5.15) verstrekken aan huisartsenpraktijken op aanvraag de gewenste afname- en verzendmaterialen, vergezeld van aanvraagformulieren en instructies (deze staan meestal vermeld op de achterkant van de aanvraagformulieren). In figuur 5.34 zijn enkele voorbeelden hiervan opgenomen.

Foutenbronnen
Voor alle verzonden materialen – maar in het bijzonder voor bloed – geldt dat de kwaliteit van het monster achteruitgaat naarmate het langer duurt voordat het materiaal op het laboratorium is gearriveerd.

Handig om te weten
- In een laboratorium voor medische microbiologie wordt onderzoek verricht naar bacteriën, parasieten, virussen, schimmels, wormeieren, enzovoort.
- In een cytopathologisch laboratorium worden lichaamscellen onderzocht op afwijkingen. Een belangrijk onderdeel van het cytologisch onderzoek is screening op baarmoederhalskanker.
- In een histopathologisch laboratorium (PA-lab) wordt weefsel, afgenomen bij operaties of bij kleinere ingrepen (biopten), onderzocht op afwijkingen.

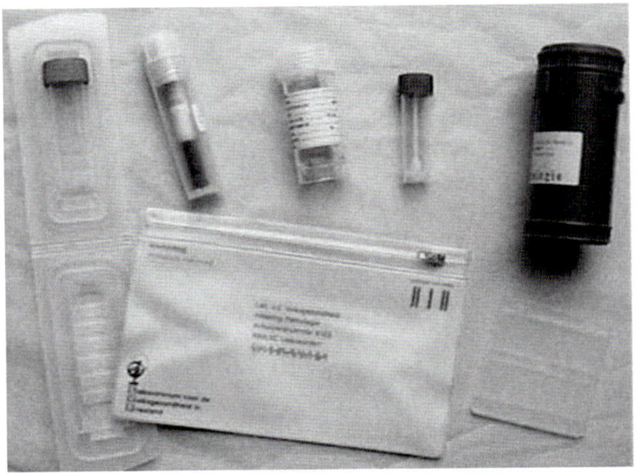

Figuur 5.34 Opvang- en verzendmaterialen.

- Vaak zijn een cytopathologisch laboratorium en een histopathologisch laboratorium gekoppeld; ze vormen dan samen een laboratorium voor pathologie. Beide afdelingen hebben wel hun eigen specialisatie wat betreft de onderzoeken. Voor het verzenden van patiëntenmateriaal moet je dus weten of je dit naar de afdeling cytopathologie of de afdeling histopathologie gaat opsturen. Beide kunnen ook hun eigen aanvraagformulier hebben.
- In een klinisch-chemisch laboratorium wordt bloed onderzocht op een groot aantal bestanddelen (zoals eiwitten, enzymen, hormonen, zouten en afbraakproducten).
- In het hematologisch laboratorium wordt EDTA-bloed (direct na afname met het antistollingsmiddel EDTA onstolbaar gemaakt) onderzocht op aantallen en afwijkingen van de bloedcellen (erytrocyten, leukocyten en trombocyten). Bovendien vindt hier bloedgroep- en beenmergonderzoek plaats.

5.20 Cervixuitstrijkje

Doel

Het bevolkingsonderzoek op baarmoederhalskanker (cervixcarcinoom) is een voorbeeld van secundaire preventie. In een zo vroeg mogelijk stadium wordt geprobeerd (voorstadia van) een cervixcarcinoom vast te stellen.

Omdat het cervixcarcinoom vooral ontstaat op de overgangszone tussen baarmoederhalsslijmvlies (endocervix) en baarmoedermondslijmvlies (ectocervix), zal een uitstrijkje liefst beide soorten cellen bevatten. Om die reden wordt het onderzoek zowel portio- als cervixuitstrijkje genoemd. Portio is de medische term voor baarmoedermond en cervix voor baarmoederhals. Soms is de overgangszone goed

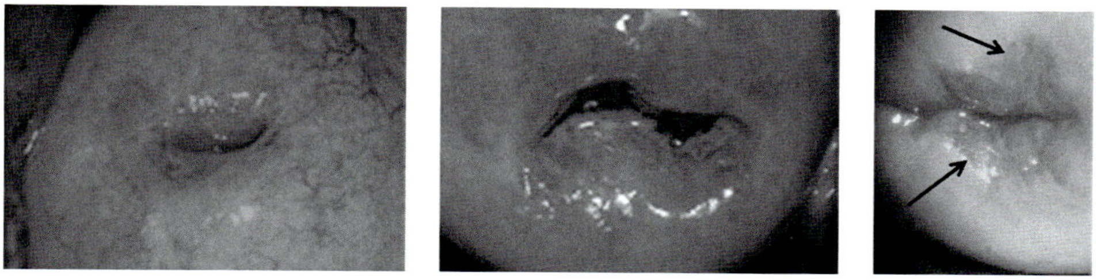

Figuur 5.35 Drie normale portio's. Van links naar rechts: een portio met een ovaal ostium van een vrouw die nog geen vaginale bevalling heeft gehad, een portio met een spleetvormig ostium na een vaginale bevalling en een portio waarbij het overgangsepitheel buiten het ostium ligt (ectropion).

te zien, doordat deze grens zich als het ware op de baarmoedermond bevindt; dit wordt een ectropion genoemd. Rond de centrale opening in de baarmoedermond zie je dan een gebied van rood baarmoederhalsslijmvlies, dat met een scherpe rand overgaat in het slijmvlies van de baarmoedermond. Het kan echter ook zijn dat deze grens verder dan normaal naar binnen ligt in het baarmoederhalskanaal; dit wordt een entropion genoemd. Een voorbeeld van een ectropion is te zien in figuur 5.35.

Uit onderzoeken blijkt dat vrouwen van alle mogelijke lichamelijke onderzoeken het meest opzien tegen een gynaecologisch onderzoek. Het kan daarbij gaan om angst voor pijn of angst om er 'van onderen' raar uit te zien of vervelend te ruiken. Vooral schaamte en het verband dat men voelt met seksualiteit blijken bij te dragen aan de emotionele belasting. Het is daarom ook van belang rekening te houden met een mogelijk incestverleden van de vrouw of ervaringen met seksueel geweld. Daar komt nog bij dat degene die het onderzoek uitvoert dit staand doet, terwijl de onderzochte ligt. Ten slotte kan ook de gedachte aan een ongunstige uitslag voor veel angst zorgen.

Je kunt de angst wat verminderen door te zorgen voor een aparte kleedhoek waar de vrouw privacy heeft en een onderzoektafel die niet in het zicht van een opengaande deur staat. Belangrijk is om tijdens het onderzoek ook regelmatig oogcontact te hebben met de vrouw, zodat je non-verbale signalen goed kunt waarnemen. Wees je bewust van je eigen normen en waarden en (voor)oordelen met betrekking tot uiterlijk en levensstijl en ga niet per definitie uit van heteroseksualiteit van de vrouw.

Informatie patiënt

Geef de vrouw alle ruimte om iemand mee te nemen als zij dat prettig vindt. Vraag vooraf duidelijk toestemming voor het laten meekijken van een stagiaire, en geef ook de gelegenheid om te weigeren. Vraag aan de vrouw of zij nog maagd is (overleg dan met de huisarts of het uitstrijkje noodzakelijk is). Vraag ook of zij erg tegen het speculumonderzoek opziet en waar ze dan precies tegen opziet. Vertel dat het onderzoek geen pijn mag doen en dat je direct zult stoppen als de vrouw tijdens het onderzoek niet wil dat je verder gaat. Bied de vrouw aan dat ze, als ze dat wil, met een handspiegel mag meekijken. Omdat een volle blaas het onderzoek extra vervelend kan maken, is het verstandig om eerst nog even naar het toilet te laten gaan. Vertel

1. datum uitstrijk
   ☐☐☐☐☐☐

2. aanleiding uitstrijk
   - ☐ 3 (gynaecologische) klachten/symptomen
   - ☐ 4 vervolgonderzoek
   - ☐ 5 DES-dochter
   - ☐ 6 op verzoek van vrouw
   - ☐ 9 anders: ....

3. uitstrijk door
   - ☐ 1 huisarts(praktijk)
   - ☐ 2 gynaecoloog
   - ☐ 3 doktersassistente
   - ☐ 9 anders: ....

4. instrument uitstrijk
   - ☐ 4 dunne laag
   - ☐ 9 anders: ....

5. klachten
   - ☐ 0 geen
   - ☐ 1 abnormaal bloedverlies
   - ☐ 2 contactbloedingen
   - ☐ 9 anders: ....

6. datum laatste menstruatie
   ☐☐☐☐☐☐

7. menstruatiepatroon
   - ☐ 0 geen
   - ☐ 1 regelmatig
   - ☐ 2 onregelmatig
   - ☐ 3 menopauze
   - ☐ 4 postmenopauze *(≥ 1jaar geen menstruatie)*
   - ☐ 9 anders: ....
   - ☐ x onbekend

8. anticonceptie
   - ☐ 0 geen
   - ☐ 1 hormonaal
   - ☐ 2 IUD
   - ☐ 9 anders: ....
   - ☐ x onbekend

9. gebruik hormonen (anders dan anticonceptie)
   - ☐ 0 geen
   - ☐ 1 wel: ....
   - ☐ x onbekend

10. opmerkingen
    - ☐ 0 geen
    - ☐ 1 wel: ....

Figuur 5.36: Formulier cervixuitstrijkje.

voorafgaand aan het onderzoek wanneer en van wie de patiënt de uitslag krijgt. Anticipeer op een vervroegde herhalingstermijn: leg daarbij uit dat het uitstrijkje soms, als het van onvoldoende kwaliteit is, opnieuw gemaakt moet worden. Wijs zonodig op extra informatie op ► www.thuisarts.nl over dit onderwerp. Geef ten slotte, voordat de vrouw zich gaat uitkleden, ruim gelegenheid tot het stellen van vragen.

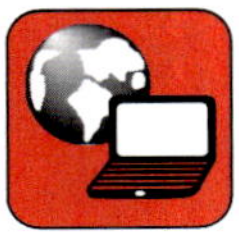

Protocol 23

Uitvoering

Zorg dat alle benodigdheden klaarliggen, zodat het onderzoek vlot kan worden afgehandeld. Zorg ervoor dat tijdens het onderzoek niemand de kamer kan binnenkomen. Vul samen met de vrouw het daarvoor bestemde formulier (zie figuur 5.36) in en laat haar zich vervolgens in een afgeschermde ruimte van onderen ontbloten. Geef duidelijk aan welke kledingstukken uitgetrokken moeten worden (niet meer dan nodig is).

Was je handen en doe niet-steriele handschoenen aan. Laat de vrouw op de onderzoeksbank plaatsnemen, met de billen zo ver mogelijk naar het uiteinde van de onderzoeksbank.

Houd het speculum even onder de lauwwarme kraan en vraag van tevoren aan de vrouw of het niet te warm of te koud is, waarbij je het even tegen de binnenkant van een bovenbeen houdt (kondig dit wel aan en voel eerst zelf met de binnenkant van de pols).

Spreid met je ene (meestal linker)hand de binnenste schaamlippen. Vraag de vrouw of ze even wil persen en breng dan met de andere hand het speculum (met de bladen nog dicht) met een scheppende beweging in. Houd tijdens het inbrengen de zijkanten van de bladen op zeven en één uur (zie figuur 5.37). Eventueel mag men

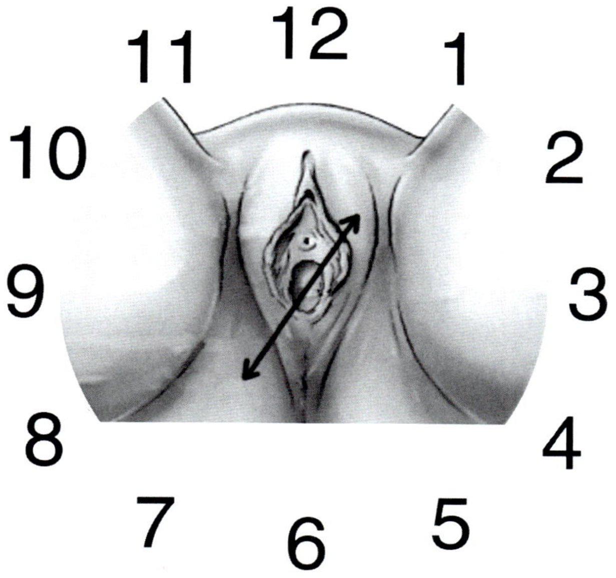

Figuur 5.37 Houd de gesloten bladen van het speculum bij het inbrengen van zeven tot één uur (voor linkshandigen van elf tot vijf uur).

een klein beetje chloorhexidineglijmiddel gebruiken (andere glijmiddelen kunnen de uitslag van het uitstrijkje beïnvloeden).

Breng het speculum (terwijl je het handvat naar beneden draait) dieper in en open tijdens het inbrengen geleidelijk de beide bladen.

De portio is meestal het makkelijkst in beeld te krijgen als je tijdens het inbrengen het speculum licht naar beneden drukt. Als de baarmoedermond niet in beeld komt, vraag dan de vrouw om nog even te persen, terwijl je het speculum geopend iets naar je toe haalt om het daarna wat dieper te kunnen inbrengen. Blijft de baarmoedermond onzichtbaar dan kan het nodig zijn het speculum opnieuw iets terug te trekken, licht op de buik te drukken, of de vrouw te vragen haar bekken te kantelen door haar billen omhoog te drukken of haar handen onder haar billen te leggen.

Als je de baarmoedermond in beeld hebt, kun je het speculum vastzetten en zonodig aan de vrouw vragen of ze het speculum zelf bij de bovenrand wil vasthouden. Begin daarna met de inspectie. Slijm of pus op de baarmoedermond worden zonodig eerst verwijderd met behulp van een gaasje in een korentang. Let erop dat je hierbij niet veegt maar dept. Als je bijzonderheden ziet (zoals vreemd uitziende bultjes, zweertjes of poliepen) wacht dan met het maken van een uitstrijkje tot de arts gekeken heeft.

Dunnelaagcytologie Draai het borsteltje twee keer met de klok mee rond bij gebruik van een combibrush, en vijf keer bij gebruik van een cervixbrush (zie figuur 5.38). Doe daarna het borsteltje direct in het opengedraaide potje of stamp dit tien keer flink uit in het potje, afhankelijk van de in de praktijk gebruikte methode. Controleer de borstel daarna, om er zeker van te zijn dat al het uitstrijkmateriaal in het potje is terechtgekomen. Denk eraan om de naam en de geboortedatum van de vrouw op het

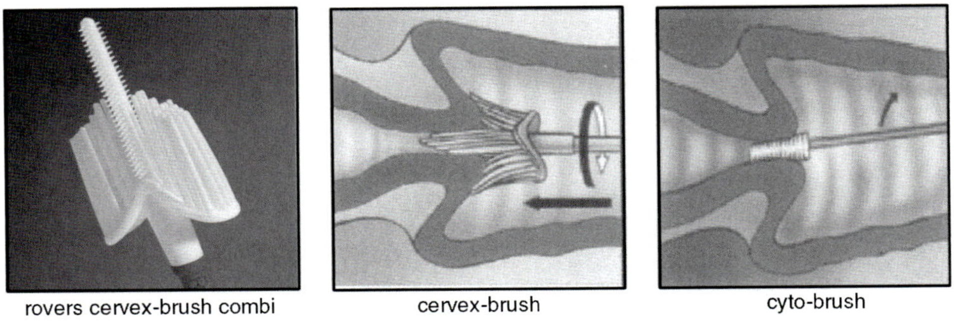

Figuur 5.38 Verschillende manieren waarop een uitstrijkje gemaakt kan worden. (Met dank aan Rovers Medical Devices, Oss.)

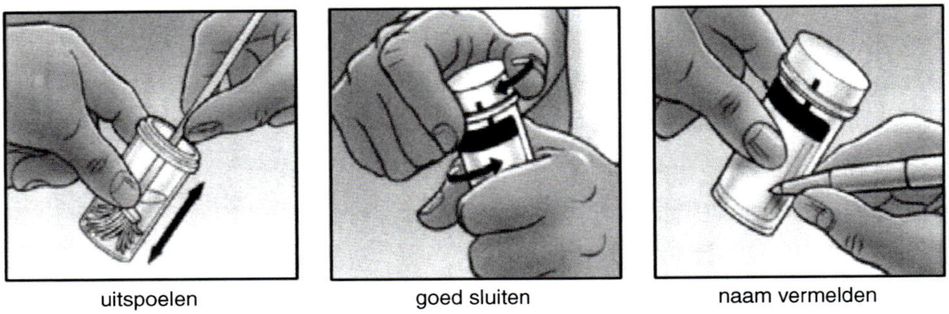

Figuur 5.39 Verwerking van de uitstrijk (met dank aan Rovers Medical Devices, Oss).

potje te noteren (zie figuur 5.39) of er een sticker met naam en geboortedatum op te plakken. Plak deze sticker altijd bovenop het op het potje aanwezige etiket (dus niet op het deksel of het doorzichtige deel van het potje).

Haal het speculum er weer uit, door het eerst los te maken als je het hebt vastgezet. Trek het speculum dan langzaam iets terug en laat de bladen voorzichtig sluiten, door het speculum rustig draaiend verder naar je toe te halen. Pas op dat er bij het sluiten van de bladen geen haren of een deel van een binnenste schaamlip tussen de bladen komt.

Vraag de vrouw daarna om van de tafel te komen. Zij kan zich weer aankleden. Geef een inlegkruisje en vertel dat een beetje bloedverlies na het maken van een uitstrijkje normaal is.

Vergeet niet op het formulier de vraag over het aspect van de cervix in te vullen. Bij het aspect van de cervix kun je op het formulier kiezen tussen abnormale portio, cervix niet gezien of cervix normaal. Als hier niets wordt ingevuld, wordt bij een uitstrijkje zonder endocervicale cellen een Pap 0 afgegeven.

Doe het potje daarna samen met het formulier in de daarvoor bestemde envelop/ plastic zak.

Wat betekent de uitslag?

Wanneer er in de uitstrijk geen endocervicale cellen worden aangetroffen (Pap 0), hoeft het uitstrijkje niet herhaald te worden als de baarmoedermond in beeld is geweest en er volgens de regels een uitstrijkje is gemaakt. De vrouw kan dan gewoon de volgende oproep voor het bevolkingsonderzoek afwachten. Wanneer bij het maken van het uitstrijkje de baarmoedermond niet in beeld is geweest, moet het uitstrijkje op korte termijn herhaald worden.

Na een Pap 2 of Pap 3a1 wordt na zes maanden opnieuw een uitstrijkje gemaakt, met daarbij onderzoek naar het virus dat het cervixcarcinoom veroorzaakt (HPV). Bij alle andere uitslagen zal er meestal verwijzing naar de gynaecoloog plaatsvinden.

Foutenbronnen

Het niet goed uitdrukken van het borsteluiteinde kan leiden tot onvoldoende te beoordelen celmateriaal.

Handig om te weten

- In de volgende situaties hoeft er geen screeningsuitstrijkje gemaakt te worden:
  - na een uterusextirpatie waarbij ook de cervix is verwijderd;
  - als de vrouw in verband met cervixklachten onder behandeling is van een gynaecoloog (geef de uitnodigingskaart in dat geval mee naar de gynaecoloog);
  - als de vrouw het laatste half jaar behandeld is voor (een voorstadium van) een cervixcarcinoom;
  - als er minder dan een jaar geleden in verband met klachten al een uitstrijkje gemaakt is.
- Redenen om het uitstrijkje uit te stellen:
  - zwangerschap;
  - bevalling minder dan zes maanden geleden;
  - menstruatie of onttrekkingsbloeding (bloedverlies in de pauzeweek tijdens pilgebruik).
- Baarmoederhalskanker wordt veroorzaakt door een infectie met een hoogrisicotype van het Humaan Papillomavirus (hrHPV). Dat is ook de reden dat de vaccinatie tegen de hoogrisicotypen van dit virus is opgenomen in het rijksvaccinatieprogramma. De meeste vrouwen (en mannen) die niet zijn gevaccineerd, krijgen ooit in hun leven een HPV-infectie. Meestal gaat deze infectie vanzelf over, maar soms kan dit in de loop van 10 tot 15 jaar bij vrouwen leiden tot het ontstaan van baarmoederhalskanker. De kans dat er bij het beoordelen van het uitstrijkje een vorm van baarmoederhalskanker gemist wordt, kan daarom kleiner gemaakt worden door de microscopische beoordeling pas te doen als er hrHPV aanwezig is.

Een tweede voordeel van de hrHPV-test is dat bij vrouwen waarbij na haar veertigste jaar geen hrHPV-infectie aanwezig is, de tijd tussen twee uitstrijkjes veilig verruimd kan worden.
Ten slotte zal de hrHPV-test ook gebruikt kunnen worden voor vrouwen die niet reageren op de uitnodiging voor een uitstrijkje en voor vrouwen die het laten maken van een uitstrijkje als een hoge drempel ervaren. Aan deze vrouwen kan, op hun verzoek, een zelfafnameset toegezonden worden voor de test op hrHPV.

- Wanneer een vrouw eerder een uitstrijkje heeft laten maken waarbij geen endocervicale cellen zijn aangetroffen, kan bij een herhaling eventueel een Cytobrush (zie figuur 5.38) gebruikt worden. Hiermee wordt de kans groter dat er cellen uit het overgangsgebied in het uitstrijkje zitten.

5.21 Allergietest

Doel

Bij allergische aandoeningen kan er in de huisartsenpraktijk een huidpriktest ('skin prick test') uitgevoerd worden om te bepalen voor welke allergenen de patiënt overgevoelig is. Dit onderzoek kan zowel plaatsvinden met behulp van intracutane injecties als met druppeltjes op de huid.

Informatie patiënt

Leg de patiënt uit op welke manier het onderzoek zal plaatsvinden: intracutaan of met druppeltjes. Geef bij het intracutane onderzoek duidelijk aan dat de prikjes kortdurend pijnlijk zullen zijn. Vertel dat de patiënt zich voor en na het onderzoek niet zwaar mag inspannen en dat er na het onderzoek nog dertig minuten in de praktijk gewacht moet worden. Vertel voorafgaand aan het onderzoek wanneer en van wie de patiënt de uitslag krijgt.

Uitvoering

Protocol 24

Controleer voorafgaand aan het onderzoek of de arts aanwezig is tot een half uur na afloop van het onderzoek en of er epinefrine (adrenaline) en clemastine in de praktijk aanwezig is. Controleer ook of de houdbaarheidsdatum van de testoplossingen niet overschreden is.

Vraag de patiënt of geneesmiddelen die de testuitslag kunnen beïnvloeden tijdig gestopt zijn:

- kortwerkende antihistaminica moeten twee dagen voor de test gestopt zijn;
- langwerkende antihistaminica moeten twee weken voor de test gestopt zijn;

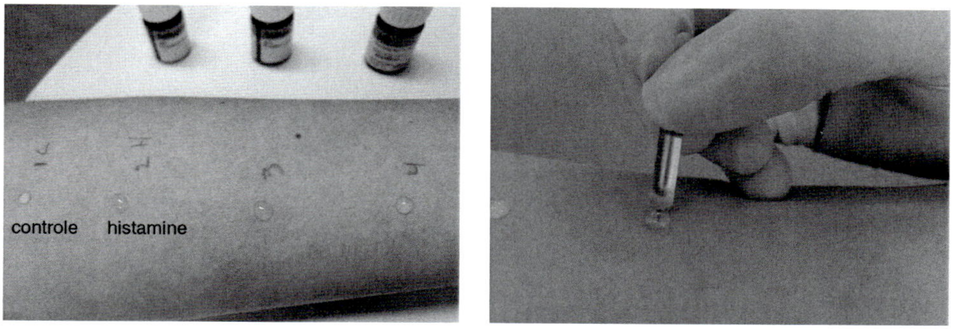

Figuur 5.40 Huidpriktest.

- orale corticosteroïden in doseringen hoger dan 10 mg per dag of sterk werkende lokaal toegepaste corticosteroïdzalven en -crèmes moeten een week voor de test gestopt zijn;
- tricyclische antidepressiva moeten drie weken voor de test gestopt zijn.

Overleg met de arts als de medicatie niet op tijd gestopt is.

Vul, voor zover dit nog niet door de arts gebeurd is, de anamneselijst in en kies aan de hand van de gegeven antwoorden welke testoplossingen gebruikt moeten worden. In ieder geval moeten altijd de controlevloeistof en histamine gebruikt worden. In de meeste gevallen worden ook de testoplossingen met huisstofmijt en graspollen gespoten.

Druppel of spuit met niet-steriele handschoenen aan controlevloeistof, histamine en de gekozen testoplossingen op de huid van de rug of onderarm, met een onderlinge afstand van circa 4 cm. Zorg dat de locaties en de testoplossingen herkenbaar blijven, door ze (met pen) een nummer of letter te geven (zie figuur 5.40).

Als er met druppels wordt gewerkt, moet je in elke druppel de huid met een naaldje aanprikken zonder dat daardoor een bloeding ontstaat. Gebruik bij elke druppel een nieuw naaldje. Dep na ongeveer een minuut de druppels op met een tissue. Voorkom daarbij vermenging van de druppels.

Laat de patiënt twintig minuten wachten. Vertel dat de huid met de testdruppels niet met kleren bedekt mag worden en dat er bij jeuk ook niet gekrabd mag worden. Lees de test na twintig minuten af, door te kijken of er kwaddels ontstaan zijn. Een kwaddel lijkt op een muggenbult, maar is meestal wat groter en niet zo mooi rond. Vaak zit er rond zo'n kwaddel een rode hof. Noteer van elke prikplaats of er een reactie is opgetreden en hoe groot de doorsnee (in mm) van de kwaddel gemiddeld is (zie figuur 5.41). Meet alleen de kwaddel en niet de rode hof! De test is positief als de doorsnee van de kwaddel $\geq$ 3 mm groter is dan die van de controlevloeistof.

Neem de uitslag over in het medisch dossier. Reinig de testplaats met aceton van inktresten en doe een verzachtende indifferente crème op de huid.

Voordat de patiënt mag vertrekken uit het praktijkgebouw, moet er na het aanbrengen van de laatste testoplossing minstens dertig minuten zijn verstreken. Leg de patiënt uit dat het direct gemeld moet worden als er gedurende deze periode klachten ontstaan.

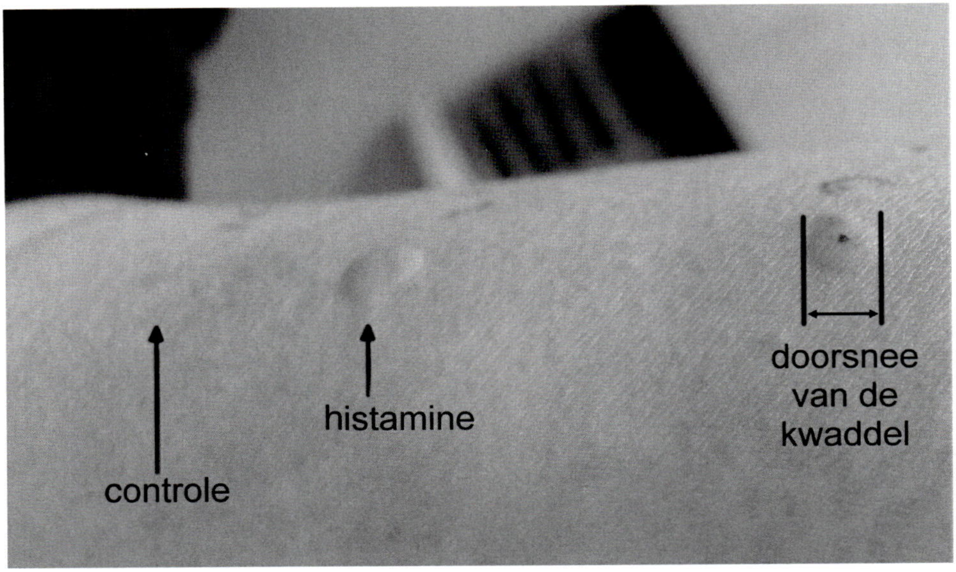

Figuur 5.41 Aflezen van de kwaddel.

Wat betekent de uitslag?

Als er een reactie heeft plaatsgevonden op de controlevloeistof (kwaddel > 3 mm) is de patiënt waarschijnlijk overgevoelig voor het oplosmiddel van de testoplossingen. De test is daardoor onbetrouwbaar geworden. Verder aflezen is niet meer nodig. Ook een negatieve reactie op histamine (kwaddel < 3 mm) maakt de test onbruikbaar. Huidtesten zijn in de praktijk vooral geschikt gebleken om bepaalde allergieën uit te sluiten en eigenlijk minder om deze aan te tonen.

Foutenbronnen

Fout-positieve uitslagen kunnen het gevolg zijn van het te dicht bij elkaar plaatsen van de huidprikken, het gebruik van een te grote hoeveelheid testoplossing, verontreiniging van de testoplossing met een ander allergeen en irritatie van de huid door de testoplossing.

Fout-negatieve uitslagen kunnen het gevolg zijn van een onjuiste injectietechniek en gebruik van geneesmiddelen zoals antihistaminica, antidepressiva en (lokale) corticosteroïden.

Handig om te weten

- Bij een allergietest is er altijd een hele kleine kans dat er een ernstige allergische reactie (anafylactische reactie) optreedt. Deze reactie treedt vrijwel altijd binnen dertig minuten na blootstelling aan het allergeen op. Bij een

snelle, heftige anafylactische reactie kunnen de bloedvaatjes in het lichaam zo sterk verwijden dat een levensgevaarlijke shocktoestand kan ontstaan. Hierbij zal, naast alle andere symptomen, de bloeddruk dalen en zal de hartfrequentie stijgen. Als een patiënt na een allergietest dan ook klachten krijgt (wat dan ook), moet direct de arts gewaarschuwd worden.
- Als de patiënt tijdens het onderzoek veel last heeft van jeuk, kan het helpen om te blazen op de plaats(en) waar het jeukt. Als er op de rug getest wordt, kun je dit eventueel laten doen door een begeleider van de patiënt.

5.22 ECG

Doel

Bij het maken van een elektrocardiogram (ECG) of hartfilmpje wordt de elektrische activiteit van de hartspier vastgelegd. Meestal worden er twaalf verschillende afleidingen gemaakt, die steeds vanuit een andere hoek naar het hart 'kijken'. De elektrische activiteit van het hart wordt voortgeleid door weefsel en lichaamsvloeistoffen en kan zo via op de huid bevestigde elektroden gemeten worden.

Informatie patiënt

Het is goed om de patiënt duidelijk te maken dat hij geen stroomstootjes krijgt, maar dat het ECG alleen stroompjes meet die in het hart lopen. Het is daarom niet mogelijk dat ze iets van het onderzoek voelen. Vertel voorafgaand aan het onderzoek wanneer en van wie de patiënt de uitslag krijgt.

Uitvoering

Protocol 25

Vraag de patiënt om de bovenkleding uit te trekken en de enkels te ontbloten. Laat een mobiele telefoon wegleggen zodat deze geen contact meer met het lichaam maakt. Ook sieraden (zoals een armbandje, kettinkje of horloge) moeten af, omdat deze storingen kunnen geven op het ECG. Laat de patiënt daarna plaatsnemen op de onderzoeksbank.

Een standaard-ECG bestaat uit twaalf verschillende afleidingen die gemaakt worden met vier extremiteitselektroden en zes borstelektroden (zie figuur 5.42). Deze kunnen worden aangebracht met klem-, ballon- of plakelektroden. Bij de klem- en ballonelektroden wordt er tussen de elektrode en de huid wat gel aangebracht om de geleiding te verbeteren. De borstelektrode wordt op de huid vastgezogen, door de ballon er ingedrukt op te zetten. Als de ballonelektrode niet goed blijft zitten, kan het helpen om hem, met ingeknepen ballon, afwisselend een beetje links- en rechtsom te draaien.

Overvloedig lichaamshaar kan het contact van de elektrode met de huid negatief beïnvloeden. In zo'n situatie moet je dus eerst wat van de beharing verwijderen.

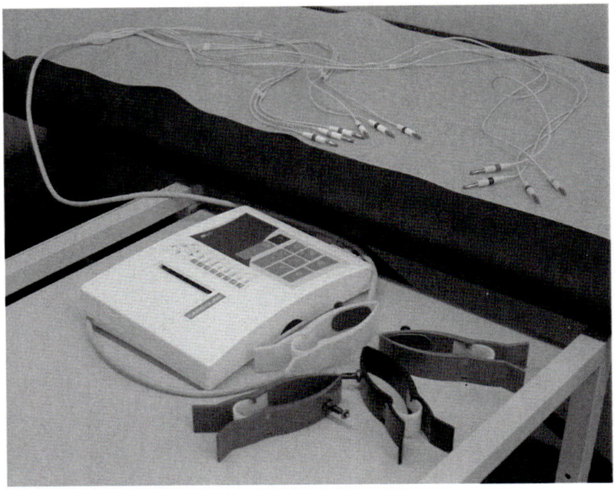

Figuur 5.42 ECG-apparaat.

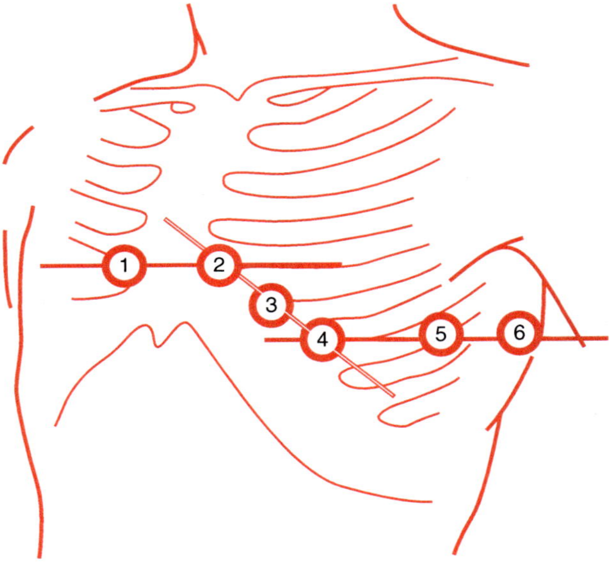

Figuur 5.43 De zes borstelektrodes liggen op drie rechte lijnen.

Bevestigen van de elektroden (zie figuur 5.43)

Bevestig de extremiteitselektroden als volgt:

- zwarte elektrode aan de rechterenkel;
- rode elektrode aan de rechterpols;
- gele elektrode aan de linkerpols;
- groene elektrode aan de linkerenkel.

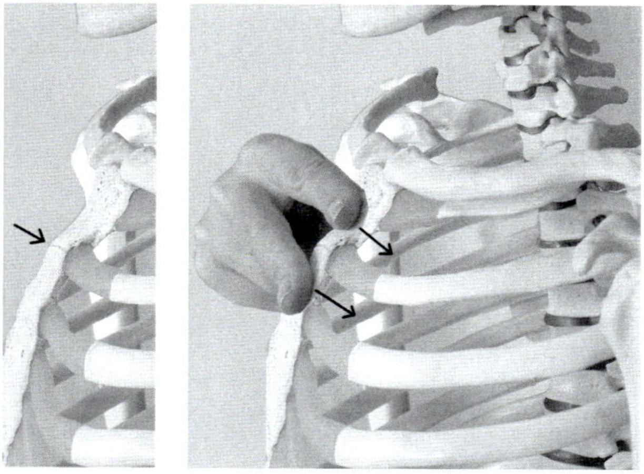

Figuur 5.44 Manier om de tweede rib te zoeken.

Maak daarna de zes borstelektroden vast:
- C1: vierde tussenribsruimte direct rechts naast het borstbeen;
- C2: vierde tussenribsruimte direct links naast het borstbeen;
- C3: precies midden tussen C2 en C4;
- C4: vijfde tussenribsruimte, op de lijn die vanuit het midden van het linker sleutelbeen recht naar beneden loopt;
- C5: op dezelfde horizontale lijn als C4, in de lijn die vanuit de voorste linker okselplooi recht naar beneden loopt;
- C6: op dezelfde horizontale lijn als C4, in de lijn die vanuit het midden van de linker oksel recht naar beneden loopt.

Bij het plaatsen van de borstelektrodes is vooral het vinden van de juiste tussenribsruimte soms lastig, doordat niet bij iedereen de eerste rib even goed te voelen is. Over het algemeen is het daarom verstandiger om bij het tellen van de ribben uit te gaan van een dwars verlopende richel op het borstbeen (officieel de overgang van het manubrium sterni naar het corpus sterni; zie figuur 5.44). Als je zowel boven als onder deze richel een vinger plaatst en daar vandaan opzij glijdt, heb je direct naast het borstbeen altijd de tweede rib tussen de beide vingers. Vanuit deze tweede rib kunnen dan de juiste plaatsen voor de borstelektrodes bepaald worden.

Instrueer de patiënt om ontspannen te blijven liggen en niet te bewegen, praten of hoesten maar wel normaal door te blijven ademen. Schakel het apparaat in en controleer na afloop of het ECG goed afgenomen is. Als het ECG op papier is uitgedraaid, zorg er dan voor dat de naam van de patiënt, de geboortedatum en de afnamedatum op het ECG staan.

Verwijder ten slotte alle kabels en elektroden bij de patiënt en veeg de gel weg met tissues. Maak de elektrodes schoon en ruim het apparaat op.

Wat betekent de uitslag?

De beoordeling van het ECG en het meedelen van de uitslag worden door de arts gedaan. Soms wordt het ECG voor beoordeling direct digitaal doorgestuurd naar een cardioloog. Met een ECG in rust kunnen eigenlijk niet zoveel afwijkingen aangetoond worden. Alleen ritmestoornissen en een doorgemaakt hartinfarct (kort of lang geleden) zijn goed met een ECG vast te stellen. Daarbij geldt dat dit voor een ritmestoornis alleen mogelijk is, als deze tijdens het maken van het ECG aanwezig is. Aanvalsgewijs optredende ritmestoornissen kunnen met een rust-ECG gemakkelijk gemist worden. Daarnaast kan een normaal rust-ECG helpen om de diagnose hartfalen uit te sluiten. Doordat veel patiënten met angina pectoris niet weten dat bij deze aandoening een ECG in rust vrijwel altijd normaal is, is een ECG zonder afwijkingen voor hen heel vaak – ten onrechte? – een enorme geruststelling.

Foutenbronnen

Storing of ruis in een of meer van de afleidingen berust vaak op een elektrode die onvoldoende contact maakt. Om te controleren om welke elektrode het gaat, is het goed om te weten dat de eerste zes afleidingen (I, II, III, AVR, AVL en AVF) alleen met de extremiteitselektroden worden gemaakt. Een storing in een of meer van deze afleidingen ligt daarom vrijwel altijd aan een van deze vier elektroden.

Als de eerste zes afleidingen zonder storing zijn, ligt een storing van een of meer van de andere zes afleidingen (C1-C6) dus bijna zeker aan de betreffende borstelektrode.

Handig om te weten

- Een ezelsbruggetje voor het bevestigen van de extremiteitselektroden is te beginnen met zwart op de rechterenkel en dan met de klok mee het verkeerslicht (rood, geel, groen) op respectievelijk de rechterpols, de linkerpols en de linkerenkel (zie ◘ figuur 5.45).
- De extremiteitselektroden worden meestal bij de polsen en enkels met een bandje vastgezet. Er is echter geen bezwaar om deze elektroden op een andere plaats op het arm of been vast te maken (zelfs schouder, lies of onderbuik is te gebruiken). Dit kan een voordeel zijn bij bijvoorbeeld patiënten met steunkousen. Deze kousen zijn na uittrekken namelijk moeilijk weer aan te krijgen.
- Vooral bij af en toe optredende ritmestoornissen is het handig om gedurende langere tijd een ECG te registreren. Dat kan op twee manieren: met een Holter en met een on-eventrecorder:
  - De Holter is een klein draagbaar ECG-apparaat, dat gedurende 24 uur de elektrische hartactiviteit opneemt en opslaat in een digitaal geheugen. De Holter is geschikt om hartritmestoornissen op te sporen, die zich in ieder geval één of enkele malen per dag voordoen. Ook bij een regelmatig optredende collaps kan met dit onderzoek een hartafwijking als oorzaak aangetoond of uitgesloten worden. De meeste Holter-registraties leggen drie afleidingen vast, waarbij de been- en armelektroden vervangen worden door op de romp geplaatste elektroden.

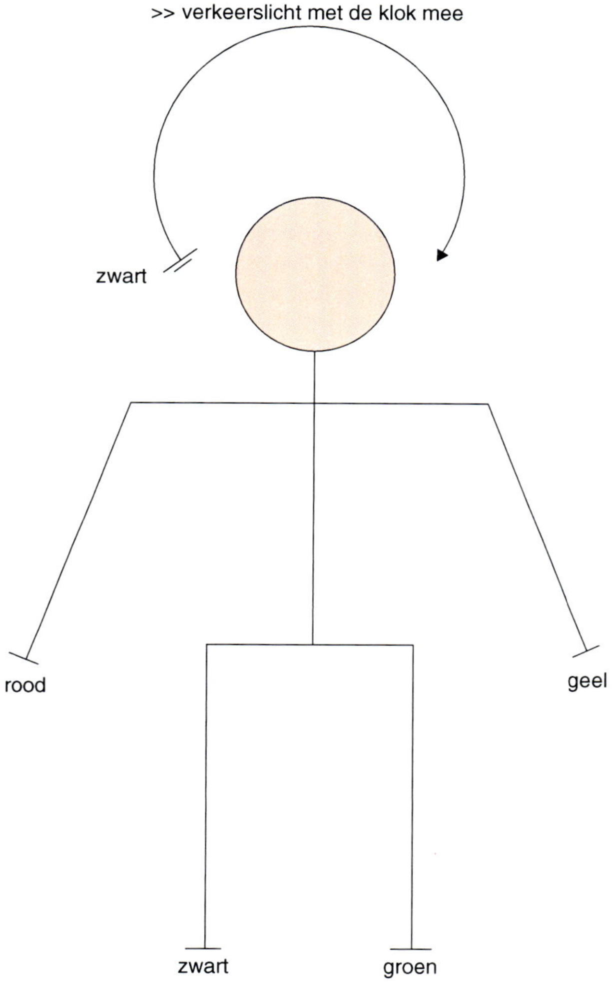

Figuur 5.45 Ezelsbruggetje om de plaatsen van de extremiteitselektroden te onthouden.

- De on-eventrecorder, ook wel eventrecorder genoemd, is eveneens een klein draagbaar ECG-apparaat, dat het ECG-signaal continu vastlegt. Dit signaal wordt echter slechts kort vastgehouden en weer gewist voor het erop volgende signaal. Alle recorders beschikken echter over de mogelijkheid om een signaal gedurende een vaste periode op te slaan. Afhankelijk van de geheugencapaciteit kan de recorder zo een ‚event' van een minuut, drie minuten of langer vastleggen. De patiënt kan zo, steeds als er klachten zijn, een korte ECG-registratie maken. De on-eventrecorder is nuttig bij het opsporen en vastleggen van hartritmestoornissen, die slechts eenmaal per twee tot drie weken optreden.

5.23 Inspannings-ECG

Doel

Bij een inspannings-ECG of ergometrie wordt er tijdens inspanning een ECG gemaakt. De patiënt levert een maximale inspanning (meestal op een hometrainer, soms op een loopband) en tegelijkertijd wordt er een ECG gemaakt en worden de bloeddruk en hartslag gecontroleerd. Welke belasting iemand zou moeten kunnen hebben, wordt aan het begin van het onderzoek bepaald aan de hand van lengte, gewicht, geslacht en leeftijd.

Informatie patiënt

Omdat de patiënt tijdens het onderzoek behoorlijk wat inspanning moet leveren, is het belangrijk dat deze één tot twee uur voor het onderzoek goed gegeten heeft. Wijs op het belang van kleren waarin de patiënt zich gemakkelijk kan bewegen. Deze kleren kunnen thuis al aangedaan zijn of apart worden meegenomen (zoals een sportbroek). Leg uit dat er tijdens het onderzoek een maximale inspanning gepleegd moet worden op de fietshometrainer of loopband. Het fietsen of lopen wordt daarbij geleidelijk steeds zwaarder gemaakt. Tijdens het onderzoek wordt regelmatig de bloeddruk gemeten en wordt continu een ECG gemaakt. Na afloop van het onderzoek is er gelegenheid om zich wat op te frissen en tot rust te komen. In totaal duurt het onderzoek circa dertig minuten. Vertel voorafgaand aan het onderzoek wanneer en van wie de patiënt de uitslag krijgt.

Uitvoering

Controleer voorafgaand of de volgende hulpmiddelen aanwezig zijn voor noodgevallen: defibrillator, beademingsballon, mogelijkheden voor zuurstoftoediening en medicijnen voor acute hartklachten. Bij (sport)keuringen wordt wel eens van deze 'regels' afgeweken, vooral als het om gezonde mensen gaat. Doe dat echter alleen met toestemming van de arts.

Bepaal de lengte en het gewicht en noteer de uitslagen. Laat de patiënt zich van boven ontbloten en sluit een bloeddrukmeter en een ECG-apparaat volgens de regels aan. Controleer vooraf de bloeddrukmeter (begin bij nulstand, manchet leeg, slangen niet gedraaid).

De elektroden die het ECG registreren worden meestal met plakkers bevestigd. Als deze voorbereidingen achter de rug zijn, mag de patiënt beginnen op de fietshometrainer of loopband. In het begin met een minimale weerstand, vervolgens wordt de belasting iedere minuut verhoogd. Geef de patiënt duidelijk aan dat klachten (zoals duizeligheid of pijn) direct gemeld moeten worden.

Tijdens het onderzoek wordt de bloeddruk enkele malen gemeten, terwijl de patiënt gewoon doorgaat met fietsen of lopen. Na afloop van de proef wordt er nog een ECG in rust gemaakt.

Als de patiënt klachten krijgt of aangeeft dat het niet meer gaat, moet de proef onmiddellijk gestopt worden. Laat dan de patiënt direct op een onderzoeksbank liggen. In de meeste gevallen (behalve bij sommige keuringen) zal de arts altijd bij dit onderzoek aanwezig zijn. In alle andere gevallen moet bij klachten direct de arts erbij geroepen worden.

Wat betekent de uitslag?

Er wordt onderzocht of er tijdens de inspanning afwijkingen ontstaan op het ECG die kunnen wijzen op zuurstoftekort in de hartspier. De beoordeling van het ECG wordt door de arts gedaan. Een test waarbij de patiënt tot het verwachte maximum heeft gefietst zonder klachten en zonder ECG-afwijkingen, maakt de kans klein dat er forse vernauwingen in de kransslagaders aanwezig zijn.

Foutenbronnen

Een storing in een of meer van de afleidingen ligt vaak aan het onvoldoende contact maken van een elektrode.

Handig om te weten

- De vier extremiteitselektroden worden bij een inspannings-ECG meestal op de rug geplakt.
- Veel mensen vinden het niet prettig om zich met ontbloot bovenlichaam in te spannen terwijl er anderen omheen staan. Desgewenst kan de patiënt tijdens het onderzoek een wijd T-shirt dragen. Het is goed om dit actief aan te bieden.

5.24 Enkel-armindex

Doel

De enkel-armindex geeft informatie over de doorbloeding van de onderste extremiteiten. Het onderzoek wordt vooral gedaan bij patiënten met risicofactoren voor hart- en vaatziekten of met klachten die kunnen wijzen op vernauwing van de slagaders in het bekken of de benen. Afhankelijk van de ernst van dit perifeer arterieel vaatlijden kunnen klachten ontstaan na een forse afstand lopen tot uiteindelijk zelfs in rust. Tijdens het onderzoek wordt met behulp van een dopplerapparaat de systolische bloeddruk (bovendruk) in arm- en beenslagader bepaald. De geluidsgolven die het dopplerapparaat uitzendt, worden teruggekaatst door het bloed dat door de slagaders stroomt. Vervolgens worden de teruggekaatste geluidsgolven weer opgevangen en door het dopplerapparaat hoorbaar en/of zichtbaar gemaakt.

$$\text{enkel-armindex} = \frac{\text{bovendruk been}}{\text{bovendruk arm}}$$

Informatie patiënt

Voor de patiënt is het onderzoek nauwelijks belastend. In totaal duurt het tien tot vijftien minuten. Tijdens het onderzoek moet de patiënt met ontblote armen en benen op de onderzoeksbank liggen en wordt zowel aan beide armen als aan beide benen de bloeddruk gemeten. Twee uur voorafgaand aan het onderzoek mag de patiënt niet roken. Vertel voorafgaand aan het onderzoek wanneer en van wie de patiënt de uitslag krijgt.

Uitvoering

Protocol 26

Laat de patiënt gedurende vijf minuten zo plat mogelijk liggen. Vermijd knellende kleding en verwijder eventueel aanwezige verbanden. Bedek wonden tijdelijk met niet-klevende folie.

Zorg dat de breedte van de manchet past bij de omvang van respectievelijk kuit en bovenarm. Controleer of de manchet van de bloeddrukmeter helemaal leeg is, de slangen niet gedraaid liggen en de meter op de nulstand staat.

Meet de systolische bloeddruk vanaf de linker arm met de klok mee:

1. linker arm bij de polsslagader;
2. linker been bij de achterste scheenbeenslagader net achter/onder de binnenenkel;
3. linker been bij de voetrugslagader;
4. rechter been bij de achterste scheenbeenslagader net achter/onder de binnenenkel;
5. rechter been bij de voetrugslagader;
6. rechter arm bij de polsslagader;
7. herhaal de meting aan de linker arm.

Als de uitslag van de tweede meting aan de linker arm meer dan 10 mm Hg hoger is dan de eerste meting aan deze arm, wordt de uitslag van de tweede meting gebruikt.

Bepaal de enkel-armindex door de hoogst gemeten waarde van de systolische enkeldruk (achterste scheenbeenslagader of voetrugslagader) te delen door de hoogst gemeten waarde van de systolische armdruk (links/rechts).

Breng bij meting van de systolische druk aan de arm de manchet twee centimeter boven de elleboogholte aan. Voel de polsslagader en breng op deze plaats de ultrasoundgel aan (ook als de slagader niet te voelen is). Plaats de transducer (dopplergeluidskop) in de gel. Houd de transducer onder een hoek van 30-60 graden in de richting van de elleboog. Beweeg de transducer rustig heen en weer en op en neer, tot de vaattonen goed hoorbaar zijn. Houd de transducer goed gefixeerd en pomp de manchet op tot circa 20 mm Hg boven het niveau waarbij de vaattonen verdwijnen. Laat de manchet daarna leeglopen, met een snelheid van 2 mm per seconde. Noteer de druk waarbij de eerste vaattoon weer te horen is. Als je geen vaattonen hoort

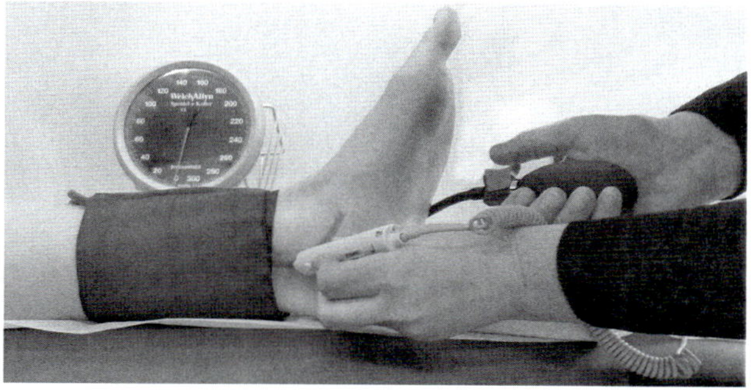

Figuur 5.46 Plaats van de transducer bij de arteria tibialis posterior.

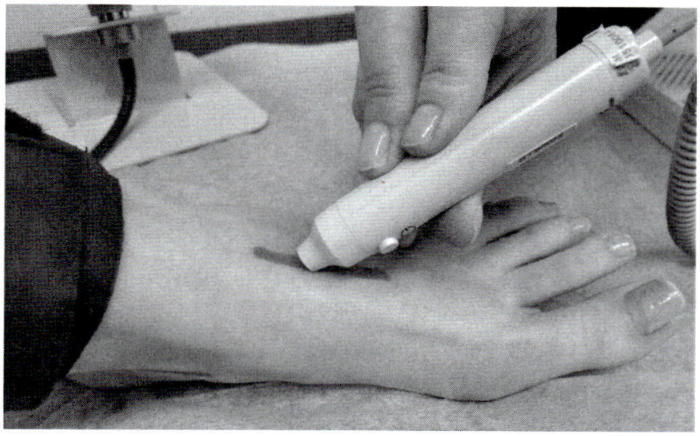

Figuur 5.47 Plaats van de transducer bij de arteria dorsalis pedis.

doordat de transducer wat verschoven is, pomp dan nooit bij, maar laat de manchet eerst weer helemaal leeglopen.

Bij meting van de systolische druk aan het onderbeen wordt de manchet twee centimeter boven de enkel aangebracht. Voel de achterste scheenbeenslagader (arteria tibialis posterior) net achter/onder de binnenenkel. Breng op deze plaats de ultrasoundgel aan (ook als de slagader niet te voelen is) en plaats de transducer (dopplergeluidskop) in de gel, zie figuur 5.46. Houd de transducer onder een hoek van 30-60 graden in de richting van de knie. Beweeg de transducer rustig heen en weer en op en neer, tot de vaattonen goed hoorbaar zijn. Houd de transducer goed gefixeerd en pomp de manchet op tot circa 20 mm Hg boven het niveau waarbij de vaattonen verdwijnen. Laat de manchet daarna leeglopen, met een snelheid van 2 mm per seconde. Noteer de druk waarbij de eerste vaattoon weer te horen is. Als je geen vaattonen hoort doordat de transducer wat verschoven is, pomp dan nooit bij, maar laat de manchet eerst weer helemaal leeglopen.

Doe daarna hetzelfde terwijl de transducer geplaatst wordt boven de voetrugslagader (arteria dorsalis pedis). Zie figuur 5.47.

Wat betekent de uitslag?

De doorbloeding van de benen is vrijwel zeker in orde als de uitslag van een eenmalige meting groter is dan 1,1 of als het gemiddelde van drie metingen groter is dan 1,0.

Bij een eenmalige meting wijst een uitslag kleiner dan 0,8 op perifeer arterieel vaatlijden. Dit geldt ook als de gemiddelde uitslag van drie metingen kleiner is dan 0,9.

Bij een gemiddelde enkel-armindex van 0,9-1,0 kan de diagnose perifeer arterieel vaatlijden niet worden uitgesloten, maar ook niet met zekerheid worden gesteld.

Foutenbronnen

Een complicatie van diabetes mellitus is het stugger worden van de vaatwanden. Bij een deel van de diabeten kan de enkel-armindex daardoor ten onrechte hoge waarden (> 1,1) opleveren. Bij patiënten met diabetes moet daarom bij symptomen van perifeer arterieel vaatlijden altijd aanvullend onderzoek plaatsvinden, ook al is de uitslag van de enkel-armindex goed.

Handig om te weten

- In principe is het mogelijk om de enkel-armindex zonder dopplerapparaat te bepalen. Omdat alleen de bovendruk gemeten hoeft te worden, kan dit namelijk ook palpatoir gebeuren. Helaas zijn de slagaders aan enkel en voet niet altijd even makkelijk te voelen.
- De plaats van de arteria dorsalis pedis is te bepalen door met een vinger de grote teen tegen te houden, terwijl je aan de patiënt vraagt deze in de richting van de neus te trekken. Je ziet dan de lange pees die naar de grote teen loopt op de voetrug omhoog komen (zie figuur 5.46). Midden op de voetrug is net aan de buitenkant van deze pees de arteria dorsalis pedis meestal te vinden.

5.25 Longfunctieonderzoek

Doel

In de huisartsenpraktijk zijn er twee soorten longfunctieonderzoeken. Ten eerste de piekstroommeting, waarbij de maximale snelheid ('peakflow') van de uitademingslucht wordt gemeten. Ten tweede het uitgebreidere longfunctieonderzoek (spirometrie) waarbij de hoeveelheid (volume) en de snelheid ('flow') van de in- en uitgeademde lucht worden gemeten. Op deze manier kan een goede indruk verkregen worden van de kwaliteit van de ademhaling. Spirometrie kan zowel bij normale als bij geforceerde ademhaling gedaan worden; bij geforceerde ademhaling moet de patiënt zo snel mogelijk maximaal in- en/of uitademen.

De uitslagen worden altijd vergeleken met de voorspelde waarden. Dat zijn de uitslagen die gemiddeld gevonden worden bij personen van hetzelfde ras en geslacht en met dezelfde leeftijd en lengte. In de praktijk wordt spirometrie vooral gebruikt bij het beoordelen van de ernst van luchtwegklachten, het volgen van patiënten met chronische luchtwegaandoeningen (zoals COPD en astma) en ten slotte bij medische keuringen (zoals de jaarlijkse verplichte keuring van brandweerpersoneel).

Informatie patiënt

Meestal mag de patiënt vanaf 4 uur voor de spirometrie geen kortwerkende luchtwegverwijders meer gebruiken en vanaf 12-48 uur (afhankelijk van de werkingsduur) voor de test geen langwerkende luchtwegverwijders. Overleg dit echter altijd met de arts. Ook mag er vanaf een half uur voor het onderzoek niet meer gerookt worden. Om goed te kunnen ademen, is het verstandig om geen strakzittende kleren aan te hebben tijdens het onderzoek.

Vertel de patiënt dat hij tijdens het onderzoek door een mondstuk moet ademhalen. Dit mondstuk wordt verbonden aan een meetapparaat dat de in- en uitademing vastlegt. In de meeste gevallen krijgt de patiënt tijdens het onderzoek een klemmetje op de neus. Het kan daarbij voorkomen dat een patiënt tijdens het onderzoek het gevoel krijgt dat de oren dichtklappen. Dat gaat echter vanzelf weer weg als de klem van de neus is.

Vaak moet de patiënt tijdens het onderzoek een medicijn inhaleren dat de luchtwegen verwijdt. Het inwerken van de medicijnen duurt vijftien tot dertig minuten. Na het inwerken van de medicijnen wordt het onderzoek herhaald en vergeleken met de meting voorafgaand aan de medicijninname. Hiermee kan het effect van het medicijn worden vastgesteld. In totaal duurt het onderzoek, afhankelijk van wat er allemaal getest moet worden, twintig tot veertig minuten. Vertel voorafgaand aan het onderzoek wanneer en van wie de patiënt de uitslag krijgt.

Uitvoering

Zorg ervoor dat de patiënt zich het laatste kwartier voor het onderzoek niet heeft ingespannen en minstens een half uur niet gerookt heeft. Strakke kleren kunnen het best losgemaakt worden. Verwijder een kunstgebit niet, tenzij dit bij het uitademen steeds losschiet.

Plaats het mondstuk tussen de lippen en tanden. Er mag geen lucht langs het mondstuk lekken. Een neusklem tijdens de test is niet verplicht, maar wel wenselijk.

De patiënt zit of staat rechtop. Let erop dat deze houding gedurende het hele onderzoek wordt vastgehouden en dat het hoofd niet naar voren gaat hangen of de rug gebogen wordt.

Protocol 27

Piekstroommeter Er zijn verschillende soorten piekstroommeters in de handel; een voorbeeld van zo'n meter is te zien in figuur 5.48. Voordat de meting begint moet gecontroleerd worden of de piekstroommeter op nul staat. Laat de patiënt de meter vasthouden als een blokfluit. Zorg ervoor dat de schaalverdeling en het uiteinde niet bedekt worden door vingers. De patiënt moet nu, na langzaam zo diep mogelijk ingeademd te hebben, zo hard als hij kan uitademen door de piekstroommeter (het is echter niet nodig om zo láng mogelijk uit te blazen). Laat dit in totaal driemaal doen en noteer de hoogste waarde van de drie als uitslag in het medisch dossier.

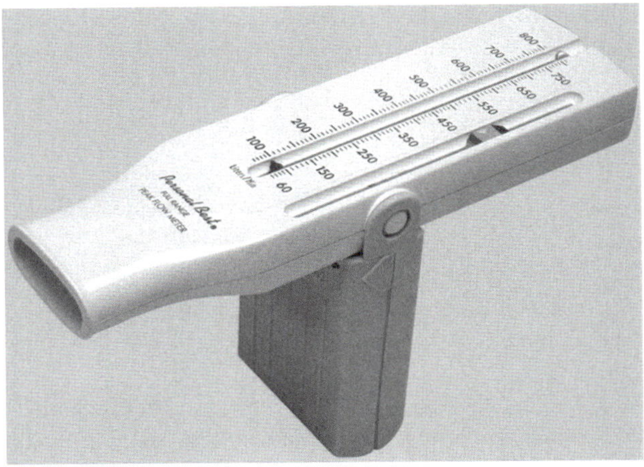

Figuur 5.48 Piekstroommeter.

Eventueel kan het onderzoek vijftien tot dertig minuten na luchtwegverwijding herhaald worden, om de piekstroomreversibiliteit te bepalen.

Soms krijgt een patiënt de piekstroommeter mee naar huis voor het bepalen van de piekstroomvariabiliteit. Leg dan duidelijk uit op welke momenten van de dag het onderzoek gedaan moet worden en welke uitslagen genoteerd moeten worden.

Protocol 28

Spirometer Als het onderzoek wordt gedaan met de spirometer, worden de resultaten altijd vergeleken met de voorspelde waarden. Dat zijn de waarden die iemand zou moeten halen op grond van zijn leeftijd, geslacht, lengte, gewicht en ras. Registreer daarom eerst leeftijd, geslacht, lengte, gewicht en afkomst (bijvoorbeeld: Aziatisch) van de patiënt. In de meeste gevallen moeten deze gegevens rechtstreeks in de spirometer worden ingevoerd. In het algemeen wordt bijvoorbeeld bij mensen van Afrikaans ras een 13% lagere voorspelde waarde voor FEV_1 en FVC aangehouden dan bij blanken. Bij Aziatische afkomst wordt een 10% lagere waarde aangehouden. Is er sprake van gemengd ras, dan ligt de voorspelde waarde tussen die van de twee etnische groepen in. Dit geldt echter niet voor de FEV_1/FVC-ratio; deze is daarvan min of meer onafhankelijk.

Controleer of de patiënt minimaal 4 uur geen kortwerkende luchtwegverwijder of minimaal 12-48 uur (afhankelijk van de werkingsduur) geen langwerkende luchtwegverwijder heeft gebruikt en het afgelopen ½ uur niet gerookt heeft. Laat de patiënt vervolgens rustig in- en uitademen in de spirometer. Laat de patiënt nu eerst maximaal inademen om daarna zo snel en krachtig als hij kan alle lucht uit de longen blazen. Belangrijk is om de patiënt hierbij extra te motiveren, door hem voortdurend aan te moedigen om nog extra uit te ademen (zoals: 'Ga door, hou vol, er kan nog meer uit!'). Na de volledige uitademing moet er zo snel mogelijk weer maximaal ingeademd worden.

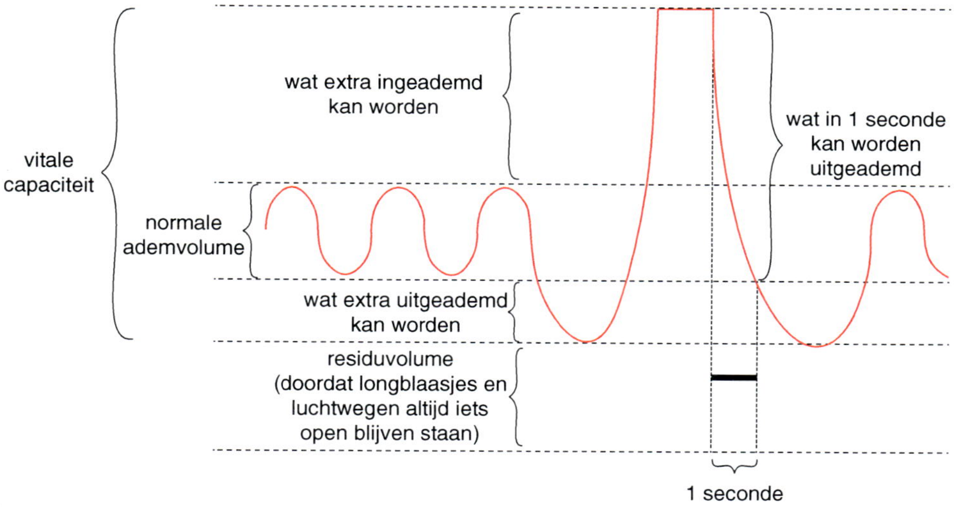

Figuur 5.49 Grafische weergave van de éénsecondewaarde.

Meest gebruikte bepalingen bij spirometrie (zie figuur 5.49):

- *Vitale capaciteit (VC)*. De VC is in liters het verschil tussen een maximale inademing en een maximale uitademing tijdens rustige ademhaling.
- *Geforceerde vitale capaciteit (FVC)*. Bij de FVC wordt de VC bepaald tijdens geforceerde uitademing (zoals bij een FEV_1-meting). Bij een geforceerde uitademing moet de patiënt proberen de lucht zo snel mogelijk uit te blazen.
- *'Eénsecondewaarde' (FEV_1)*. De FEV_1 is het ademvolume dat na volledige inademing in de eerste seconde bij geforceerde uitademing kan worden uitgeblazen.
- *FEV_1/FVC-ratio*. De FEV_1/FVC-ratio (ook wel FER genoemd) is de FEV_1 als percentage van de FVC. Dit is de standaardwaarde om bronchusvernauwing in een getal uit te drukken.
- *Tiffeneau-index*. Bij de Tiffeneau-index wordt de FEV_1 als percentage van de VC uitgedrukt; deze index kan echter niet met elke spirometer worden bepaald.

Let tijdens het onderzoek op of de patiënt de goede houding heeft, het mondstuk goed blijft zitten en er geen lucht langs het mondstuk ontsnapt. Daarnaast moet je er, voor een betrouwbare uitslag, van overtuigd zijn dat de patiënt een maximale inspanning geleverd heeft bij de volledige in- en uitademing.

Allereerst moet nu worden vastgesteld of de test acceptabel is. Daarvoor moet je de flow-volumecurve (zie figuur 5.50) beoordelen. Een flow-volumecurve is een grafiek waarin de luchtstroomsterkte (flow) op de y-as wordt uitgezet tegen de hoeveelheid (volume) uit- of ingeademde lucht op de x-as. Bij deze curve bevindt het gedeelte van de uitademing zich boven en het gedeelte van de inademing zich onder de horizontale as.

Een acceptabele flow-volumecurve start met een steile piekende lijn, die vervolgens geleidelijk met een gladde curve daalt tot op de horizontale as. Als de spiro-

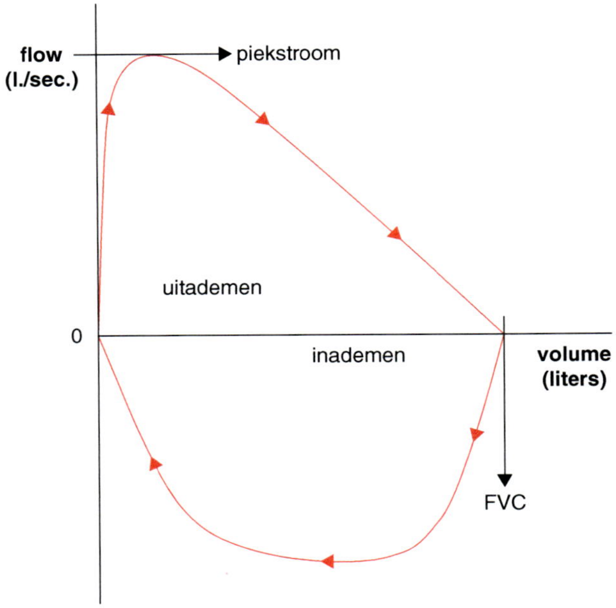

Figuur 5.50 Een flow-volumecurve.

meter ook de inspiratie kan meten, moet de lijn onder de horizontale as geleidelijk teruggaan naar het beginpunt van de geforceerde uitademing. Streef ernaar dat de duur van de uitademing langer is dan zes seconden.

Als de curve goed is, wordt vervolgens gekeken naar de reproduceerbaarheid (herhaalbaarheid). Er is sprake van een reproduceerbare meting als na minimaal drie flow-volumecurven de twee hoogste FEV_1- of FVC-waarden onderling niet meer dan 150 ml verschillen. Dit laatste kan vaak ook worden afgelezen op de spirometer. De VAR (dat is het percentage variatie tussen twee hoogste FEV_1-waarden uit de verschillende flow-volumecurven) moet daarvoor kleiner zijn dan 5%. Voer de spirometrie in totaal echter niet vaker dan acht keer uit.

Bepaal op deze manier de hoogste FEV_1en de hoogste FVC-waarde en noteer deze als uitslag van het onderzoek. Deze waarden hoeven niet per se uit dezelfde meting te komen. Bewaar ook de beste flow-volumecurve; dat is de curve waarbij de som van de FEV_1 en de FVC het hoogst is.

Vaak zal het onderzoek herhaald moeten worden na luchtwegverwijding (bijvoorbeeld bij een te lage FEV_1/FVC-ratio). Daarvoor wordt een luchtwegverwijder toegediend, via een inhalatiekamer in vier afzonderlijk toegediende pufjes (meestal salbutamol 100 microg, soms ipratropium 20 microg) met tussen de pufjes steeds een pauze van dertig seconden.

De volledige meting kan een kwartier na inhalatie van salbutamol herhaald worden of een half uur na inhalatie van ipratropium. Noteer alle uitslagen in het medisch dossier (als de spirometer deze niet automatisch opslaat). Als de flow-volumecurve uitgeprint bewaard wordt, zorg er dan voor dat de naam van de patiënt, de geboortedatum en de afnamedatum op het papier staan.

Tabel 5.16 Indeling van COPD-stadia

Stadium COPD	FEV_1/FVC-ratio	FEV_1 als percentage van de voorspelde waarde
Licht	< 5de percentiel	> 80
Matig ernstig	< 5de percentiel	$50 < FEV_1 \leq 80$
Ernstig	< 5de percentiel	$30 < FEV_1 \leq 50$
Zeer ernstig	< 5de percentiel	< 30

Wat betekent de uitslag?

De piekstroom is een waarde die van nature kan variëren bij gezonde personen en die erg afhankelijk is van de inspanning van de patiënt. Hierdoor heeft een eenmalige meting maar een zeer beperkte waarde. Voor de meervoudige metingen geldt dat zowel een positieve piekstroomvariabiliteit als een positieve piekstroomreversibiliteit pleit voor astma en tegen COPD. In formule zien deze bepalingen er als volgt uit:

piekstroomvariabiliteit:

$$\frac{\text{piekstroom avond} - \text{piekstroom ochtend}}{(\text{piekstroom avond} + \text{piekstroom ochtend}):2} \times 100\%$$

piekstroomreversibiliteit:

$$\frac{\text{piekstroom na luchtwegverwijding} - \text{piekstroom voor luchtwegverwijding}}{\text{piekstroom voor luchtwegverwijding}} \times 100\%$$

De piekstroomvariabiliteit is positief als deze in een periode van zeven opeenvolgende dagen op twee of meer dagen groter is dan 15%. De piekstroomreversibiliteit is positief als het verschil in de piekstroom voor en na bronchusverwijding groter is dan 20%. De test is ook positief bij een toename van de piekstroom > 60 l/min. Bij de spirometrie wijst vooral een toename van de FEV_1 ten opzichte van de waarde voorafgaand aan de luchtwegverwijding met ≥ 12% én ≥ 200 ml op astma. Voor COPD gelden de criteria zoals weergegeven in tabel 5.16.

Foutenbronnen

Om de resultaten met elkaar te kunnen vergelijken, is het belangrijk dat de piekstroom steeds met hetzelfde toestel gemeten wordt.

Een spirometrie is geen gemakkelijke test doordat er, in tegenstelling tot de meeste andere medische testen, een actieve handeling wordt verwacht van de patiënt. Er worden dan ook veel fouten gemaakt bij de uitvoering van de spirometrie.

Om de kans op fouten zo klein mogelijk te maken is een goede voorbereiding belangrijk. Leg de patiënt duidelijk uit wat er van hem verlangd wordt. Laat de patiënt zo mogelijk al in- en uitademen in de spirometer tijdens de uitleg en laat hem tijdens het onderzoek zo mogelijk steeds op het scherm meekijken.

Handig om te weten
- Een spirometer moet geregeld geijkt worden. Lees hiervoor de handleiding van de fabrikant.

5.26 Audiometrie

Doel

Doel van zowel de toondrempelaudiometrie als de screeningaudiometrie is vast te stellen of er gehoorverlies is en hoe groot dit is. Het onderzoek vindt plaats in zowel de huisartsenpraktijk, arbodienst als jeugdgezondheidszorg. De toonhoogten die bij deze test gebruikt worden hebben als regel de frequenties 125, 250, 500, 1000, 2000, 4000 en 8000 Hz en kunnen tijdens het onderzoek door degene die het onderzoek verricht aan- en uitgezet worden. Het resultaat is een toonaudiogram. De tonen worden aangeboden met een hoofdtelefoon en soms ook nog met een beengeleider. Dit laatste is een 'trilblokje' dat op het mastoïd (het rotsbeen net achter de oorschelp) geplaatst wordt. Het onderzoek duurt in totaal circa tien minuten (iets meer als ook met het trilblokje wordt getest).

Informatie patiënt

De patiënt krijgt een hoofdtelefoon op, waardoor tonen worden aangeboden. Door een signaal te geven of op een knopje te drukken, kan de patiënt aangeven dat de toon gehoord is. Afwisselend zullen hoge en lage tonen zowel harder als zachter worden aangeboden, waardoor het mogelijk wordt om te bepalen of en in welke mate er gehoorverlies is. Het onderzoek kan eventueel uitgebreid worden, door hetzelfde nogmaals te doen met een trilblokje achter het oor. Vertel voorafgaand aan het onderzoek wanneer en van wie de patiënt de uitslag krijgt.

Uitvoering

Het audiogram moet altijd in een stille ruimte afgenomen worden. Gebruik voor ieder oor een apart scoreformulier of vul het audiogram in met een kruisje voor het linkeroor en een rondje voor het rechteroor voor de luchtgeleiding (met de hoofdtelefoon).

Voor het noteren van de beengeleiding (met het trilblokje) gebruik je voor links een > en voor rechts een <. De tekens worden bij voorkeur in kleur genoteerd: rechts in rood en links in blauw. Zie hiervoor het overzicht in ◘ tabel 5.17.

Als voor een bepaalde toonhoogte de drempel niet bepaald kan worden, doordat deze hoger ligt dan de maximale luidheid van de audiometer, moet het betreffende teken voorzien worden van een pijl naar beneden.

Laat de patiënt zo zitten dat deze niet kan zien wanneer een toon wordt aangeboden. Omwille van de concentratie: jonge kinderen met het gezicht naar de onderzoeker toe, oudere kinderen en volwassenen met de rug naar de onderzoeker toe (zie ◘ figuur 5.51).

Tabel 5.17 Te gebruiken symbolen in een audiogram

	Linkeroor (blauw)	Rechteroor (rood)
Luchtgeleiding (met de hoofdtelefoon)	×	0
Beengeleiding (met het trilblokje)	>	<

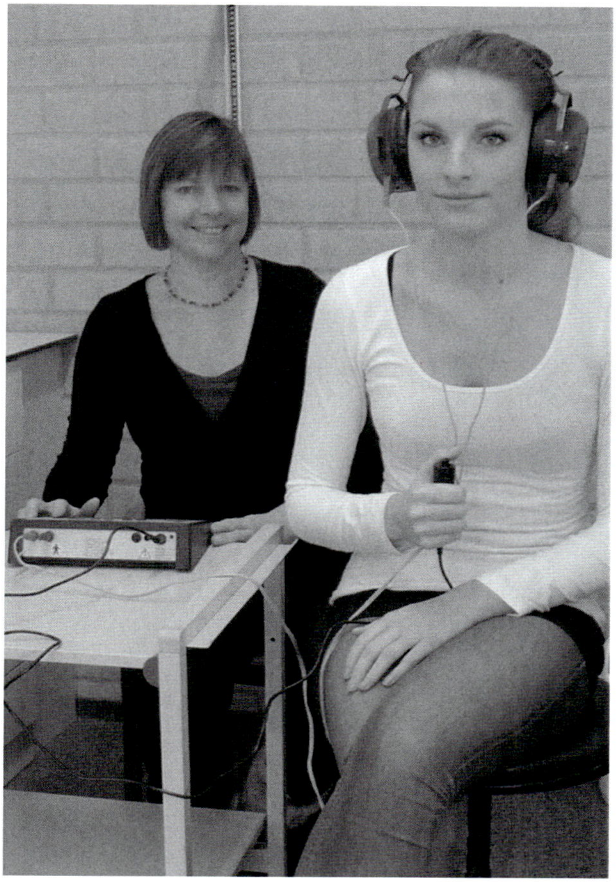

Figuur 5.51 Audiometrie.

De schelp van de hoofdtelefoon dient goed op of over de oorschelp te liggen, met een goede afsluiting en met de haren zoveel mogelijk opzij geschoven. Laat brillen zo mogelijk afzetten en grote oorhangers uitdoen. De geluidsopening van de hoofdtelefoon moet tegenover de gehoorgang liggen. Op de schelpen van hoofdtelefoon is een kleurcodering aangebracht: rood op rechts en blauw op links.

Begin met het bepalen van de luchtgeleidingsdrempel (met de hoofdtelefoon) bij het rechteroor, tenzij wordt aangegeven dat het gehoor links duidelijk beter is dan rechts. De beste volgorde van de frequenties is 1000, 2000, 3000 en 4000 Hz (dat zijn de frequenties waarin de menselijke spraak zich bevindt). Daarna eventueel 6000, 8000 en 500 Hz.

Protocol 29

Protocol 30

Screeningaudiogram Hierbij bied je eerst gedurende één tot twee seconden een testtoon van 1000 Hz aan op 40 dB en laat de patiënt met een handsignaal of drukknop aangeven of de toon gehoord is. Laat geen 'ja' zeggen, want de letter a klinkt door in het gehoor en kan zo het horen van de volgende toon beïnvloeden. Bied daarna bij 1000, 2000, 3000, 4000, 6000, 8000 en 500 Hz een testtoon aan op 15 of 20 dB. Noteer een + (gehoord) of een - (niet gehoord) bij elke onderzochte frequentie, met daarbij of het onderzoek met 15 of 20 dB is gedaan.

Drempelaudiogram Hierbij begin je (volgens de 'descending'-methode) met gedurende één tot twee seconden een toon van 1000 Hz op 40 dB aan te bieden. Als de toon gehoord wordt, verlaag je de geluidssterkte met stapjes van 5 dB. Noteer bij welke sterkte de patiënt de toon nog net kan horen. Als de toon niet gehoord wordt, verhoog je de geluidssterkte met stapjes van 5 dB. Noteer bij welke sterkte de patiënt de toon voor het eerst kan horen. Doe daarna hetzelfde op 2000, 3000, 4000, 6000, 8000 en 500 Hz, waarbij je steeds 10 dB hoger begint dan de gemeten waarde bij de vorige frequentie. Aan het einde wordt de meting bij 1000 Hz ter controle nogmaals uitgevoerd. Als de uitkomst meer dan 10 dB verschilt met de eerste meting, geef dan opnieuw instructie en herhaal de test. Test vervolgens het andere oor.

Varieer de tijd tussen de verschillende signalen om te voorkomen dat de patiënt weet wanneer er een geluidssignaal komt. Laat deze tijd echter niet korter zijn dan de duur van de testtonen. Bepaal het gemiddelde gehoorverlies, door het dB-verlies bij 1000 Hz, 2000 Hz en 4000 Hz bij elkaar op te tellen en daarna door drie te delen.

Een voorbeeld van een drempelaudiogram met een 'lawaaidip' is te zien in figuur 5.52.

Drempelaudiogram volgens de 'ascending/descending'-methode

Een drempelaudiogram volgens de 'ascending/descending'-methode (o.a. gebruikt in de jeugdgezondheidszorg) gaat op een andere manier. Je biedt daarbij eerst de testtoon van 1000 Hz aan op 40 dB. Als de toon niet gehoord wordt, versterk je de toon in stappen van 10 dB, totdat de toon waargenomen wordt. Daarna verzwak je de toon in stappen van 10 dB, totdat het signaal niet meer gehoord wordt.

Daarna verhoog je in stappen van 5 dB de intensiteit van de toon weer tot deze gehoord wordt. De sterkte van het signaal dat waargenomen wordt noteer je nu als eerste waarde. Versterk de toon vervolgens met 5 dB en ga weer verzwakken in stappen van 5 dB, tot de toon weer wordt waargenomen. De sterkte van het signaal dat waargenomen wordt noteer je als tweede waarde. Verzwak de toon daarna nog 5 dB extra en versterk weer in stappen van 5 dB, tot de toon gehoord wordt; vervolgens nog 5 dB extra versterken. De sterkte van het signaal dat net waargenomen wordt noteer je als derde waarde. Als twee van de drie genoteerde punten dezelfde waarde hebben, wordt die waarde genoteerd als de drempel. Mocht dit niet het geval zijn, ga dan op deze manier door tot je uit vijf series driemaal dezelfde uitkomst hebt verkregen.

Ga daarna verder met de volgende frequentie en stel het niveau van de testtoon in op 10 dB lager dan de drempel van de voorgaande frequentie. Ter controle wordt de meting bij 1000 Hz nogmaals uitgevoerd. Als de uitkomst meer dan 10 dB verschilt van de eerste meting, geef dan opnieuw instructie en herhaal de test. Test vervolgens het andere oor.

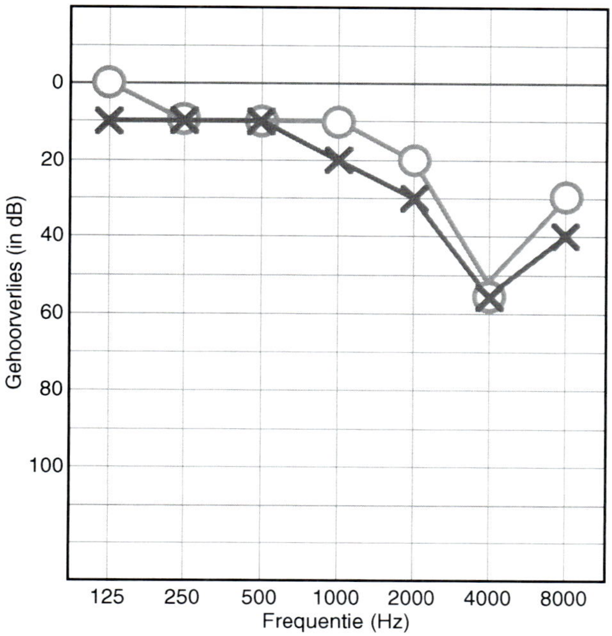

Figuur 5.52 Drempelaudiogram met een 'lawaaidip'.

Als bij beide oren de luchtgeleidingsdrempel bepaald is, kan eventueel ook de beengeleidingsdrempel (met het trilblokje) bepaald worden. Begin dan bij het oor met de slechtste luchtgeleidingsdrempel. Let er bij het plaatsen van het trilblokje op dat het niet kan gaan schuiven en dat het geen contact maakt met de oorschelp.

Wat betekent de uitslag?

De intensiteit van geluiden ('luidheid') wordt gemeten in decibels (dB). De ernst van het gehoorverlies wordt daarom ook bepaald in decibels; een gemiddeld gehoorverlies van minder dan 30-35 dB wordt een lichte slechthorendheid genoemd. Bij 35-60 dB wordt gesproken van matige slechthorendheid, bij 60-90 dB van ernstige slechthorendheid. Bij een gemiddeld gehoorverlies van meer dan 90 dB wordt meestal gesproken over doofheid.

Als de patiënt met de hoofdtelefoon veel slechter hoort dan met het trilblokje, ligt de oorzaak meestal in het geleidingssysteem van het gehoor (gehoorgang, trommelvlies, middenoor met de gehoorbeentjes). Als ook met het trilblokje slecht gehoord wordt, ligt de oorzaak meestal in het slakkenhuis.

Foutenbronnen

Een verminderd gehoor voor lage frequenties berust vaak op een cerumenprop. Het is een kleine moeite om in zo'n situatie even met de otoscoop te kijken.

Na een infectie van het oor of van de bovenste luchtwegen kan het gehoor een aantal weken verminderd zijn. Bij een afwijkend audiogram in zo'n situatie kan het nuttig zijn om het onderzoek na zes tot acht weken te herhalen.

Handig om te weten

- Bij kinderen kan het onderzoek alleen betrouwbaar worden uitgevoerd als zij de opdrachten kunnen begrijpen; in de regel is dat ongeveer vanaf een leeftijd van vijf tot zes jaar.
- Tegenwoordig wordt in de huisartsenpraktijk bij geleidingsdoofheid soms ook gebruik gemaakt van tympanometrie. Dit is een onderzoek waarmee onderscheid gemaakt kan worden tussen de diverse oorzaken voor de slechthorendheid (trommelvlies, middenoor, gehoorbeentjes). Bij dit onderzoek wordt de beweeglijkheid (of stijfheid) van het trommelvlies en het middenoorsysteem in een grafiek weergegeven. Het onderzoek zegt dus niets over het gehoor op zich! Bij de tympanometrie wordt een toon in de gehoorgang opgewekt, waarna het door het trommelvlies teruggekaatste geluid weer wordt opgevangen. Het onderzoek is op zich niet moeilijk. Neem het bij de tympanometer geleverde oordopje dat de gehoorgang volledig afsluit. Trek de oorschelp iets naar achteren en naar boven, druk de aan/uit-knop in en brengt de oordop van de tympanometer aan in de opening van de uitwendige gehoorgang. Zorg er daarbij voor dat de gehoorgang volledig afgesloten wordt. De meting wordt daarna volledig automatisch verricht. In de grafiek is de hoogte van de piek een maat voor de beweeglijkheid van het trommelvlies en middenoorsysteem. Een top gelijk aan of boven de 0,2 mmho (mmho is een eenheid waarmee het geleidingsvermogen wordt uitgedrukt) wordt als voldoende gezien. Daarnaast wordt gelet op de plaats van de piek op de horizontale as. Dat is een maat voor de druk in het middenoor. Normaal gesproken zal de top van de piek bij de nul liggen (zie figuur 5.53), maar bij onderdruk in het middenoor verschuift de piek naar links. Cerumen in de gehoorgang, een trommelvliesbuisje, huilen, kauwen, spreken en andere bewegingen van de patiënt of de doktersassistent maken het tympanogram onbetrouwbaar.

5.27 Visustest

Doel

Met de visustest wordt de gezichtsscherpte bepaald. Vanaf een standaardafstand wordt gekeken welke symbolen of letters van verschillende grootte de patiënt nog kan waarnemen. In de jeugdgezondheidszorg vormt de visustest onderdeel van de Vroegtijdige Onderkenning van Visuele stoornissen (VOV).

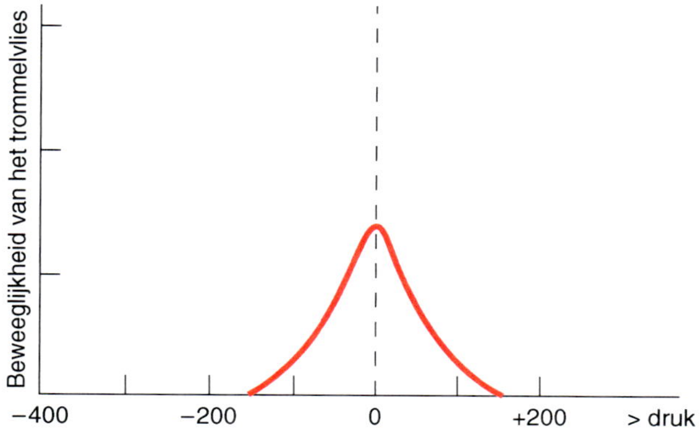

Figuur 5.53 Normaal tympanogram.

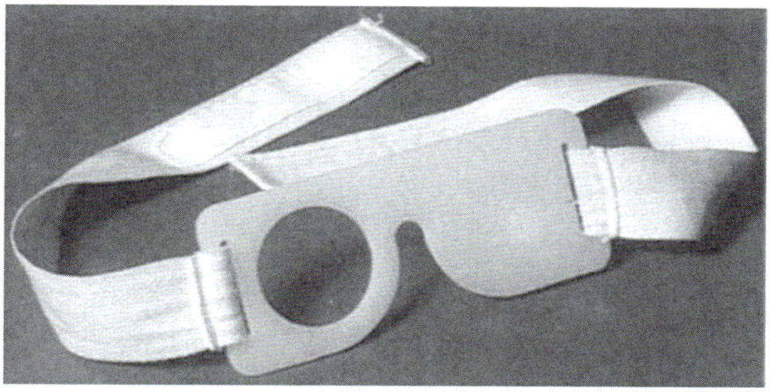

Figuur 5.54 Leidse afdekbril (bron: Donkers & Wittebol-Post, Oogheelkundige screening bij kinderen, Uitvoering en achtergronden, 1998).

Informatie patiënt

Leg de patiënt uit dat het gezichtsvermogen bepaald zal worden en dat daarbij steeds een van de beide ogen afgedekt moet worden. Bij voorkeur vindt dit afdekken plaats met een bril waarbij een oog is afgedekt (een occlusiebril). In de jeugdgezondheidszorg gebruikt men hiervoor vaak de Leidse afdekbril (zie figuur 5.54).

Als het afdekken met de holle hand moet plaatsvinden, moet dit met de palm van de hand gebeuren en mag er geen druk op het afgedekte oog worden uitgeoefend. Bij visusbepaling met een bril kan eventueel ook een schuin gevouwen receptpapiertje gebruikt worden om het oog af te dekken. Controleer of de patiënt in staat is om letters te lezen of leg uit op welke manier de patiënt de symbolen moet benoemen. Bij de veelgebruikte Landolt-C-kaart moet de patiënt bijvoorbeeld aanwijzen aan welke kant de onderbreking in de cirkel zit. Bij kinderen jonger dan drie jaar wordt meestal gebruik gemaakt van de Amsterdamse plaatjeskaart (APK) of de moderne versie daarvan de APK-TOV; deze laatste mag op drie of vier meter gebruikt worden. Een aantal voorbeelden van visuskaarten kun je zien in figuur 5.55.

Vertel voorafgaand aan het onderzoek wanneer en van wie de patiënt de uitslag krijgt.

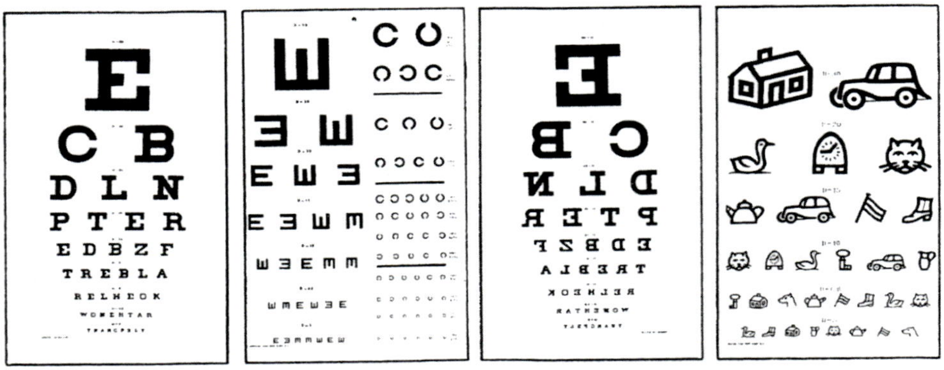

Figuur 5.55 Letterkaart volgens Snellen, universeelkaart, spiegelkaart, Amsterdamse plaatjeskaart (APK).

Protocol 31

Uitvoering

Bij het visusonderzoek is het belangrijk om eerst te informeren naar bril of contactlenzen. Visusbepaling bij mensen met bril of contactlenzen gebeurt vrijwel altijd met eigen contactlenzen in of met de bril op.

Bij het visusonderzoek wordt de visus van het rechteroog (visus oculi dextri, VOD) en van het linkeroog (visus oculi sinistri, VOS) apart bepaald. Zowel VOD als VOS kan gevolgd worden door de afkorting cc (met correctie; met contactlens of bril), sc (zonder correctie) en +so (met de stenopeïsche opening). Een stenopeïsche opening is een zwart plaatje met in het midden een gaatje van 1 mm doorsnede. Visusbepaling aan beide ogen tegelijk en/of visusbepaling zónder eigen lenzen of bril wordt bijna uitsluitend gedaan bij (rijbewijs)keuringen.

Er zijn verschillende soorten kaarten, maar het principe van het visusonderzoek is voor alle hetzelfde. Zorg voor een goed verlichte witte kaart met zwarte letters of symbolen. Vraag de patiënt recht voor de kaart te gaan staan op een afstand van vijf of zes meter. De afstand is afhankelijk van de kaart; in veel gevallen is de juiste afstand het getal van de bovenste regel, gedeeld door tien.

Onderzoek eerst het rechteroog, tenzij al bekend is dat dit het slechte oog is. Laat de patiënt het linkeroog afdekken. Vraag de patiënt zo ontspannen mogelijk naar de kaart te kijken; let op dat de patiënt niet gaat turen (kijken met samengeknepen oogleden).

Protocol 32

Wijs de letters of symbolen aan met een donker gekleurd aanwijsstokje. Begin met de bovenste regel en wijs, in een rustig tempo, de eerste en laatste letter (of het eerste en laatste symbool) aan. Ga naar de volgende regel als alle letters/symbolen goed herkend worden. Wordt een letter of symbool van een bepaalde regel niet meer goed gezien of onjuist benoemd, ga dan een regel terug naar boven en laat de letters of symbolen van die regel een voor een door de patiënt benoemen. Bij eenmaal een onjuiste benoeming per regel geldt deze regel nog als correct waargenomen, bij tweemaal een onjuiste benoeming gaat men een regel naar boven en wordt de daar vermelde visus als bereikte waarde genoteerd.

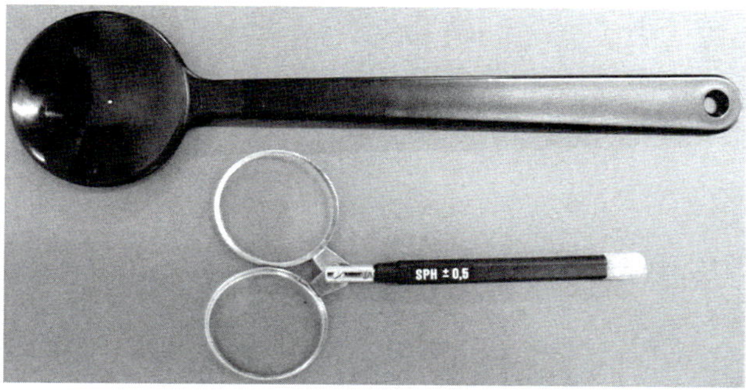

Figuur 5.56 Ooglensjes en een stenopeïsche opening.

> **Maat voor visusbepaling in de JGZ**
> Bij het visusonderzoek in de jeugdgezondheidszorg wordt als maat voor de visus de laatste regel genomen, waarbij minimaal drie plaatjes (plaatjeskaart) of vier symbolen (Landolt-kaart) juist benoemd zijn.

Diagnostisch refractioneren Als bij iemand van zes jaar of ouder een visus tussen 0,2 en 1,0 wordt gevonden, kan de invloed van een positief en een negatief lensje op de gevonden visus worden nagegaan. Start opnieuw met het rechteroog en gebruik eerst het positieve lensje van S +0,5 D (dioptrie) en noteer de gevonden visus. Doe daarna hetzelfde met het negatieve lensje van S −0,5 D. Als zowel het lensje van S +0,5 D als dat van −0,5 D geen verbetering van de in eerste instantie gevonden visus geeft, wordt de visus ook nog met de stenopeïsche opening (SO) bepaald. Bij brildragers wordt de stenopeïsche opening bij dit onderzoek achter het brillenglas geplaatst. Ooglensjes en een stenopeïsche opening zijn afgebeeld in figuur 5.56.

Als bij iemand van zes jaar of ouder een visus van 1,0 of meer wordt vastgesteld, terwijl de patiënt klaagt over zijn gezichtsvermogen, wordt de invloed van het lensje van S +0,5 D op de visus bepaald.

De uitslag kan genoteerd worden in de vorm van een tabel zoals afgebeeld in tabel 5.18.

Wat betekent de uitslag?

Volgens afspraak wordt de visus bij de APK- en APK-TOV-kaarten (de Amsterdamse plaatjeskaarten) genoteerd als een breuk d/D. De kleine d (van 'distance') staat hierbij voor de afstand tussen de patiënt en de kaart. In veel gevallen zal dat drie of vier meter zijn. De grote D staat voor het getal bij de regel van de kaart die nog net foutloos en vlot gelezen kan worden. Stel dat bij een kind op een afstand van drie meter (d=3) de laatste regel waarbij drie symbolen foutloos benoemd worden, de regel is waarbij D=20 staat, dan is de visus d/D=3/20.

Bij alle andere kaarten wordt de visus genoteerd als decimaal (bijvoorbeeld 0,8 of 1,0). Regel D=10 lezen op een afstand van vijf meter wordt dan genoteerd als 0,5 (namelijk 5/10). De visus is goed bij een uitslag van 1,0 of meer. Met behulp van het diagnostisch refractioneren en/of de stenopeïsche opening kan bepaald worden of

Tabel 5.18 Notatie van de uitslag van het visusonderzoek

	sc	cc	+S +0,5 D	+S −0,5 D	+SO
VOD					
VOS					

VOD: visus oculi dextri (visus van het rechteroog).
VOS: visus oculi sinistri (visus van het linkeroog).
cc: cum correctione (visus met correctie van eigen bril of contactlenzen).
sc: sine correctione (visus zonder correctie).
+S +0,5 D: met een lensje van +0,5 dioptrie.
+S −0,5 D: met een lensje van −0,5 dioptrie.
+SO: met stenopeïsche opening.

de visusklachten berusten op een brekingsafwijking van het oog of op een andere (oog)aandoening. Als de visus verbetert bij kijken door de stenopeïsche opening, berust de visusvermindering meestal op een brekingsafwijking.

Foutenbronnen

Soms kan iemand er belang bij hebben om het onderzoek te manipuleren. Bijvoorbeeld bij een rijbewijskeuring, als iemand niet wil laten merken dat een van de ogen een erg slechte visus heeft. Controleer daarom tijdens het visusonderzoek ook geregeld of de persoon niet tussen de vingers door of met samengeknepen oogleden kijkt. In beide gevallen kan dit werken als een stenopeïsche opening. Hierdoor kan de visus beter lijken dan hij is.

Onvoldoende belichting of te weinig contrast door een vergeelde kaart kan een onjuiste uitslag veroorzaken.

Omdat een leereffect kan optreden en om verkleuring van de kaart tegen te gaan (geldt niet voor de transparante versie) is het handig om de kaart altijd omgekeerd op te hangen (plak dan wel een mooie foto op de achterkant), te blinderen of een transparante versie van de lichtbak te halen.

Handig om te weten

- Wanneer de onderzoeksruimte niet de mogelijkheid biedt om op vijf meter afstand de visus te bepalen, kan gebruik gemaakt worden van een spiegel en een spiegelkaart. De afstand van de patiënt tot de spiegel en van de spiegel tot de spiegelkaart moet dan opgeteld vijf meter zijn.
- Onderzoek bij presbyopie (ouderdomsverziendheid) vindt plaats met een leeskaartje. Dit kaartje bevat een stuk tekst waarbij de letters steeds kleiner worden. Het moet meestal op een afstand van 50 cm voorgelezen worden.
- Bij gebruik van een afdekbril in de jeugdgezondheidszorg is het verstandig om eerst te informeren naar het voorkomen van hoofdluis in de klas. Zonodig kan de afdekbril na elk kind met een tissue schoongemaakt worden.

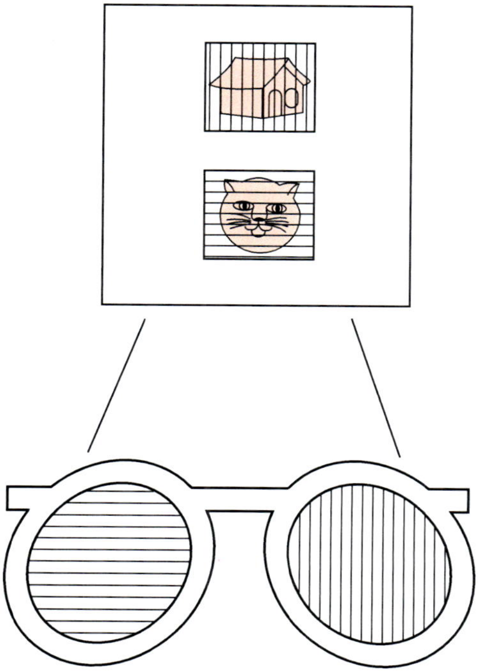

Figuur 5.57 Polaroidtest.

- In de jeugdgezondheidszorg wordt bij kinderen van vier jaar en ouder in principe gebruik gemaakt van de Landolt-C-kaart. Bij deze visuscontrole worden beide ogen altijd doorgetest tot een visuswaarde van 1,0.
- In de JGZ wordt bij brildragende kinderen de visusbepaling alleen op indicatie en met de bril op gedaan.
- Een stoornis van de kleurenzin komt voornamelijk bij jongens voor. Omdat er nauwelijks nog beroepen zijn die eisen stellen aan een intacte kleurzin, wordt de kleurenzin alleen nog bepaald op indicatie (op verzoek van ouders, school of het kind zelf).

Polaroidtest

Bij de polaroidtest wordt gebruikgemaakt van polaroidfilters. Dit zijn filters die het licht maar in één richting doorlaten. Het kind kijkt door een bril met polaroidfilters naar een lichtkastje waarop plaatjes op polaroidfilters boven elkaar zijn aangebracht. Het bovenste plaatje komt wat betreft filterrichting overeen met het rechterfilter in de bril, het linkerfilter op dezelfde manier met het onderste plaatje. Het komt er dus op neer dat het kind met ieder oog afzonderlijk slechts naar één plaatje kan kijken (zie figuur 5.57). Als een van de plaatjes niet gezien wordt, betekent dat meteen dat een van beide ogen niet goed kan waarnemen. Het onderzoek wordt vooral gebruikt in de jeugdgezondheidszorg om amblyopie op zo jong mogelijke leeftijd aan te tonen. Amblyopie is een lui oog als gevolg van scheelstand van de ogen.

5.28 Zuurstofsaturatiemeting

Doel

De perifere percutane zuurstofsaturatiemeting wordt ook wel pulsoximetrie genoemd. Met dit onderzoek wordt aan de buitenranden van het lichaam (= perifeer) door de huid heen (= percutaan) bepaald of het bloed voldoende zuurstof bevat (= zuurstofsaturatie). Veel zuurstofsaturatiemeters kunnen daarnaast ook de polsfrequentie bepalen (= puls). De afkorting die voor de zuurstofsaturatie gebruikt wordt, is SpO_2.

De bepaling kan worden uitgevoerd met een vingersensor die over een vingertop geschoven wordt of met een oorsensor die over een oorlel heen wordt aangebracht. De meting aan de vingertop is het meest betrouwbaar, maar daarentegen worden veranderingen in de zuurstofsaturatie met de oorsensor het snelst zichtbaar.

Bij sommige apparaten is ook een voorhoofdssensor aanwezig. Deze kan gebruikt worden als het met de beide andere sensoren niet lukt om de saturatie te bepalen.

Informatie patiënt

Leg de patiënt uit dat er bij het onderzoek een sensor op een vingertop of op een oorlel wordt aangebracht. Als het onderzoek een eenmalige bepaling is, zal de sensor slechts enkele seconden blijven zitten. Soms wordt de zuurstofsaturatiemeting gedurende langere tijd bepaald, bijvoorbeeld in een acute noodsituatie zoals een hartinfarct of een longembolie.

Omdat roken de bloedvaten in de vingers vernauwd is het niet verstandig om net voor het onderzoek te roken.

Uitvoering

De vingersensor mag alleen gebruikt worden bij vingers die schoon, droog en goed doorbloed zijn. Als iemand nog koude handen heeft, is het daarom beter om de handen eerst op te laten warmen (eventueel met een warme kraan) of om gebruik te maken van de oorsensor. Ook als er nagellak of een kunstnagel aanwezig is, mag de vingersensor niet gebruikt worden.

Laat de patiënt rustig zitten of liggen. Controleer voor gebruik of de sensor schoon is. Zonodig kan deze met 70% alcohol gereinigd worden. Zet de zuurstofsaturatiemeter aan en breng de betreffende sensor aan op de vinger of op het oorlel. Zorg ervoor dat de display bij de vingersensor naar boven wijst. Kies bij het aanbrengen van de vingersensor voor de wijs-, middel- of ringvinger. Let er op dat de sensor goed aansluit, maar niet klemt.

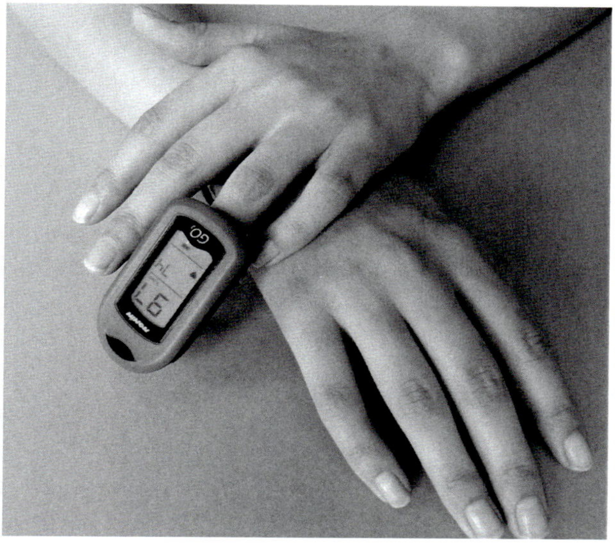

Figuur 5.58 Zuurstofsaturatiemeter

De vinger waarop de sensor is aangebracht moet tijdens de meting zo stil mogelijk gehouden worden, bij voorkeur ter hoogte van het hart. Daarnaast mag de sensor geen contact maken met de ondergrond. Het makkelijkst kan dat bereikt worden door de hand waarop geen sensor is aangebracht plat op tafel te leggen met de andere hand met vingersensor daar dwars op. Zie figuur 5.58.

Bij een liggende patiënt kunnen op dezelfde manier de handen op de buik gelegd worden.

Na enkele seconden instellen is kan de saturatie afgelezen worden. Bij de zuurstofsaturatiemeters waarbij ook de polsfrequentie bepaald kan worden, is na het instellen op het scherm een sinusgolf te zien of een balkje dat met elke hartslag op en neer gaat. Als deze golf niet duidelijk zichtbaar is of sterk schommelt, kan het nodig zijn om de sensor opnieuw aan te brengen, eventueel op een vinger van de andere hand. Lees de saturatie en de polsfrequentie af en noteer de waarden.

Bij twijfel kan de meting bij een vinger aan de andere kant herhaald worden en kan ter controle de polsfrequentie handmatig worden vastgesteld.

Na loskoppelen van de sensor schakelen de meeste apparaten vanzelf uit. Maak het apparaat na afloop van het onderzoek zonodig schoon en noteer ten slotte de gevonden waarden in het medisch dossier.

Wat betekent de uitslag?

Over wat de beste referentiewaarden zijn voor de zuurstofsaturatie, bestaat nog geen overeenstemming. De meeste gezonde volwassenen zullen echter een waarde tussen de 95 en 100% hebben. Sowieso spreken we van te weinig zuurstof in het bloed (hypoxemie) als de $SpO2 > 92\%$ is.

Bij patiënten met chronische long- en hartaandoeningen kan in overleg met de huisarts een SpO2 > 92% acceptabel zijn.

Foutenbronnen

Bij zware rokers en bij mensen met een sterk gepigmenteerde huid kan mogelijk een iets te hoge uitslag verkregen worden.

Verminderde doorbloeding van de vingers door onderkoeling of vaatvernauwing en een zeer lage bloeddruk zoals bij shock, kunnen een foutief te lage uitslag veroorzaken.

Veel licht maakt de meting onbetrouwbaar; laat de patiënt tijdens de meting dan ook niet in de zon zitten.

Handig om te weten

- De percutane zuurstofsaturatiemeting kan bij een uitslag tussen de 90 en 100% tot 3% afwijken van de werkelijke waarde gemeten met een arteriepunctie. Onder de 90% kan de afwijking oplopen tot 6%. Een uitslag van de percutane zuurstofsaturatiemeting lager dan 70% is zelfs volledig onbetrouwbaar.

Behandelen

6.1 Wondverzorging

Bij iedere wond reageert het lichaam met een ontstekingsreactie. Vaak zijn dan ook de klassieke vijf kenmerken van een ontsteking aanwezig:
- rubor (roodheid);
- tumor (zwelling);
- calor (warm);
- dolor (pijn);
- functio laesa (gestoorde functie).

Pas als de wondgenezing wordt verstoord door een infectie met ziektekiemen, spreken we van een wondinfectie.

De wondgenezing wordt beïnvloed door de volgende factoren:
- *Plaats van de wond.* Een wond in het gelaat geneest sneller dan een wond aan het scheenbeen. Dit komt vooral doordat de normale bloedvoorziening op de ene plaats veel royaler is dan op de andere.
- *Aard van de wond.* Ook de mate van weefselbeschadiging, de grootte, de vorm en de diepte van de wond beïnvloeden de wondgenezing. Is het een snijwond, een brandwond of bijvoorbeeld een schotwond? Als er veel gekneusd weefsel rond de wond aanwezig is, zal dit de genezing sterk negatief beïnvloeden.
- *Aanwezigheid van vreemde voorwerpen of ziektekiemen.* Omdat zowel vreemde voorwerpen als ziektekiemen de wondgenezing vertragen, moet een verontreinigde wond eerst goed gereinigd worden.
- *Aantal en aanvalskracht van ziektekiemen.* De ene bacterie is veel schadelijker dan de andere. Vooral bij bijtwonden komen er vaak schadelijke bacteriën binnen.
- *Verminderde afweer.* De wondgenezing kan verminderd zijn als gevolg van bijvoorbeeld suikerziekte, slechte voedingstoestand, gebruik van corticosteroïden of cytostatica.
- *Circulatiestoornissen.* Bij perifeer arterieel vaatlijden (verminderde doorbloeding in de benen) zal een wond aan de voet slecht genezen door onvoldoende bloedvoorziening. Ook bloedverdunners, NSAID's en roken kunnen de circulatie beïnvloeden en zo een negatief effect hebben op de wondgenezing.

Ontstekingsinfiltraat en abcesvorming

Als de wond niet helemaal schoongemaakt kan worden, ontstaat er een ophoping van dood weefsel, witte bloedcellen en ziektekiemen. Zo'n ophoping wordt een ontstekingsinfiltraat genoemd en is vaak herkenbaar aan een rode pijnlijke zwelling. Zoals in ◘ figuur 6.1 te zien is, kan een ontstekingsinfiltraat verdwijnen via resorberen of abcederen. In het eerste geval zullen de witte bloedcellen geleidelijk de ziektekiemen onschadelijk maken en het dode weefsel afvoeren via het wondvocht of de bloedbaan. In het tweede geval ontstaat er een abces.

Een abces is een holte gevuld met pus en omgeven door een dikke wal van afweercellen. Door afbraak van ziektekiemen, witte bloedcellen en weefsel wordt de druk in de abcesholte steeds groter – daardoor neemt de pijn toe! – en zal de kant waar het abces de minste weerstand ondervindt steeds dunner worden. Uiteindelijk

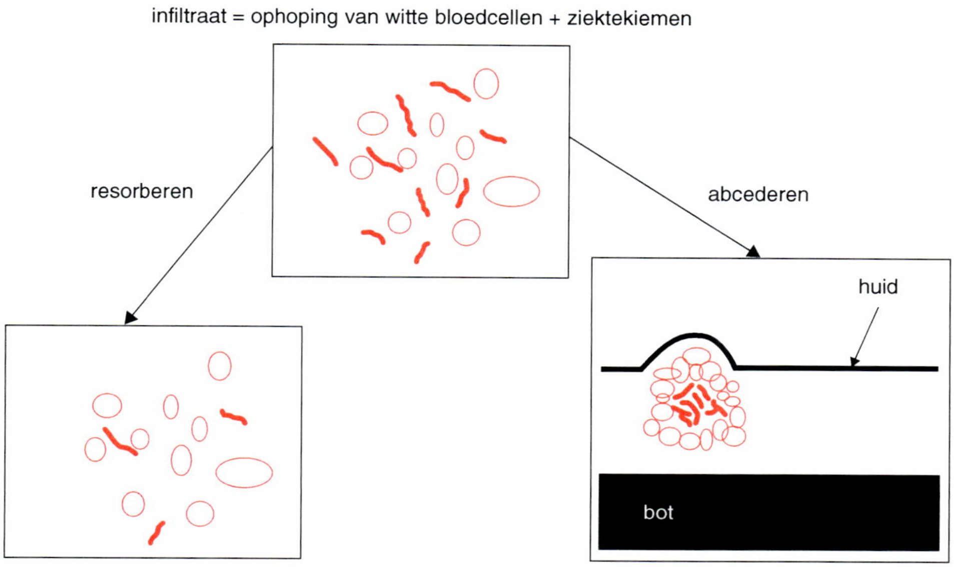

Figuur 6.1 Een ontstekingsinfiltraat kan resorberen of abcederen.

wordt dit vaak zo dun dat de pus door de dunne wand heen gezien kan worden. Het abces is dan rijp en kan ingesneden (geïncideerd) worden. Ook zonder incisie zal het abces zich waarschijnlijk spontaan ontlast hebben, maar door een insnijding wordt dit wel bespoedigd. Voordeel van het insnijden is tevens dat de pijn na het openen van het abces direct een stuk minder is.

Bij een ontstekingsinfiltraat (zoals bij een nagelriemontsteking) wordt meestal een nat verband geadviseerd, om de ontstekingsverschijnselen te verminderen. Leg de patiënt daarbij uit dat het verband gedurende maximaal 24 uur iedere twee uur nat (niet kletsnat) gemaakt moet worden. Dit kan gewoon met kraanwater, nadat de kraan eerst ten minste dertig seconden opengestaan heeft. Dit om ziektekiemen die kans hebben gezien om zich in het stilstaande water in de leidingen te vermenigvuldigen, weg te spoelen. Ook 's nachts moet het verband eenmaal natgemaakt worden. Het verband mag niet met plastic worden omwikkeld, omdat de wond daardoor kan gaan broeien. Als het een wond aan arm of been betreft, kan wel een plastic onderlaag met daarop een handdoek gebruikt worden.

WCS-classificatiemodel

Bij wondverzorging maken we gebruik van het classificatiemodel van de Woundcare Consultant Society (WCS). Dit model is bruikbaar voor bijna alle wonden (brandwonden bijvoorbeeld niet). Hierbij worden de wonden op grond van de kleur ingedeeld in zwarte, gele en rode wonden. In de praktijk zie je echter zelden wonden met een enkele kleur; vaak komen er verschillende kleuren voor. Altijd moet de nadruk van de behandeling liggen op de meest storende factor. Dat betekent dus dat als een wond voor een klein deel zwart is, we uitgaan van een 'zwarte wond' en dat een wond alleen 'rood' is als er nergens zwart of geel te bekennen is.

- *Rode wond.* Een rode wond bestaat uit herstelweefsel (granulatieweefsel) met veel jonge cellen en bloedvaatjes. Vooral dit laatste geeft de wond een gekorreld rood uiterlijk. Het is een schone wond die aan het genezen is. Het doel van de wondverzorging is het beschermen van de wond en het bevorderen van de genezing. Voor de meeste wonden geldt dat ze het beste genezen in een vochtige omgeving.
- *Gele wond.* In een gele wond bevindt zich ontstekingsmateriaal. Vaak bestaat dit gele beslag uit een laag dode cellen en ziektekiemen (etter of pus). Om deze wond goed te laten genezen, moet dit ontstekingsmateriaal worden verwijderd. Het hoofddoel van de behandeling is dan ook het reinigen van de wond. Dit kan op verschillende manieren: met een verbandmateriaal dat de ontstekingsproducten opneemt of door te spoelen met een fysiologische zoutoplossing. Een gele wond waarmee je als doktersassistent regelmatig in aanraking kunt komen, is het 'open been' (ulcus cruris).
- *Zwarte wond.* In een zwarte wond bevindt zich dood (necrotisch) weefsel. Zolang dit in de wond zit, kan de wond niet genezen. Daarom moet eerst het dode weefsel verwijderd worden. Bij voorkeur wordt dit chirurgisch gedaan met schaar en pincet, maar soms worden ook wel necroseoplossers toegepast. In de praktijk zul je als doktersassistent zelden zwarte wonden verzorgen. Meestal zijn dit chronische wonden die in het ziekenhuis of door de thuiszorg worden behandeld.

▪ Wondbehandeling

De wondbehandeling begint met goed te kijken naar de wond en naar de patiënt. Bij de wond wordt gekeken naar grootte, kleur, vochtafgifte, geur, wondranden, infectie, pijn, enzovoort. Bij de patiënt wordt gekeken naar de medische kenmerken van de wond (oorzaak, recidief, onderliggende ziekte), de algemene medische kenmerken (weerstand patiënt, ziekten die de wondgenezing kunnen vertragen, medicijngebruik, enzovoort), de voedingstoestand, de sociale en psychische conditie en vooral ook naar de motivatie van de patiënt voor de therapie.

Er geldt een aantal algemene criteria voor de wondbehandeling:

- moet patiëntvriendelijk zijn;
- moet de natuurlijke wondgenezing ondersteunen;
- mag geen giftige of weefselbeschadigende (bij)werking hebben;
- moet zo min mogelijk allergische reacties oproepen;
- hoe eenvoudiger toe te passen, hoe beter;
- toepassen van meerdere middelen in één wond moet zoveel mogelijk vermeden worden;
- de kosten en de milieubelasting moeten in de gaten worden gehouden.

6.2 Werkwijze wondbehandeling

De volgende acht stappen moeten bij iedere wondverzorging doorlopen worden:

- reinigen;
- ontsmetten;

- wondexcisie of wondtoilet;
- zonodig plaatselijke verdoving;
- wondsluiting;
- keuze van wondbedekker;
- nazorg;
- verslaglegging.

Reinigen

Het voldoende reinigen van een wond en de omgeving is van groot belang om wondinfectie te voorkomen. Het lichaam zorgt hier deels zelf voor, door de reinigende werking van de bloeding bij een verse wond. Bij wondverzorging vindt de reiniging meestal plaats door te spoelen met water of een specifieke wondreiniger. Als het nodig is, moet ook de wondomgeving gereinigd worden. Dit is nodig bij verse wonden, waar bloed en ander vuil zich rondom de wond aan de huid gehecht hebben. Maar ook bij al wat langer bestaande wonden kan de huid verontreinigd zijn met (ingedroogd) wondvocht, zalfresten enzovoort.

Voor het reinigen van een wond is zacht stromend lauw kraanwater met eventueel een gaasje prima geschikt. Er moet een niet te harde waterstraal gebruikt worden, omdat het gezonde weefsel door een krachtige straal zou kunnen beschadigen. Voorwaarde voor gebruik van kraanwater is wel dat de kraan eerst dertig seconden open moet staan voordat het op de wond gebruikt gaat worden. In plaats van kraanwater kan ook een fysiologische zoutoplossing (NaCl 0,9%) gebruikt worden.

Soms lukt het niet om de wondbodem goed te reinigen met alleen water en een gaasje. Dat kan bijvoorbeeld als er veel vuil in de wond zit bij een schaafwond of als het wondbeslag bij een gele wond erg hardnekkig is. In deze situaties zal een arts meestal kiezen voor het verwijderen van het beslag of vuil met een schaar en een pincet, maar ook kan hiervoor een steriel nagelborsteltje gebruikt worden. Een enkele keer wordt een wond nog 'uitgebruist' met een verse oplossing waterstofperoxide (H_2O_2). Daarna moet wel altijd goed nagespoeld worden met een fysiologische zoutoplossing.

Ontsmetten

De wond wordt ontsmet met een desinfectans. Dit is een stof die de vermenigvuldiging van ziektekiemen (bacteriën, virussen en schimmels) tegengaat. Belangrijke ongewenste effecten van het gebruik van desinfecteermiddelen zijn het ontstaan van een overgevoeligheidsreactie op de plaats van toediening of plaatselijke irritatie van de huid of het slijmvlies. Er zijn overigens ook aanwijzingen dat voor de meeste desinfecteermiddelen geldt dat ze de wondgenezing kunnen vertragen.

Welk desinfectans moet er worden gebruikt?

- Bij een insnijding van de huid wordt vooraf gedesinfecteerd met alcohol 70%. Hieraan kan 1% jodium of 0,5% chloorhexidine worden toegevoegd.
- Bij een insnijding van slijmvlies wordt gedesinfecteerd met 10% povidonjodium of 0,5% chloorhexidine in water.

- Bij desinfectie van schaafwonden, snijwonden, blaren, enzovoort, heeft een waterige chloorhexidineoplossing of povidonjodium de voorkeur.

Laat een opgebracht desinfectans altijd aan de lucht drogen. Pas als alles opgedroogd is, mag je ervan uitgaan dat het desinfectans goed gewerkt heeft.

Alcohol 70 en 95% (ethanol 70-90%) Alcohol werkt snel en heeft een sterk bacteriedodende en schimmeldodende werking (waarbij voor schimmels een wat langere inwerktijd geldt). De werking op virussen is echter gering en de werkzaamheid vermindert in aanwezigheid van bloed. Alcohol heeft slechts een kortdurende werking en wordt daarom meestal gecombineerd met een ander desinfectans (zoals chloorhexidine). Alcohol kan ook goed gebruikt worden voor handdesinfectie bij kleine ingrepen. De daarbij op den duur optredende uitdroging kan worden tegengegaan door toevoeging van 0,5-1% glycerol. Alcohol is geschikt voor desinfectie van huid en wondranden, maar mag niet in de wond zelf gebruikt worden vanwege de agressieve pijnlijke werking en het vertragend effect op de wondgenezing. Let erop dat alleen alcoholoplossingen met een RVG-nummer gebruikt mogen worden voor desinfectie. RVG staat voor Register Verpakte Geneesmiddelen.

Chloorhexidine Chloorhexidine is een bacteriedodende stof die werkzaam is tegen grampositieve en gramnegatieve bacteriën. Het wordt op de markt gebracht in zowel een waterige oplossing als in een alcoholische oplossing (chloorhexidineoplossingen in alcohol 0,5%). De alcoholische oplossing heeft een iets sterkere werking dan de waterige oplossing en heeft, vanwege de kortere opdroogtijd, de voorkeur bij desinfectie van de intacte huid. Chloorhexidine mag ook gebruikt worden tijdens de zwangerschap of het geven van borstvoeding. De werking van chloorhexidine wordt iets verminderd door organisch materiaal (zoals pus en bloed). De belangrijkste bijwerking van chloorhexidine is plaatselijke irritatie en, bij gebruik van de alcoholische oplossing, een schrale en droge huid. De alcoholische chloorhexidineoplossing is ongeschikt voor gebruik in de ogen.

Jodiumtinctuur Jodium is een sterk werkend desinfectans. Het is, in tegenstelling tot andere middelen, niet alleen werkzaam tegen bacteriën en schimmels maar ook tegen sporen en virussen. Voordeel van het desinfecteren met jodium is dat, door de verkleuring van de huid, goed gezien kan worden of alles gedesinfecteerd is. Nadelen van jodiumtinctuur zijn de slechte afwasbaarheid en het veroorzaken van pijn en irritatie bij toepassing op beschadigde huid. Andere nadelen van jodiumtinctuur zijn dat er nogal wat mensen allergisch voor zijn en dat het niet mag worden toegepast op slijmvliezen en ogen. Gebruik het alleen na toestemming van de arts bij mensen met schildklierproblemen, tijdens de zwangerschap en als er borstvoeding wordt gegeven.

Povidonjodium Povidonjodium heeft een antiseptische werking tegen vrijwel alle ziekteverwekkende bacteriën en schimmels. Na aanbrengen ontstaat een bruine kleur; de antiseptische werking blijft bestaan zolang deze bruine kleur zichtbaar is. De waterige povidonjodiumoplossing geeft, bij toepassing op de beschadigde huid, minder pijn dan de alcoholische joodtinctuur. Beide stoffen kunnen echter door de huid worden geresorbeerd. Daarom is voorzichtigheid geboden bij behandeling van grote beschadigde huidoppervlakken. Povidonjodium geeft, in tegenstelling tot jodiumtinctuur, zelden aanleiding tot allergische reacties en irritaties. Ook bij povidonjodium moet contact met de ogen worden vermeden en kan het beter niet tijdens de zwangerschap worden gebruikt, omdat het via de placenta invloed kan hebben op de schildklierfunctie van het ongeboren kind. Bij mensen met schildklierproblemen mag het alleen na toestemming van de arts gebruikt worden.

Let bij het gebruik van povidonjodium extra goed op de houdbaarheidsdatum omdat dit middel beperkt houdbaar is.

Natriumhypochloriet (EUSOL) Natriumhypochloriet wordt toegepast bij chronische zweren, zoals doorligwonden (decubitus) en het 'open been' (ulcus cruris venosum). Dit omdat het, naast een desinfecterende werking, tevens een losmakend en oplossend effect heeft op necrotisch weefsel. Bij gebruik als wonddesinfectans kan het de wondgenezing vertragen door beschadiging van nieuw gevormd bindweefsel.Voor gebruik moet het flesje goed geschud worden. Na de wondranden beschermd te hebben, wordt een doordrenkt gaasje in de wond aangebracht. Een verband met hypochloriet moet minimaal driemaal daags verwisseld worden.

Zilversulfadiazine Zilversulfadiazine heeft een bacteriedodende werking en wordt vrijwel uitsluitend gebruikt bij brandwonden. De crème wordt minimaal eenmaal per dag direct of met steriel gaas op de wond aangebracht in een laag van ten minste 2-3 mm. Bij verwijderen van het verband zie je bij wondcontrole de zilververkleuring (beetje grijs). Resten van de crème kunnen dan verwijderd worden met een steriel gaas met een fysiologische zoutoplossing. Een nadeel van zilversulfadiazine is dat de wond aan het zicht van de behandelaar wordt onttrokken. Het gebruik van zilversulfadiazinecrème is bij oppervlakkige brandwonden nog steeds omstreden. Er zijn namelijk ook aanwijzingen dat dit middel de pijn versterkt en de wondgenezing vertraagt. Zilversulfadiazine mag niet langer dan veertien dagen gebruikt worden. Vervelende bijwerkingen van zilversulfadiazine zijn jeuk, een branderig gevoel en pijn.

Bij de behandeling van kinderen met tweedegraads brandwonden wordt zilversulfadiazine ontraden. Producten zonder zilver hebben namelijk bij deze groep een kortere genezingsduur, verminderen de pijn en beperken het aantal verbandwisselingen.

Wondexcisie of wondtoilet

Bij de wondbehandeling maken we onderscheid tussen een wondexcisie (er is na reiniging een schone chirurgische wond ontstaan) en wondtoilet (de wond kan door omstandigheden niet helemaal gereinigd worden). Na een wondexcisie mag de wond primair gesloten worden. Na een wondtoilet wordt de wond meestal niet helemaal gesloten. Soms wordt de wond zelfs helemaal opengelaten. De kans op een wondinfectie is daarmee zelfs iets kleiner dan wanneer de wond gesloten zou worden; wel geeft dit van onderaf dichtgroeien een minder mooi litteken. In de meeste gevallen wordt echter na een wondtoilet de wond bijna helemaal gesloten met achterlaten van een wonddrain. Als drain kan een katheter gebruikt worden. Bij kleine wonden wordt er ook wel een klein reepje kunststof ('slipje') gebruikt, dat

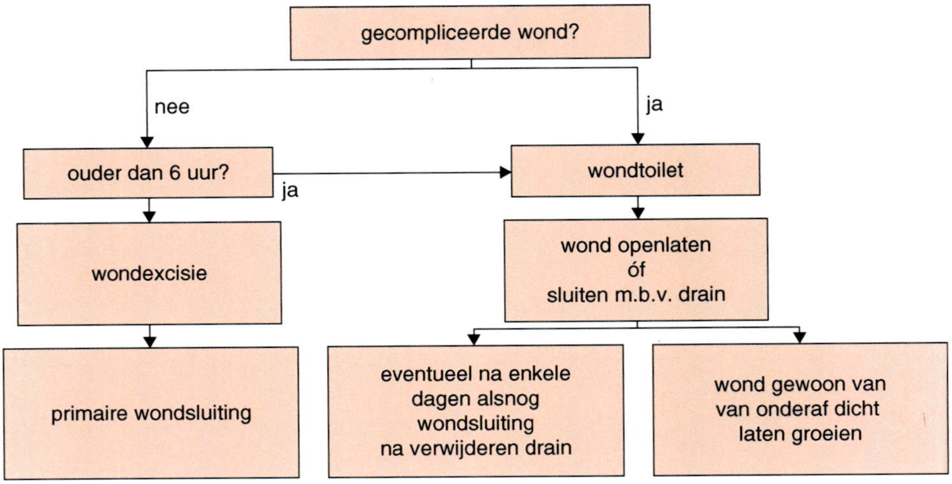

Figuur 6.2 Wondexcisie of wondtoilet.

deels in de wondbodem ligt en deels boven de huid uitsteekt. Op deze manier blijft het mogelijk dat wondvocht naar buiten kan worden afgevoerd. De drain wordt over het algemeen verwijderd als er alleen nog weinig helder wondvocht wordt afgevoerd.

Situaties waarin een wondexcisie niet mogelijk is, zijn bijvoorbeeld een gecompliceerde wond of een wond die ouder is dan zes uur (Friedrichse periode). De gedachte hierachter is dat pas na deze zes uur de bacteriën in de wond zich gaan vermenigvuldigen en zich verspreiden tot diep in de wondspleten. Als in zo'n situatie de wond helemaal gesloten wordt, kan er gemakkelijk een onderhuidse ontsteking ontstaan. Omdat het gelaat goed doorbloed is, wordt voor wonden in het gelaat meestal een periode van twaalf uur aangehouden. Op grond van recente onderzoeken wordt deze Friedrichse periode in de nabije toekomst mogelijk aanzienlijk verruimd.

Ook bij een gecompliceerde wond is een wondexcisie meestal niet mogelijk. We spreken van een gecompliceerde wond wanneer er meer beschadigd is dan huid, onderhuids vet- en bindweefsel en spierweefsel. Een voorbeeld is een wond met een blootliggende zenuw of pees; daar kun je uiteraard niet zomaar iets van afsnijden wat er vuil of beschadigd uitziet.

In figuur 6.2 is overzichtelijk het verschil tussen een wondexcisie en een wondtoilet weergegeven.

Plaatselijke verdoving

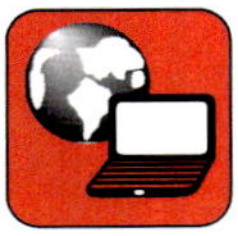

Protocol 43

Bij chirurgische ingrepen wordt meestal verdoofd met lidocaïne. Lidocaïne wordt geleverd in twee verschillende concentraties: 1% en 2%. Soms wordt lidocaïne gebruikt waaraan epinefrine (adrenaline) is toegevoegd. Door deze toevoeging ontstaat wat verkramping van de bloedvaten. Hierdoor werkt de verdoving iets langer en bloedt de wond wat minder.

Lidocaïne met epinefrine mag niet gebruikt worden in gebieden met maar enkele toevoerende bloedvaten (eindarteriën), omdat de doorbloeding van zo'n gebied

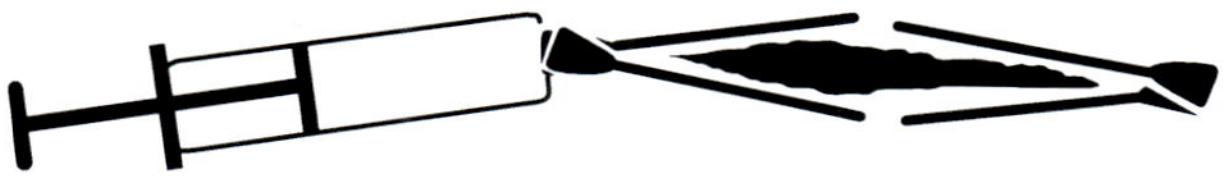

Figuur 6.3 infiltratieanesthesie met een veldblokkade

daardoor in gevaar kan komen. Voorbeelden van zulke gebieden zijn vingers, tenen, penis, neuspunt, oorlel en tepel. Omdat deze theoretische complicatie echter nog nooit in de praktijk gezien is, zijn er veel artsen die ook in gebieden met eindarteriën gebruik maken van de combinatie lidocaïne-met-epinefrine. Wel kan in die gevallen een uren durende onschuldige witte verkleuring van de vingers, tenen e.d. optreden. Andere contra-indicaties voor de lidocaïne-met-epinefrine zijn hartproblemen (ritmestoornissen, hartinfarct) en een te snel werkende schildklier. De inwerktijd van lidocaïne is 5 minuten en de werkingsduur is zonder toevoeging van epinefrine ongeveer een uur. Met epinefrine wordt de werkingsduur van lidocaïne verlengd tot ongeveer twee uur. Let erop dat de anesthesievloeistof op kamertemperatuur is, omdat het spuiten van een koude vloeistof extra pijnlijk is.

Dosering:

- De maximaal te gebruiken hoeveelheid lidocaïne zónder epinefrine is bij kinderen 4 mg per kilo lichaamsgewicht.
- Bij volwassenen is de maximaal te gebruiken hoeveelheid lidocaïne zónder epinefrine 200 mg. Als je een oplossing van lidocaïne 1% hebt, komt dat neer op maximaal 20 ml. Bij een oplossing van 2% is dat 10 ml.
- De maximale dosering van lidocaïne mét epinefrine is voor een volwassene 500 mg. Dat is 50 ml van een 1%-oplossing en 25 ml van een 2%-oplossing.

Bij kleine chirurgie in de huisartsenpraktijk wordt meestal gebruik gemaakt van een veldblokkade. Bij deze vorm van verdoving wordt het onderhuidse bindweefsel rond de (nog te maken) wond geïnfiltreerd met lidocaïne. Deze vorm van verdoving wordt daarom ook wel infiltratieanesthesie genoemd, zie figuur 6.3.

De naald wordt vanaf de punt van de wond met de wondrand mee, ingestoken. Na controle of de naald in een bloedvat zit door licht aan de zuiger trekken, wordt de naald al spuitend langzaam teruggetrokken. Het aantal prikgaatjes kan beperkt worden door de spuit, net voor de naald de huid verlaat, een klein beetje te draaien zodat hetzelfde aan de andere kant van de wond herhaald kan worden. Zo nodig wordt dit vanaf de andere punt van de wond herhaald.

Een bijzondere vorm van verdoving is de Oberst-anesthesie. Aan beide zijden van de basis van de vinger of teen worden de gevoelszenuwen met lidocaïne geblokkeerd. Het injecteren van de vloeistof is behoorlijk pijnlijk. Na de injectie wordt de vinger of teen in de loop van 5-10 minuten ongevoelig voor pijn. Met een rubberbandje (vastgezet met een Kocher) of een elastiek rond de basis van de vinger of teen kunnen daarbij de bloedvaten tijdelijk worden afgekneld. Hierdoor zal de wond niet of nauwelijks bloeden en zal de verdoving langer werken.

Bij patiënten met prikangst en kleine oppervlakkige ingrepen kan ook het gebruik van lidocaïne-prilocaïnecrème overwogen worden. Houd hier wel rekening mee bij het maken van de afspraak omdat deze crème een inwerktijd van 30 tot 45 minuten heeft. De verdovende crème mag overigens alleen maar gebruikt worden op intacte huid, slijmvliezen van de geslachtsorganen en open beenwonden (ulcura cruris).

Wondsluiting

Protocol 42

Hechtstrip en wondlijm Er zijn verschillende manieren om een wond te sluiten. Bij kleine wonden waar geen spanning op staat en die weinig bloeden, kan een hechtstrip al voldoende zijn. Bij wat grotere wonden waar geen of weinig spanning op staat, kan gebruik gemaakt worden van wondlijm, meestal in combinatie met hechtstrips. Met wondlijm kun je wondranden als het ware aan elkaar plakken. Voordeel is dat het veel sneller werkt dan met hechtingen en het niet verdoofd behoeft te worden. Wel kan het aanbrengen van de lijm wat prikkelen. Het is goed om dit, vooral bij kinderen, van tevoren aan te kondigen.

Voor het aanbrengen moet de huid schoon, droog en vetvrij zijn. De wondranden worden door druk van duim en wijsvinger naar elkaar toe gebracht. Dit kan overigens ook door in de lengterichting van de wond de uiteinden met duim en wijsvinger wat uit elkaar te trekken. Als de wondranden goed tegen elkaar aan liggen en eventueel nogmaals drooggedept zijn, wordt er een dun laagje lijm aangebracht bovenop de wond en de directe omgeving ervan. Zorg voor minimaal 5 mm overlap aan beide kanten van de wond (zie figuur 6.4). Let erop dat wondlijm niet (zoals bij houtlijm) tussen de te lijmen delen wordt aangebracht! Te veel aangebrachte lijm moet met de punt van een gaasje binnen vijftien seconden weggezogen worden.

De wondranden moeten tegen elkaar aangedrukt blijven tot de lijm uitgehard is (meestal tien tot dertig seconden; zie de bijsluiter). Breng na uitharden nog een tweede of derde laag aan. Ter versteviging worden er meestal tot slot nog enkele hechtstrips aangebracht. Ook kun je deze hechtstrips nog wat steviger vastplakken door aan de uiteinden ook wat wondlijm te gebruiken. Een methode om met wondlijm te werken op het behaarde hoofd is de 'hair apposition technique' (HAT, zie figuur 6.4). Hierbij worden de wondranden naar elkaar toegetrokken door aan beide kanten van de wond een stuk of vijf haren te pakken en deze rond elkaar te draaien. Op het 'knooppunt' van de haren wordt dan vervolgens wat wondlijm gedaan. Als het haar kort is, maar wel langer dan 1 cm, kan het ook gedaan worden door met bijvoorbeeld mosquitoklemmetjes de haren aan de uiteinden vast te houden.

Als wondlijm per ongeluk in een oog komt, moet er direct goed gespoeld worden met water. Op andere plaatsen kan het eenvoudig met wat aceton verwijderd worden. Instrueer de patiënt om zoveel mogelijk contact met de wond te vermijden. De gelijmde wond mag wel kortdurend nat worden (zoals bij douchen), maar langdurig watercontact mag niet (zoals bij zwemmen of baden). Na genezing van de wond zal de wondlijm vanzelf afvallen.

Staplers Staplers zijn een soort nietjes die met een speciaal huidnietapparaat worden aangebracht. Voordeel van het werken met staplers is dat het sneller gaat dan

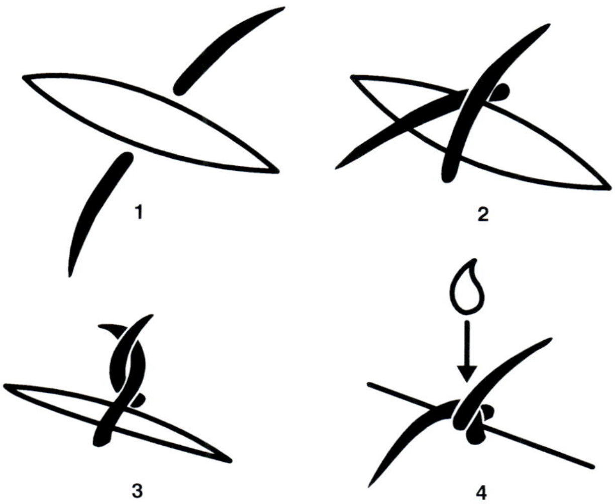

Figuur 6.4 'Hair apposition technique'.

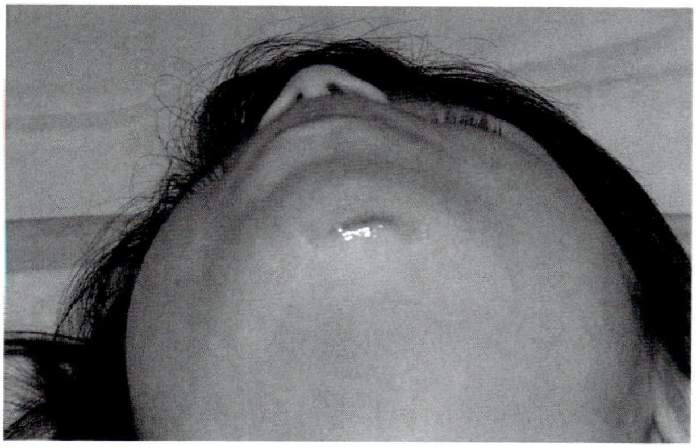

Figuur 6.5 Wondsluiting met wondlijm (Self Care Decisions, LLC, Copyright 2000-2011).

met hechtdraad. Nadelen zijn de kosten en een gemiddeld iets lelijker litteken. Staplers worden vooral in de tweedelijnsgezondheidszorg gebruikt. De staplers worden verwijderd met een speciale staplerverwijdertang.

Er zijn twee soorten huidnietapparaten in de handel. In de eerste plaats zijn er apparaten met een apart magazijn voor de nietjes (zie figuur 6.6), waarbij het huidnietapparaat vele malen opnieuw gesteriliseerd kan worden. Let erop dat dit niet geldt voor de huidnietmagazijnen. Deze moeten na gebruik, ook al zijn nog niet alle nietjes gebruikt, altijd bij het afval gedeponeerd worden.

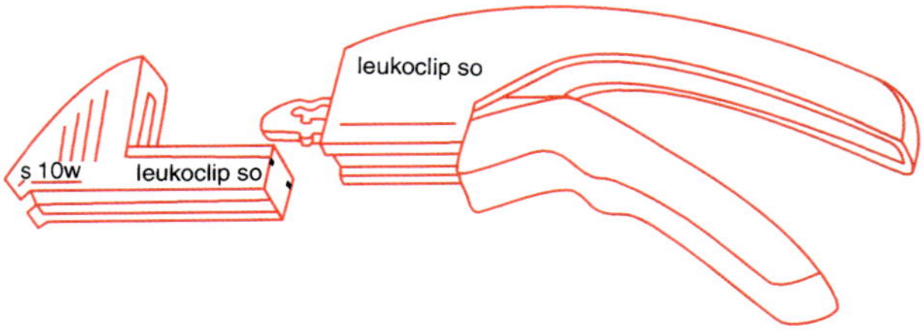

Figuur 6.6 Staplertang.

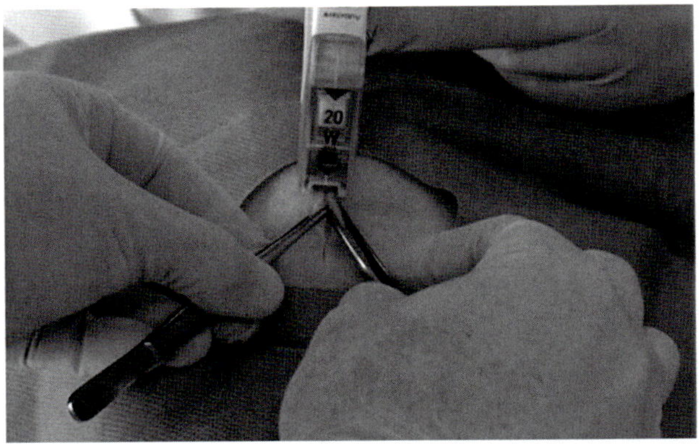

Figuur 6.7 Wondranden tegen elkaar aan duwen met twee chirurgische pincetten.

Daarnaast zijn er ook complete disposable huidnietapparaten in de handel. Deze zijn voor eenmalig gebruik en kunnen niet opnieuw gesteriliseerd worden.

Bij het plaatsten van de nietjes worden de wondranden met twee chirurgische pincetten iets omhoog getrokken en tegen elkaar aangeduwd. Een alternatief is om de beide wondranden met één groter chirurgisch pincet omhoog te trekken en tegen elkaar aan te duwen (zie figuur 6.7).

Hechtdraad In de huisartsenpraktijk wordt vrijwel uitsluitend gebruik gemaakt van atraumatisch hechtdraad zoals afgebeeld in figuur 6.8. Dat wil zeggen dat de naald onlosmakelijk verbonden is met de hechtdraad.

Er zijn veel verschillende soorten hechtdraad in de handel. Zo wordt er onderscheid gemaakt tussen onoplosbaar en oplosbaar hechtdraad. Dit laatste heeft als voordeel dat de hechtingen niet verwijderd hoeven te worden, doordat ze na verloop van tijd oplossen en door het lichaam worden afgevoerd. Daarnaast is hechtdraad ook in vele dikten leverbaar; van heel dun (6-0) tot heel dik (2-0). Voor het gezicht wordt meestal 5-0 gebruikt, voor armen, benen en het behaarde hoofd 4-0 en voor wonden waarop spanning staat (zoals boven gewrichten) 3-0. Ter vergelijking: weefsellijm heeft een sterkte die ongeveer overeenkomt met een 5-0 hechtdraad. Zoals

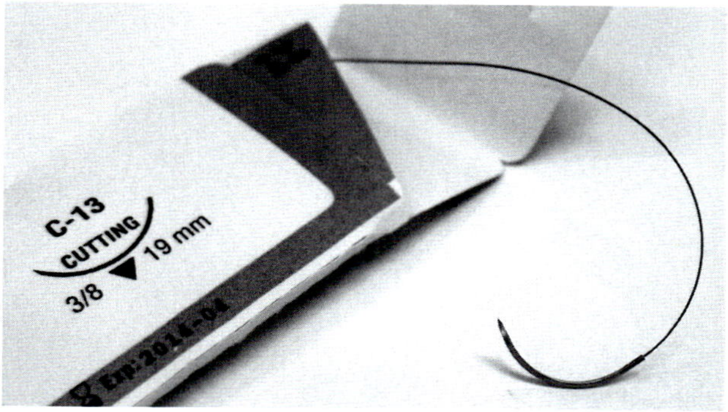

Figuur 6.8 Atraumatische hechtdraad.

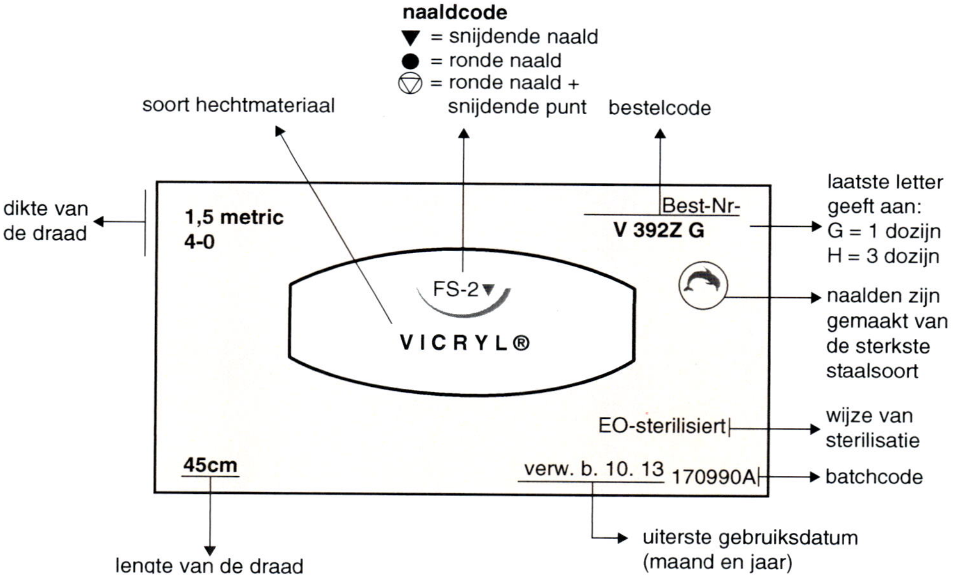

Figuur 6.9 Op de verpakking van hechtdraad is veel informatie te vinden.

te zien in figuur 6.9 is er veel informatie over de hechtdraad en de naald te vinden op de verpakking.

Het is een misvatting dat een dunne draad altijd een mooier litteken geeft. Een dunne draad kan, doordat deze kan insnijden, zelfs uiteindelijk een lelijker litteken geven. Belangrijk is dus dat altijd de juiste dikte gekozen wordt.

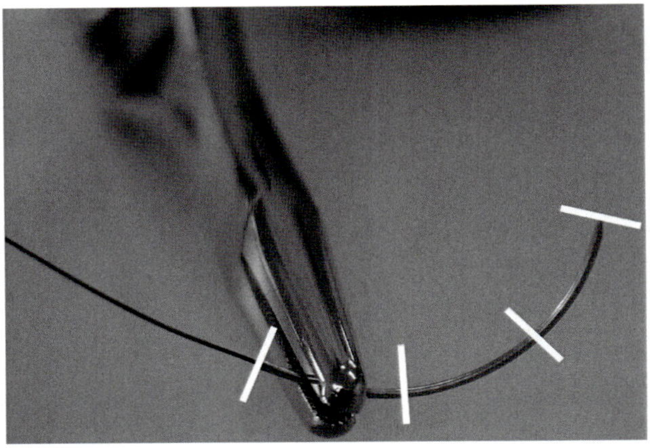

Figuur 6.10 Naald vastpakken met de naaldvoerder.

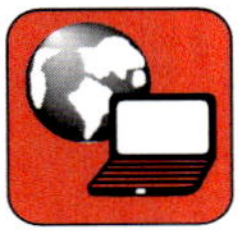

Protocol 44

Hechten van een wond

Verdeel de naald denkbeeldig in drie stukken en pak de naald met de naaldvoerder op ongeveer de helft van het eerste derde deel van de overgang tussen de draad en de naald (zie figuur 6.10).

Houd de naaldvoerder, indien mogelijk, vast met de wijsvinger op het scharnier (‘het slot’) om beter sturing aan de naald te kunnen geven. Trek de wondrand vanuit de wond met één kant van het chirurgisch pincet iets omhoog (zie figuur 6.11). Door het pincet op deze manier als een klein wondhaakje te gebruiken, ontstaat de minste weefselschade. Verdeel de wond in tweeën en begin middenin met het plaatsen van de eerste hechting.

Zet de naaldpunt loodrecht op de huid op een afstand van ongeveer 3 tot 5 mm van de wondrand. Hoe dieper de wond, des te groter moet de afstand tot de wondrand zijn. Als de wond echter dieper is dan 5 mm kan het nodig zijn het onderhuidse weefsel eerst apart te hechten met oplosbaar hechtdraad alvorens de huid te hechten. Zorg er altijd voor dat de naald door de bodem van de wond gaat zodat er geen holle ruimte kan ontstaan onder de hechting waarin later een stolsel kan ontstaan (zie figuur 6.12).

Steek de naald vloeiend met een draaiende beweging in en laat de naald z’n natuurlijke kromming volgen. Op deze manier blijft de naald steeds loodrecht op de insteekopening staan. Vanuit de wondrand wordt hierbij met het pincet tegendruk gegeven.

Pak de naald in de wond op met het pincet en trek de naald samen met voldoende draad door. De naald mag niet met de hand vastgepakt worden om prikaccidenten te voorkomen.

Pak de naald weer over met de naaldvoerder en steek deze op dezelfde diepte in de tegenoverliggende wondrand en draai de naald door de huid heen naar buiten. Geef hierbij tegendruk op de huid met het uiteinde van het pincet. Bij kleine ondiepe wonden is het overigens ook mogelijk de beide wondranden in één keer te doorsteken.

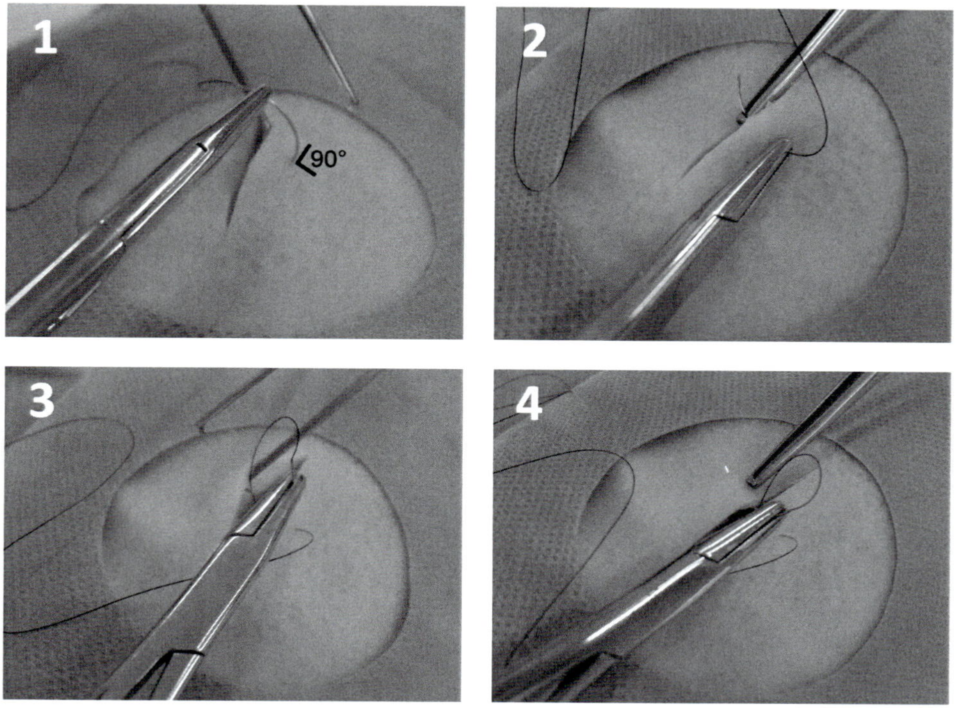

Figuur 6.11 Positie naaldvoerder en pincet.

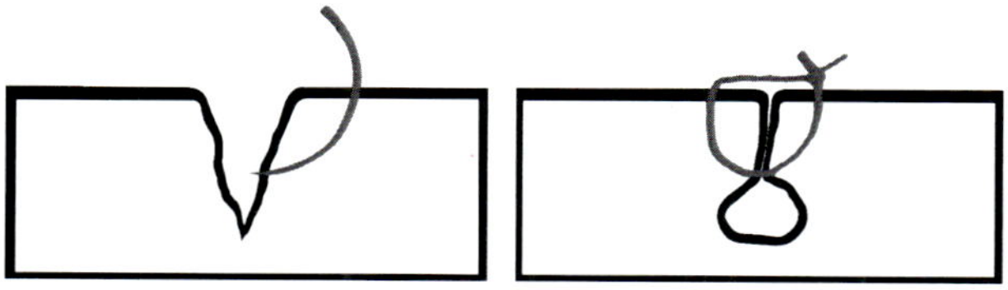

Figuur 6.12 Bij onvoldoende diep hechten kan er onder in de wond ruimte ontstaan voor bijvoorbeeld een stolsel.

Pak hier de naald weer over met het pincet en trek de naald en draad zover door dat er aan de andere kant van de wond ongeveer drie cm draad uit blijft steken.

Sla met de hand de draad twee keer om de naaldvoerder en pak daarna met de bek van de naaldvoerder het uiteinde van het draadje dat drie cm uit de huid steekt. Maak een knoop door de hand en de naaldvoerder in tegengestelde richting uit elkaar te bewegen.

Sla de draad vervolgens eenmaal in tegengestelde richting om de naaldvoerder en maak opnieuw een knoop. Voor de derde en laatste chirurgische knoop wordt de draad in dezelfde richting als bij de eerste knoop eenmaal om de naaldvoerder geslagen. Trek daarna de knoop strak naar een zijkant van de wond. Houd het korte uiteinde van de draad vast met de naaldvoerder, sla het lange eind over de bek van de naaldvoerder heen en duw het met de wijsvinger tegen de zijkant van de naaldvoerder aan. Met de andere hand kunnen nu de beide draden in één keer doorgeknipt worden op ongeveer 5 mm van de huid af. Zie ook figuur 6.13.

Verdeel nu steeds de resterende delen van de wond in tweeën en maak daar op dezelfde manier staande hechtingen tot de afstand tussen de hechtingen 3 tot 5 mm is. Zorg ervoor dat alle knopen aan dezelfde kant van de wond komen te liggen (zie figuur 6.14).

Bijzondere hechttechnieken:

- Een Donati-hechting kan gebruikt worden bij wat diepere worden of bij wonden waar veel spanning op de wondranden staat. De eerste insteek is ver van de wondranden af, waarna een tweede insteek dichter bij de wondranden gemaakt wordt. Zie figuur 6.15.
- Een doorlopende staande hechting werkt makkelijk en snel, maar heeft als nadeel dat, omdat je niet in het midden begint, de wondranden ten opzichte van elkaar scheef uit kunnen komen met een lelijk litteken als gevolg.
- Een doorlopende intracutane hechting geeft een mooi resultaat bij spanningsloze wonden waar een minimaal litteken zonder steekgaten gewenst is. Vaak zal hierbij een oplosbare hechtdraad gebruikt worden.

De doorlopende hechtingen kunnen gefixeerd worden met schuifknopen, daarbij wordt aan weerszijden een lusje geknoopt met behulp van de naaldvoerder. Eventueel kan de trekkracht van de hechting vergroot worden door deze hechttechniek te combineren met steristrips. Nadeel van een doorlopende hechtdraad is dat, bij een ontsteking van een klein deel van de wond, bijna altijd de hele hechtdraad verwijderd moet worden. Bij enkelvoudige hechtingen kan in zo'n situatie volstaan worden met het weghalen van 1 of 2 'staande' hechtingen.

Keuze van wondbedekker

Een droge wond hoeft in principe niet afgedekt te worden. Toch raden we aan om dat wel te doen in verband met mogelijke schadeclaims over kleding als er toch nog bloed of wondvocht vrij mocht komen.

Een gehechte wond kan prima worden afgedekt met een gewone pleister of een gaasje met een fixatiepleister. Wel kan bij vingers en tenen ter bescherming beter gekozen worden voor het vastzetten van het gaasje met een verband. Een oppervlakkige rode wond (zoals een schaafwond of ontvelling) kan, na reiniging en ontsmetting, worden bedekt met een indifferent vetgaas. Indifferent betekent in dit geval dat er geen actieve stoffen (zoals een antibioticum) aan het verband zijn toegevoegd. Soms kan het handig zijn om te kiezen voor een wondfolie of een hydrocolloïd, omdat men met deze (duurdere) wondbedekkers zelfs kan douchen en zwemmen. Als de wond helemaal droog is en er een korst gevormd is, hoeft er in principe geen verband meer op. Als dat om bepaalde redenen (bescherming of cosmetische redenen) toch gewenst is, kan gekozen worden voor een pleister of een gaasje.

Als het om een diepe rode of een gele wond gaat waar veel wondvocht uitkomt, wordt eerst de wond gereinigd en worden de wondranden beschermd met een barrièrefilm (huidbeschermer), zoals een dun laagje zinkolie. In de wondbodem kan

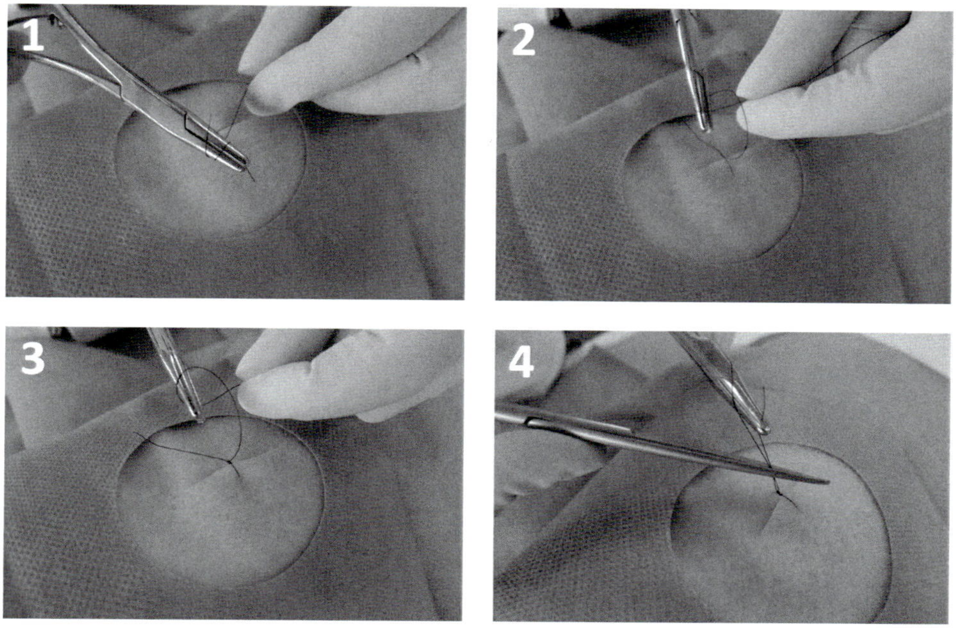

Figuur 6.13 Hechten op de naaldvoerder.

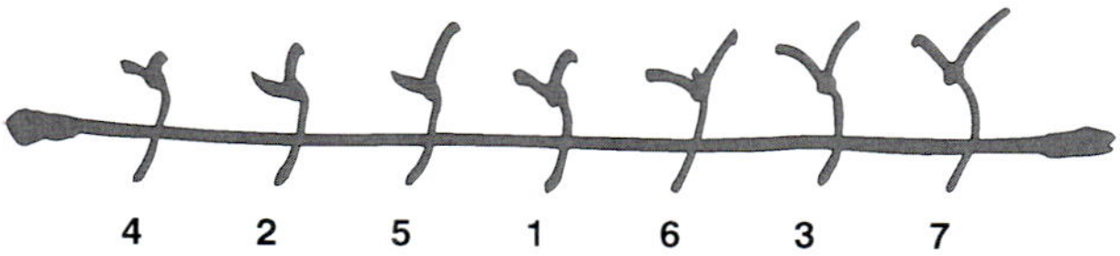

Figuur 6.14 Hechtvolgorde.

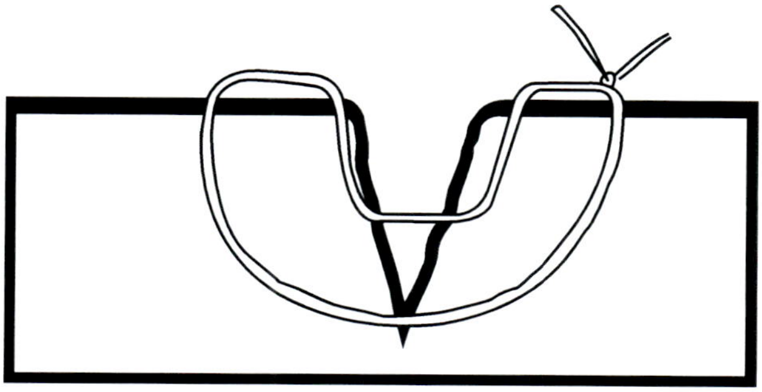

Figuur 6.15 Donati-hechting.

dan een indifferent vetgaas worden aangebracht, met daarop uitgeknepen natte gazen. Deze gazen worden vooraf nat gemaakt in een fysiologische zoutoplossing. Ten slotte kan de wond dan met een droog verband worden afgedekt. Dit verband moet, afhankelijk van de hoeveelheid door de wond geproduceerd vocht, twee- tot viermaal per dag verwisseld worden. Bij de verbandwisseling kunnen de resten zinkzalf op de wondranden verwijderd worden met sesamolie of zoete olie. Een duurder alternatief voor dit alles is het toepassen van hydrogels of alginaten.

Nazorg

Na de ingreep moet de wond verbonden worden en krijgt de patiënt informatie. Deze informatie betreft in ieder geval:

- vangnetadvies (wanneer moet de patiënt tussentijds weer contact opnemen);
- wat mag er bij pijn gebruikt worden;
- wanneer mag de patiënt weer douchen of in bad gaan;
- wanneer moet het verband verwisseld worden en hoe moet dat gedaan worden;
- wanneer moet de patiënt terugkomen voor wondcontrole en/of het verwijderen van de hechtingen.

Het is normaal dat de wond de eerste uren na de ingreep meer pijn gaat doen, doordat de verdoving uitgewerkt raakt. Bij pijn mag paracetamol gebruikt worden, volgens de normale dosering. Er moet echter contact opgenomen worden als de pijn de komende dagen niet minder wordt of blijft toenemen. Dat geldt ook voor de situaties waarin de wond roder wordt, er geelgroen wondvocht uitkomt of als er koorts ontstaat.

Leg de patiënt uit dat de wond in twee tot drie dagen dichtgaat en dat het litteken in vijf tot tien dagen wordt gevormd.

Als de patiënt wil, mag er 24 uur na de wondsluiting kort gedoucht worden. Dit moet zo kort mogelijk en zeker niet langer dan tien minuten omdat dat kan leiden tot verweking van de wond. Met in bad gaan kan het best gewacht worden tot de hechtingen verwijderd zijn.

In principe hoeft een gesloten wond niet bedekt te worden. Dit vermindert het infectierisico niet. Bovendien kan het verwijderen of verwisselen van het verbandmateriaal bij wonden extra pijn veroorzaken.

Bij oppervlakkige wonden moet de patiënt geadviseerd worden om de wond minimaal drie maanden te beschermen tegen zonlicht.

Hechtstrips moeten over het algemeen vijf tot tien dagen blijven zitten. Voor draadhechtingen geldt dat deze in het gezicht meestal na vijf dagen worden verwijderd, op andere plaatsen doorgaans na zeven tot veertien dagen. Pas na drie tot zes weken (afhankelijk van de plaats) is de wond echter trekvast.

Verslaglegging

Na iedere wondverzorging moet er een verslag in het medisch dossier worden opgenomen. Vermeld hierin in ieder geval:
- de plaats van de wond;
- de grootte van de wond:
  - gebruik hiervoor zonodig een centimeter en vergeet niet deze na afloop te desinfecteren;
- het aspect van de wond, beschrijf:
  - kleur volgens het WCS-model;
  - de vochtigheid van de wond;
  - de geur van de wond;
  - hoe de wondranden eruitzien;
  - of er sprake is van een infectie;
- de ingestelde behandeling (incl. het gebruikte verbandmateriaal);
- de met de patiënt gemaakte afspraken over pijnstilling, wondverzorging en controle.

Hechtingen verwijderen

Protocol 34

Je kunt hechtingen verwijderen met een stitch-cutter (deze moet na afloop direct in de naaldencontainer), onthechtingsschaar of chirurgische schaar. Het maakt niet veel uit welk instrument je kiest; dit is afhankelijk van persoonlijke voorkeur. Verwijder het bedekkende verband en inspecteer de wond. Soms is het verband helemaal verkleefd geraakt met de hechtingen en de wond. Meestal helpt het dan om het bedekkende verband een minuut of dertig te laten weken in handwarm water. Als de wond er na het verwijderen van het verband ontstoken uitziet of op sommige plaatsten niet goed gesloten is, laat dan eerst de arts de wond beoordelen voordat je de hechtingen verwijdert.

Doe schone, niet-steriele handschoenen aan. Echter, wanneer je niet met je handen in contact komt met de wond en hechtingen (de 'no touch-techniek') mag je de hechtingen ook verwijderen zonder handschoenen te dragen.

Desinfecteer de wond. Pak de tweede hechting met een pincet vast bij de knoop en licht deze zoals afgebeeld in figuur 6.16 iets op. Knip of snij de hechting zo dicht mogelijk op de huid door. Haal de tweede hechting voorzichtig uit de huid en leg deze op een gaasje. Ga zo door met alle even hechtingen. Doe daarna hetzelfde met alle oneven hechtingen en desinfecteer tot slot de wond nogmaals. Als de wond openbarst tijdens het verwijderen van de hechtingen, ga dan niet verder, maar laat eerst de arts ernaar kijken. Na het verwijderen breng je meestal een droog verband aan (gaas of pleister) omdat de wond nog wat kan bloeden uit de gaatjes van de hechtingen. Na een dag mag de patiënt dit verband verwijderen en hoeft er geen verband meer op.

Hoe een Donati-hechting verwijderd moet worden, kun je zien in figuur 6.17. Natuurlijk moet ook daarbij de hechting zo dicht mogelijk bij de huid doorgesneden of geknipt worden.

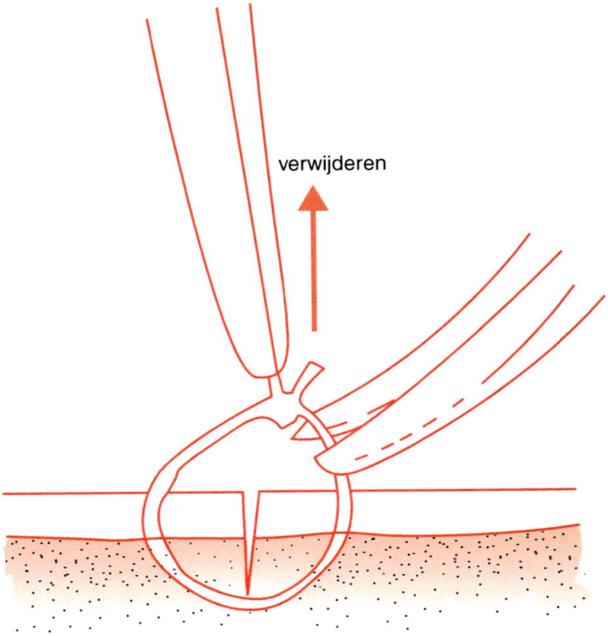

Figuur 6.16 Hechting verwijderen.

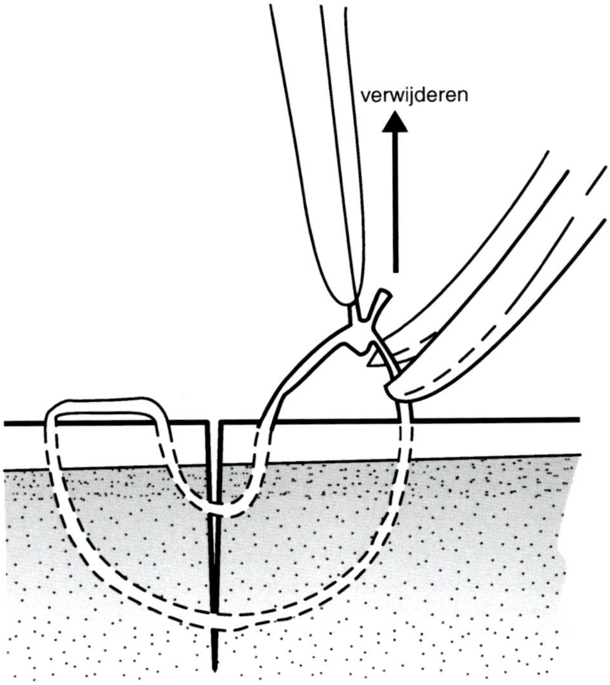

Figuur 6.17 Verwijderen van een Donati-hechting.

Vooral bij chirurgische ingrepen in het ziekenhuis wordt ook wel een 'doorlopende' hechting gebruikt. Deze is dus maar op twee plaatsen (aan begin en eind) geknoopt. Hier moet je, als er onoplosbaar hechtdraad gebruikt is, alle lusjes stuk voor stuk doorknippen en daarna één voor één verwijderen.

6.3 Bijzondere wonden en tetanus

Bijtwond en steekwonden

Het probleem bij bijt- en steekwonden is dat aan de buitenkant moeilijk te zien is hoe diep de wond is en dat de wond altijd besmet is met ziektekiemen. Vooral bijtwonden zijn hierom berucht. Bij deze wonden is er vaak ook sprake van kneuzing van het onderhuidse weefsel, waardoor de doorbloeding en dus de genezing verstoord worden. Beide wonden hebben daarom ook een sterk verhoogde kans op het ontstaan van een wondontsteking. In sommige gevallen kan het daarom zelfs nodig zijn om preventief een antibioticumkuur voor te schrijven.

Omdat bij zowel bijt- als steekwonden een wondexcisie vrijwel niet mogelijk is, worden ze vaak (gedeeltelijk) opengelaten. De patiënt moet na behandeling instructie krijgen om het verwonde lichaamsdeel zo mogelijk hoog te leggen en contact op te nemen bij tekenen die kunnen wijzen op een infectie (zoals toename van pijn, geelgroen wondvocht, zwelling, roodheid, koorts). Daarnaast is er bij deze wonden kans op een tetanusbesmetting. Controleer of een extra vaccinatie noodzakelijk is. Denk er ten slotte aan dat ook het stappen in een spijker tot de steekwonden gerekend wordt.

Brandwonden

Bij brandwonden wordt onderscheid gemaakt in eerstegraads, oppervlakkige tweedegraads, diepe tweedegraads en derdegraads brandwonden. Eerstegraads en oppervlakkige tweedegraads brandwonden genezen over het algemeen zonder complicaties en zonder een litteken achter te laten. Bij diepe tweedegraads en derdegraads brandwonden is de kans daarop echter veel groter.

De eerste hulp bij brandwonden bestaat uit zo snel mogelijk koelen, gedurende minimaal tien minuten, met bij voorkeur lauw, zacht stromend water. Gebruik geen koud water om onderkoeling van de patiënt te voorkomen (onderkoeling kan overigens ook makkelijk optreden als een kind helemaal onder de lauwe douche staat). Bij een chemische verbranding moet er altijd minimaal 45 minuten gekoeld worden. Dit is zelfs nog belangrijk om te doen als er al enige tijd verstreken is na de verbranding.

Als doktersassistent krijg je vooral te maken met eerstegraads en oppervlakkige tweedegraads brandwonden. Bij eerstegraads brandwonden is een verkoelend (nat) verband meestal voldoende. Dit kan de patiënt zelf aanleggen, bijvoorbeeld met een natte theedoek. Eventueel kan een huidverzachtende indifferente crème gebruikt worden. Genezing zal over het algemeen binnen een week plaatsvinden. Oppervlakkige tweedegraads brandwonden kunnen op diverse manieren behandeld worden. In de huisartsenpraktijk zal een kleine tweedegraads brandwond meestal behandeld worden met een vetgaas, afgedekt met een laag hydrofiel of absorberend verband.

Het vetgaas kan gewoon op de wond blijven zitten tot het bij genezing vanzelf loslaat. De laag hydrofiel of absorberend verband kan eenmaal in de drie tot vijf dagen verwisseld worden. Een alternatief is het gebruik van een (duurdere) hydrocolloïd wondbedekker.

Een patiënt met een eerstegraads of oppervlakkige tweedegraads brandwond moet ten slotte instructie krijgen om contact op te nemen als er geelgroen vocht uit de wond komt, de wond roder en pijnlijker wordt, er koorts ontstaat of als de brandwond na tien dagen nog niet genezen is. Laat de patiënt sowieso na een dag voor controle komen als de brandwond tweedegraads is en/of groter is dan een muntstuk van twee euro. Denk eraan dat bij tweede- en derdegraads brandwonden tetanusprofylaxe nodig kan zijn.

Wonden met corpus alienum

Als er in een (schaaf)wond een corpus alienum (zoals vuil, een steentje of glassplinter) achterblijft, kan dit leiden tot ontsteking en lelijke littekenvorming. Om dit te voorkomen, moet een wond grondig gereinigd worden, door deze uit te borstelen met een desinfecterende zeepoplossing. Door in één richting met matige kracht over het wondoppervlak te borstelen, kan het vuil verwijderd worden. Vuil dat blijft zitten, kan eventueel met een (splinter)pincet opgepakt worden. Vooral het uitborstelen kan pijnlijk zijn voor de patiënt. Verdoven met een lidocaïnespray kan enige verlichting geven. Na het uitborstelen moet de wond nagespoeld worden met een fysiologische zoutoplossing (NaCl 0,9%). Ook bij dit soort wonden bestaat een verhoogd risico op besmetting met de tetanusbacterie. Controleer daarom altijd of de patiënt nog een herhalingsvaccinatie nodig heeft.

Tetanus

Tetanus is een ernstige ziekte die wordt veroorzaakt door *Clostridium tetani*, een staafvormige bacterie die goed groeit in plaatsen zonder zuurstof (zoals aarde, uitwerpselen of straatvuil). Bij tetanus staan spierkrampen op de voorgrond. Vaak zijn deze het eerst te merken door slikpijn en kaakkramp. Later gaan alle spieren meeverkrampen (bij helder bewustzijn) en kan uiteindelijk de dood intreden door verstikking of circulatiestilstand. Omdat de gevolgen van tetanus zo ernstig kunnen zijn, is deze aandoening in Nederland opgenomen in het vaccinatiebeleid. Bij deelname aan dit landelijke vaccinatieprogramma, krijgt een kind rond z'n negende jaar de laatste standaardvaccinatie tegen tetanus. Omdat deze vaccinatie helaas geen levenslange bescherming biedt, is het soms nodig om een herhalingsvaccinatie (booster) te geven. Dit is nodig als de laatste vaccinatie langer dan tien jaar geleden gegeven is bij:
- wonden die niet helemaal schoongemaakt kunnen worden;
- diepe wonden (zoals steek-, bijt- en schotwonden);
- wonden met intern veel stolsels of veel dood weefsel;
- tweede- en derdegraads brandwonden.

Bij een vieze wond moet(en) de injectie(s) bij voorkeur zo snel mogelijk gegeven worden. Dit geldt zeker voor personen die nog nooit gevaccineerd zijn. Bij het geven

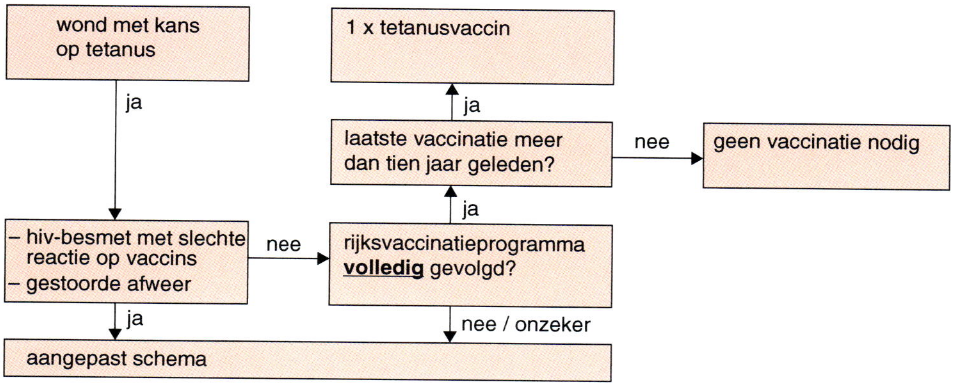

Figuur 6.18 Schema voor tetanusvaccinatie.

van alleen een herhalingsvaccinatie wordt 24 uur na de verwonding nog als een veilige termijn geschouwd.

In de meeste gevallen volstaat het geven van een herhalingsvaccinatie, maar soms is het nodig om een hele kuur te geven. In dat geval wordt begonnen met zowel het toedienen van het vaccin als het serum (mag niet in hetzelfde lichaamsdeel!). Eén maand en zeven maanden na de eerste injectie wordt er dan nogmaals een herhalingsvaccinatie gegeven.

Een schema dat in de meest voorkomende gevallen gebruikt kan worden, is opgenomen in figuur 6.18.

Handig om te weten

- Het vaccin en serum worden met diverse afkortingen aangeduid. Het vaccin (de onwerkzaam gemaakte gifstof van de tetanusbacterie) als tetanusvaccin of als (tetanus)toxoïd. Het serum (kant-en-klare antistoffen tegen tetanus) als tetanusserum, antitetanusserum (ATS) of (menselijk) antitetanusimmuunglobuline. Dit laatste wordt ook wel afgekort als (MA)TIG.
- Sommige artsen geven bij een booster voor zwangeren de voorkeur aan het DTP-vaccin boven het tetanusvaccin, omdat het DTP-vaccin geen thiomersal bevat. Ook bij mensen die verre reizen overwegen, kan dit de voorkeur hebben. Dat scheelt namelijk een DTP-booster bij de volgende reizigersvaccinatie.
- Zuig het serum altijd langzaam op met een dikke naald, om schuimvorming te voorkomen. Als er namelijk schuimvorming ontstaat bij tetanusserum, is dat erg moeilijk weer uit de spuit te krijgen.
- Na een verwonding is de maximaal zinvolle toedieningstermijn voor tetanusserum drie weken.

6.4 Kleine chirurgie

Bij de kleine chirurgische handelingen kan de doktersassistent verschillende taken hebben. Vóór de ingreep het klaarzetten van materialen, tijdens de ingreep in gesprek blijven met de patiënt en assisteren, en na de ingreep nazorg en het verwijderen van hechtingen.

Materialen klaarzetten

Protocol 33

Bij de chirurgische ingrepen wordt altijd gebruik gemaakt van steriel instrumentarium op een steriel veld. Dit kan een kant-en-klare steriele set of een zelf samengestelde set zijn. Een steriel veld wordt meestal gemaakt met steriele doeken. Ook de binnenkant van de verpakking van de steriele set, de verpakking van de instrumenten of de verpakking van gazen kan overigens worden gebruikt als steriele ondergrond voor instrumenten. Voor het klaarzetten van een steriel veld heb je één of twee steriele doeken en twee steriele pincetten of korentangen nodig. De tweede steriele doek gebruik je alleen als het steriele veld na het klaarzetten niet direct gebruikt wordt. Voordat het steriele veld gemaakt wordt, moet eerst de oppervlakte van de tafel gedesinfecteerd worden met bijvoorbeeld alcohol 70%.

Maak de verpakking van een van de steriele doeken open en pak met een steriel pincet een punt van de steriele doek beet. Neem afstand en trek met gestrekte arm de steriele doek met het pincet uit de verpakking. Laat de steriele doek openvallen (soms moet je het pincet hierbij even op en neer bewegen) en pak aan de lange zijde met het tweede pincet de andere punt beet. Zorg ervoor dat je de absorberende kant van je afhoudt en dat deze kant nergens tegenaan komt. Breng, terwijl je de doek aan de twee pincetten vasthoudt, de steriele doek achter het tafeltje en laat deze er rustig op zakken door de doek naar je toe te trekken (van achteren naar voren). Als je het goed gedaan hebt, ligt de absorberende kant nu boven. De verschillende stappen zijn afgebeeld in ◘ figuur 6.19.

Je kunt nu met een steriele korentang de benodigde instrumenten en materialen op de tafel klaarleggen. Als de steriele tafel niet direct gebruikt wordt, moeten de instrumenten en materialen met de tweede steriele doek worden afgedekt. Dit gebeurt op dezelfde manier als de eerste doek, alleen wordt nu de doek van je af over de steriele tafel heen gelegd (van voren naar achteren).

Basispakket voor kleine chirurgie

- mesheft;
- mesjes (al naar gelang de voorkeur van de arts; meestal nummer 10, 11 of 15);
- chirurgisch en anatomisch pincet;
- prepareerschaar;
- naaldvoerder;
- rechte spits-stompe schaar;
- mosquitoklem of doekenklem;
- spuit, naalden en lidocaïne (al dan niet met epinefrine);
- desinfectans (alcohol 70%, chloorhexidine 1% of povidonjood);

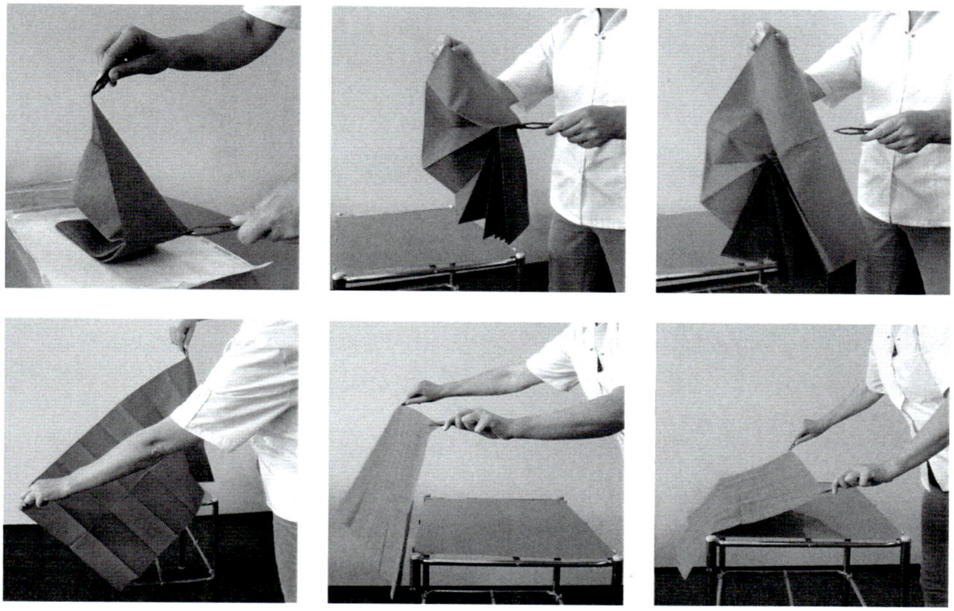

Figuur 6.19 Steriel veld maken.

- hechtmateriaal;
- verbandmateriaal (voor het verbinden na de ingreep en voor het deppen van vocht of bloed tijdens de handeling);
- handschoenen (steriel en/of niet-steriel);
- eventueel een steriele gatdoek;
- naaldencontainer;
- emmer of bekken met desinfectans voor gebruikte instrumenten.

Dit basispakket kan eventueel worden aangevuld met andere instrumenten voor een specifieke ingreep of handeling (zie tabel 6.1).

De (verrijdbare) steriele tafel met instrumenten moet onder handbereik van de arts zijn tijdens de ingreep. Zorg ook dat de materialen die niet op de steriele tafel hoeven te liggen, bij de assistent onder handbereik zijn. Denk hierbij aan het aanvullen van deppers en gazen, het aanreiken van de hechtdraad, enzovoort. Zet alles op een handige plaats, zodat er zo min mogelijk gelopen hoeft te worden.

In gesprek blijven met de patiënt

Je taken bij de begeleiding van de patiënt hangen af van de afspraken die zijn gemaakt over de taakverdeling tussen arts en assistent. In ieder geval zal je taak bestaan uit het de patiënt op zijn gemak stellen. Tijdens de ingreep is het daarom goed om met de patiënt in gesprek te blijven. Zeker als een patiënt erg angstig is, vermindert

Tabel 6.1 Extra instrumentarium

Wat wordt er behandeld?	Kenmerken	Extra benodigde instrumenten en materialen
Abces of furunkel	Een abces is een met pus gevulde holte omgeven door een abceswal van afweercellen. We spreken van een furunkel (steenpuist) als er een abces ontstaat in een haarzakje.	Chloorethylspray, scherpe lepel, materiaal voor drainage (tampongaas of een kunststof slip), splitkompres
Unguis incarnatus	Een unguis incarnatus of ingegroeide teennagel komt vooral voor bij de grote teen en is meestal het gevolg van verkeerd nagelknippen en/of te nauwe schoenen.	Elastiek of tourniquet (afbindband), twee klemmen volgens Kocher, scherpe lepel, wattenstokjes, fenoloplossing 88%, alcohol 70%, steristrips, eventueel nagelextractietang.
Paronychia of panaritium	Een panaritium ('fijt') is een zich steeds verder uitbreidende ontsteking aan de buigzijde van een vinger. Een paronychia is een ontsteking van de nagelriem of nagelwal.	Elastiek of tourniquet (afbindband), arterieklemmetje (gebogen, met tandjes), klem volgens Kocher.
Atheroomcyste	Een atheroomcyste is een al dan niet ontstoken zwelling van een talgklier als gevolg van een verstopte afvoergang. Ze komen vaak op het hoofd en dan vooral achter de oorlellen voor.	Verzendset voor weefselonderzoek, huidpotlood of chirurgische markeerstift, wondhaakje of -spreider, bij een ontstoken atheroomcyste ook materiaal voor drainage (tampongaas of een kunststof slip).
Lipoom	Een lipoom is een goedaardig vetgezwel dat zich net onder de huid bevindt. Soms groeien ze vrij diep naar binnen. Ze kunnen overal voorkomen, maar worden het meest gezien in de nek, op de rug en op de schouders.	Wondhaakje of -spreider, verzendset voor weefselonderzoek.
Fibroom of papilloom	Fibromen en papillomen zijn goedaardige gezwellen die uitgaan van bindweefsel. Ze worden veel gezien bij ouderen in de hals en onder de oksels en borsten.	Verzendset voor weefselonderzoek, elektrocauter.
Naevus	Een naevus is een goedaardig huidgezwel dat in de meeste gevallen uitgaat van pigmentcellen. De meest voorkomende naevus is de moedervlek (naevus naevocellularis).	Verzendset voor weefselonderzoek, wondhaakje of -spreider, huidpotlood of chirurgische markeerstift.
Waterwratten	Waterwratjes zijn kleine ronde bultjes met vaak bovenop een kleine indeuking. Ze worden veroorzaakt door een virus en zijn vooral bij kleine kinderen erg besmettelijk. Meestal wordt er geen behandeling ingesteld, omdat ze in principe vanzelf overgaan. Soms worden ze bevroren met vloeibare stikstof of weggeschraapt met een scherpe lepel.	Kleine scherpe lepel.
Chalazion of hordeolum	Een acute pijnlijke ontsteking van een klier van Meibom wordt een hordeolum genoemd. Deze kan overgaan in het chronische pijnloze chalazion. De klieren van Meibom zitten in de oogleden, net aan de binnenzijde van de wimpers. Ze zorgen voor een dun vetlaagje op het traanvocht.	Chalazionklem, scherpe lepel (2 mm), minim met oxybuprocaïne, tuberculinespuitje.

de ervaren pijn als de patiënt wordt afgeleid. Daarnaast heeft de arts hierdoor ook meer gelegenheid om zich goed op de ingreep zelf te concentreren.

Let tijdens de ingreep ook op non-verbale reacties van de patiënt. Een van pijn vertrokken gezicht of een verkramping van de hand kan een aanwijzing zijn dat de verdoving nog onvoldoende heeft ingewerkt of al bijna uitgewerkt is. Tevens is het belangrijk om tijdens de ingreep te letten op aanwezige ouders of begeleiders. Het komt regelmatig voor dat ze van de spanning bijna of helemaal flauwvallen. Als iemand aangeeft het erg warm te hebben of een bleek gezicht heeft waar de zweetdruppels op staan, laat hem dan direct op de grond gaan zitten, met het hoofd tussen de knieën.

Assisteren

Als de arts extra materialen nodig heeft, moet je die steriel aangeven. Dit kunnen instrumenten zijn, maar ook injectievloeistoffen (verdoving), spoelvloeistoffen, hechtdraad of verbandmaterialen. Dit aangeven doe je op het moment dat het nodig is. Kijk vooral goed op de verpakking, er staat vaak duidelijk op hoe je die moet openen. Doe dit altijd rustig en trek niet te hard. Maak eventueel de nog ingepakte steriele instrumenten vanuit de folieverpakking gedeeltelijk open en sla de flappen om, zodat de arts het instrument er aan het handvat uit kan pakken. Denk eraan dat, als je instrumenten van de steriele tafel wilt aangeven, je zelf ook steriele handschoenen aan moet hebben.

In een aantal gevallen zal de arts vragen om te assisteren bij de ingreep zelf. Op aanwijzingen van de arts moet je bijvoorbeeld met een wondhaakje de wond openhouden, bloed deppen uit het operatiegebied of hechtingen afknippen. Belangrijk is om tijdens een ingreep mee te denken (anticiperen). Wat is een geschikt moment om even wat bloed weg te deppen, welk instrument zal er als volgende nodig zijn, enzovoort. Dit laatste vereist echter een ingewerkt team en zal daarom vooral goed lukken als er veel bij dezelfde arts geassisteerd wordt.

Bij het doorknippen van hechtdraad kun je wat beter sturen met de schaar als je je wijsvinger op het scharnier houdt. Daarnaast kun je met de andere hand de 'kniphand' begeleiden, om trillen tegen te gaan.

6.5 Verbandtechnieken

Met de moderne verbandmaterialen is het niet meer nodig om voor ieder verband een andere techniek te gebruiken. Door een beperkt aantal verbandtechnieken aan te leren, ben je in staat elk lichaamsdeel op een goede wijze te verbinden. Verbanden kunnen worden aangelegd om:

- wondbedekkers te fixeren;
- druk uit te oefenen (zoals bij bloedingen of verstuikingen);
- geneesmiddelen onder occlusie (afdekking) toe te dienen;
- bewegingen te beperken (gips, tape);
- de circulatie te ondersteunen (zoals bij ambulante compressietherapie).

Het doel van het verband bepaalt de techniek en het materiaal dat je gebruikt. Omdat er echter bij elk verband meerdere wegen zijn die naar Rome leiden, moet er in de praktijk telkens opnieuw bedacht worden hoe iets verbonden moet worden. Daarbij zullen vaak meerdere oplossingen verdedigbaar zijn. Wat je uiteindelijk kiest, heeft te maken met wat je bij wie wilt verbinden. Wil de patiënt er bijvoorbeeld mee douchen, werken of sporten? Is de patiënt allergisch voor bepaalde verbandmaterialen? Uiteraard hangt je keuze ook af van welke materialen in de praktijk voorradig zijn. Ten slotte is het goed om rekening te houden met de kosten van het verband en het gemak waarmee het kan worden aangelegd; tijd is namelijk ook geld.

Algemene aandachtspunten

Goede informatie en een juiste (werk)houding zijn twee belangrijke aandachtspunten bij het aanleggen van een verband. Door de patiënt goed te informeren over het doel en de functie van het verband, zorg je ervoor dat de patiënt actief kan meewerken aan de behandeling. Tijdens het aanbrengen van het verband zorg je ervoor dat de patiënt een comfortabele en ontspannen houding kan aannemen, waarbij de patiënt de spieren van het te verbinden lichaamsdeel niet hoeft aan te spannen. Voor jezelf zorg je ook voor een ontspannen en makkelijke (ergonomische) werkhouding, waarbij je jezelf zo min mogelijk belast. In de praktijk betekent dit dat je in ieder geval gebruik moet maken van een hoog-laagkrukje of -stoel voor jezelf, en in de ideale situatie ook een hoog-laagbehandeltafel (liefst met elektrische bediening) voor de patiënt. Omdat veel praktijken niet overal beschikken over een in hoogte verstelbare behandeltafel, kun je ook gebruik maken van bijvoorbeeld een kussen om een lichaamsdeel op de juiste hoogte te brengen.

Zwachtels aanbrengen

Bij het aanbrengen van een zwachtel zorg je ervoor dat je in de rol kijkt en in de richting van het afrollen van de zwachtel. Een zwachtel leg je in principe aan van distaal naar proximaal, dus naar het hart toe. Hierdoor wordt de veneuze circulatie ondersteund en voorkom je stuwing in het verbonden lichaamsdeel. Verwijder altijd sieraden voordat je een lichaamsdeel gaat verbinden.

Het begin van de zwachtel leg je schuin naar binnen (zie figuur 6.20), waardoor dit bedekt wordt door de tweede en derde slag. Hiermee voorkom je het loslaten van het begin van het verband.

Werk nauwkeurig, dus voorkom plooien en openingen in de zwachtel en leg het verband met de juiste spanning aan. Een te los aangelegd verband zal afzakken en een te strak aangelegd verband geeft kans op stuwing. Zorg voor een gelijkmatig aangelegd verband. Dat betekent dat de diverse windingen elkaar steeds evenveel (meestal voor twee derde deel) overlappen. Ook dit zorgt voor een gelijkmatige drukverdeling van de zwachtel en voorkomt dat het verband los gaat zitten. Als je een tweede zwachtel nodig hebt, omdat de eerste te kort is, leg dan de tweede zwachtel voor ongeveer een halve winding onder de eerste, herhaal deze winding eenmaal en ga dan verder met verbinden.

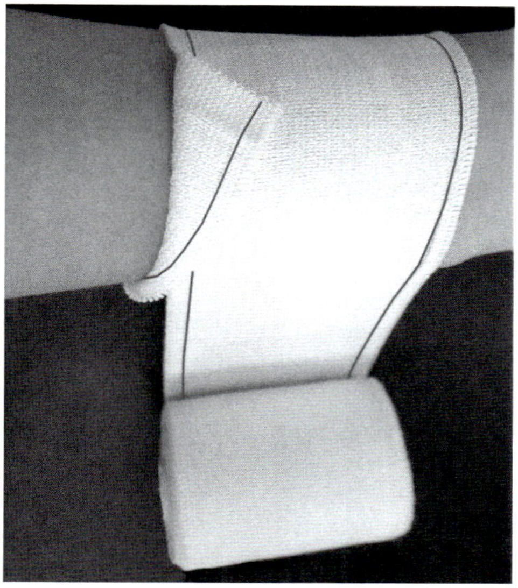

Figuur 6.20 Begin van de zwachtel fixeren.

Denk altijd vanuit de functie van het verband

Denk altijd goed na bij het aanbrengen van een zwachtel. Zorg dat het begin van de zwachtel bijvoorbeeld niet onder de voetzool zit, zodat de patiënt er bij het lopen geen last van heeft. Ook bij het aanleggen van een elastische zwachtel na een enkeldistorsie (verzwikking) is het goed om logisch na te denken. Bij een rechterenkel begin je bovenop de voet en rol je af met de klok mee naar binnen toe. Op deze manier zal de zwachtel aan de buitenkant van de voet (de kant waar de enkelbanden beschadigd zijn) van beneden naar boven worden aangetrokken en zo de functie van de banden steeds ondersteunen. Bij een verzwikking van de linkerenkel rol je vanaf de bovenkant van de voet juist tegen de klok in naar binnen toe, om hetzelfde effect te bereiken.

Fixeer een verband niet op de huid, maar altijd op het verband zelf. Dit doe je door te eindigen met een circulaire winding en deze vast te zetten met een fixatiepleister. Om de circulatie goed te houden, mogen de fixatiepleisters nooit circulair worden aangebracht. Fixeer een verband niet op de aangedane zijde van het lichaamsdeel, maar altijd aan de tegenovergestelde zijde. Dit om eventuele ongewenste druk op de wond zoveel mogelijk te voorkomen. Als het kan, zorg je ervoor dat de vingers of tenen vrij blijven, zodat je de circulatie kunt controleren.

Windingen

Bij het zwachtelen maken we gebruik van vier standaardwindingen. Dat zijn respectievelijk de circulaire winding, de spiraalwinding en de achtvormige winding, zoals afgebeeld in figuur 6.21, en de recurrente winding, zoals te zien in figuur 6.22. Met deze vier windingen kun je vrijwel alle zwachtelverbanden aanleggen.

Circulaire winding De circulaire winding gebruik je om verbandmateriaal vast te zetten aan het begin en eind van het verband. Bij een circulaire winding bedekt elke winding de voorgaande winding volledig. Het begin van de zwachtel wordt schuin naar binnen gevouwen, om losraken te voorkomen.

Spiraalwinding De spiraalwinding gebruik je bij cilindervormige en taps toelopende lichaamsdelen (zoals armen, benen en romp). Iedere winding overlapt de voorgaande winding voor twee derde deel. Bij taps toelopende lichaamsdelen (zoals onderarm en onderbeen) gebruik je de spiraalwinding alleen bij elastische verbandmaterialen; bij niet-elastische verbandmaterialen gaat het verband loszitten.

Achtvormige winding De achtvormige winding gebruik je voor het verbinden van gewrichten. Hierbij maak je beurtelings een slag onder en boven het gewricht, in de vorm van een acht. Door deze manier van verbinden kan de patiënt het gewricht blijven bewegen.

Recurrente winding De recurrente winding gebruik je voor het zwachtelen van lichaamsuiteinden (zoals hoofd, hand, vinger, voet of stomp). Hierbij wordt het verband heen en weer, dus van voor naar achter, over elkaar heen aangebracht. Daarna wordt het verder met spiraalwindingen vastgezet.

Controle CSM

Na het aanbrengen van een verband controleer je altijd de CSM. Deze letters staan voor circulatie, sensibiliteit en motoriek.

Circulatie Als je aan de distale zijde (de kant die het verst van het hart af is) van een verband stuwing of een blauwe verkleuring ziet ontstaan, kan dat betekenen dat de circulatie belemmerd is. Een te strak aangelegd verband kan daarvan de oorzaak zijn. Je kunt de circulatie controleren door de capillaire refill te testen. Door op de nagel of huid te drukken, druk je het bloed uit de capillairen (haarvaten). Als je vervolgens loslaat, moeten de capillairen zich weer snel vullen. Als deze vulling vertraagd is, is de circulatie belemmerd. Eventueel kun je de capillaire refill vergelijken met een niet-verbonden lichaamsdeel.

Sensibiliteit De sensibiliteit (het gevoel) controleer je door dit na te vragen bij de patiënt. Als deze last heeft van tintelingen, kan dit een signaal zijn van een te strak verband. Gevoelloosheid kan een teken zijn van een beknelde zenuw. Dit is te controleren door met de punt van een pen of schaar over het lichaamsdeel te strijken en te vragen of de patiënt dat voelt.

Motoriek Vraag altijd of de patiënt het verbonden lichaamsdeel nog kan bewegen. Bij verbonden voeten en handen moet de patiënt de tenen en vingers nog kunnen bewegen. Ook hier kan een gestoorde motoriek wijzen op een foutief aangelegd ver-

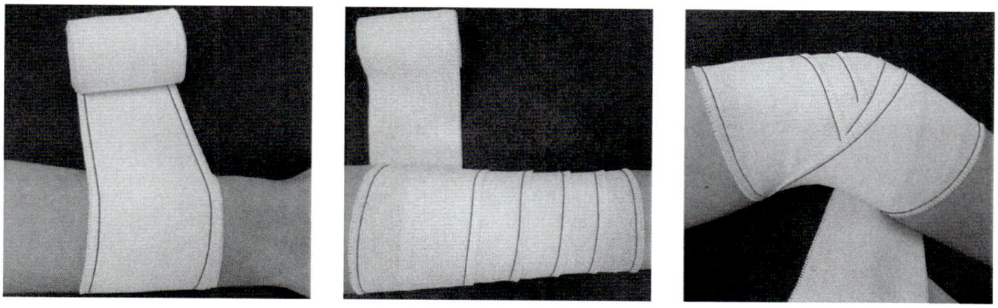

Figuur 6.21 Van links naar rechts: circulaire, spiraal en achtvormige winding.

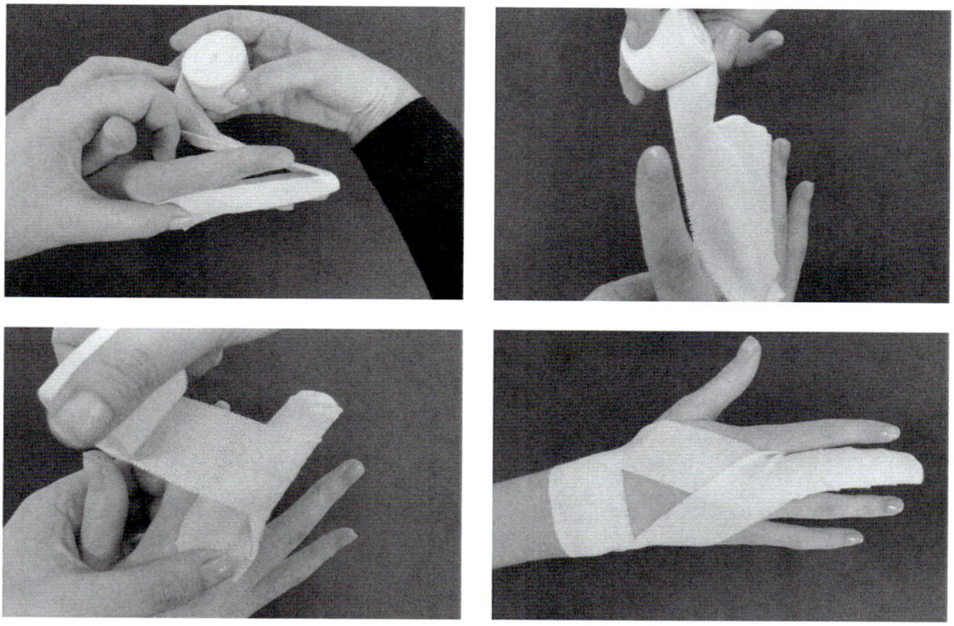

Figuur 6.22 Recurrente winding.

band. Bij een aantal verbanden (tape, gips) zul je juist een aantal bewegingen willen beperken. Als er dan nog beweging mogelijk is, zit het verband niet goed.

Bijzondere verbanden

Immobiliserend verband Bij een immobiliserend verband krijgt het verbonden lichaamsdeel absolute rust. Alle bewegingen worden onmogelijk gemaakt. Fracturen vormen het bekendste toepassingsgebied. De verbanden worden ook gebruikt bij ontwrichtingen, verstuikingen en het corrigeren van standafwijkingen (zoals een spitsvoet). Naast het klassieke gips is er kunststof gips (synthetic cast). Dit is een kunststof met ongeveer dezelfde eigenschappen als gips. Het voordeel van

kunststof is dat het aan de buitenkant nat mag worden en relatief weinig weegt. Kunststof gips is verkrijgbaar in vele kleuren. Na het aanbrengen van een gipsverband krijgt de patiënt instructies van de gipsverbandmeester over het gebruik ervan. Er zijn speciale hoezen verkrijgbaar bij de apotheek, die het mogelijk maken om met een gipsverband te douchen. Het nadeel is dat deze vrij duur zijn en soms toch nog lekken.
Patiënten met een gipsverband klagen dikwijls over jeuk onder het gips. Daar is helaas weinig tegen te doen. Een patiënt mag zeker niet gaan 'krabben' met een breinaald of andere materialen, omdat de kans op verwondingen onder het gips vrij groot is. In de apotheek zijn spuitbussen te koop met een poeder dat de jeuk enigszins kan verlichten.

Een bijzonder immobiliserend verband is het malletspalkje (zie ◘ figuur 6.23). Deze is in verschillende maten leverbaar en wordt gebruikt voor een mallet finger (ook wel hamervinger of baseball finger genoemd). Bij dit letsel is het strekpeesje dat vastzit aan het laatste vingerkootje (al dan niet met een stukje bot) afgescheurd. De oorzaak is het ergens achter blijven haken met de distale vingerkootje. Dit kan bijvoorbeeld gebeuren bij het opmaken van het bed. Gevolg is dat de patiënt de vinger in het laatste kootje niet meer kan strekken. Meestal wordt gekozen voor de conservatieve behandeling, waarbij gedurende een week of zes een malletspalkje gedragen moet worden. Recidieven kunnen ontstaan als de patiënt de vinger in de periode na het verwijderen van de spalk te veel belast.

Tapeverband Tapeverbanden worden veel gebruikt om de beweeglijkheid van een lichaamsdeel te beperken. Tape is een niet-elastische kleefpleister. Je kunt het zowel in de lengte als in de breedte makkelijk scheuren. Tapeverbanden kunnen zowel preventief als curatief gebruikt worden. Preventieve tapeverbanden kom je vooral tegen bij sporters. Om blessures te voorkomen wordt vóór de inspanning (training of wedstrijd) een tapeverband aangebracht dat na de inspanning weer verwijderd wordt. Meestal leert de fysiotherapeut of sportverzorger de sporter het tapeverband zelf aan te brengen. Vooral sporters die al eens een letsel hebben gehad, gebruiken preventieve tapeverbanden. Daarbij wordt vrijwel alleen tape gebruikt zonder onderbandage.

Curatieve tapeverbanden worden aangelegd om een letsel te behandelen. Voor gebruik als onderbandage bij curatieve tapeverbanden zijn er elastische kleefpleisterzwachtels. Doordat de zwachtels op elkaar en op de huid kleven, is verschuiven van deze zwachtel bijna onmogelijk. Hierdoor kan de zwachtel ook langere tijd (meestal twee weken) blijven zitten.

Netverband Netverbanden zijn elastische verbanden met een netachtige structuur. Een netverband is eenvoudig en snel aan te brengen. Het is vooral geschikt voor plaatsen waar verband snel los gaat zitten, zoals rond de gewrichten. Ook kun je het goed gebruiken op plaatsen waar een verband moeilijk aan te brengen is, zoals rond het hoofd. Het kleeft niet aan de huid, dus allergische reacties komen nauwelijks voor. Dit maakt het netverband vooral geschikt voor mensen met een gevoelige huid. Naast netverbanden zijn er elastische buisverbanden. Deze zijn gladder dan een netverband en wat moeilijker aan te brengen.

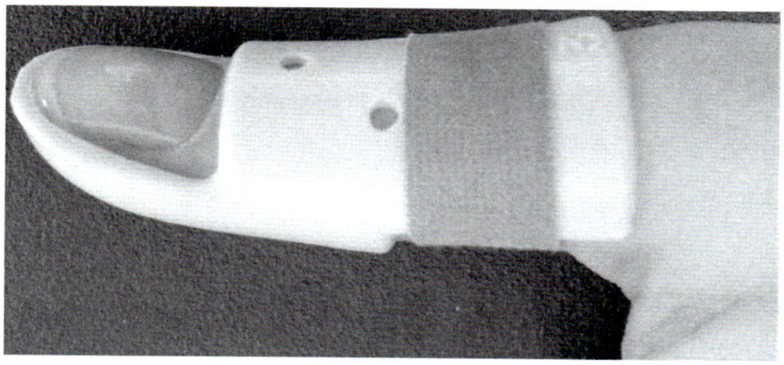

Figuur 6.23 Malletspalkje.

Voor het aanleggen van een netverband bestaan er twee methoden. Bij de eerste methode schuif je een stuk netverband van de goede diameter en lengte over het te verbinden lichaamsdeel. Als je een netverband aan het eind van een lichaamsdeel moet aanbrengen, doe je dat volgens de tweede methode. Je neemt een stuk netverband van de goede diameter en circa tweemaal de lengte van het te verbinden lichaamsdeel. Je schuift de helft van het netverband over het lichaamsdeel, draait het deel van het netverband dat nog uitsteekt een hele slag en vervolgens schuif je de tweede helft binnenstebuiten over het lichaamsdeel (zie figuur 6.24).

Je kunt bij elk netverband openingen aanbrengen voor lichaamsdelen die vrij moeten blijven. Bij een hoofdverband kun je bijvoorbeeld gaten aanbrengen voor de neus, ogen, mond en oren. Bij een handverband kun je gaten aanbrengen voor duim en vingers. Wees erop bedacht dat de gaten die je in een netverband knipt altijd groter worden dan je denkt. Begin dus met kleine gaatjes; je kunt ze altijd ruimer maken. Breng een netverband liever niet aan op een plaats waarop veel druk rust. Bij mobiele patiënten blijkt een netverband aan de voet niet prettig te lopen. Bij mensen die veel aan tafel zitten, blijkt een netverband aan de onderarm problemen te geven.

Oogverband Een oogkompres (eyepad) breng je met hypoallergene pleisters over het oog aan. De pleisters breng je dakpansgewijs aan. De randen van het verband moeten zo goed mogelijk aansluiten. Omdat het verband ook wat moet kunnen ventileren, mag het niet helemaal afgeplakt worden met pleisters. Let er bij het aanbrengen van de pleisters op dat er geen trekkracht op de mondhoek mag worden uitgeoefend. De mond moet dus, na het aanbrengen van het oogverband, nog vrij kunnen bewegen. Ook een bril moet overigens nog normaal opgezet kunnen worden.

Drukverband Een drukverband kan worden gebruikt bij verstuikingen en ontwrichtingen, om steun te geven aan het gekwetste lichaamsdeel en om zwelling te voorkomen of zoveel mogelijk te beperken. Ook bij bloedingen wordt een drukverband gebruikt; het dient dan om de bloeding te stelpen. Een wonddrukverband wordt meestal wat strakker aangelegd dan een steunend drukverband. Bij een drukverband kun je gebruik maken van synthetische watten in combinatie met een niet-elastische zwachtel (zoals een Cambric® zwachtel). Om extra druk uit te oefenen, kun je synthetische watten ook combineren met een elastische zwachtel (zoals een

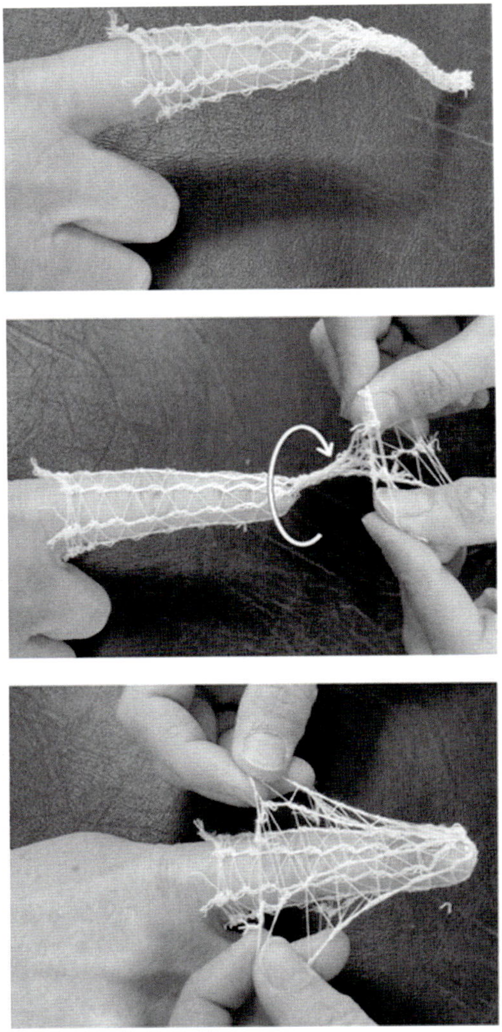

Figuur 6.24 Aanbrengen van een netverband aan het eind van een lichaamsdeel.

ideaalzwachtel) die je vrij strak aanlegt. Om insnoeren van de zwachtel te voorkomen, moet de drukverdelende laag (de synthetische watten) aan beide zijden 1 cm onder de zwachtel uitsteken.

Voor behandeling waarbij druk wordt uitgeoefend (compressietherapie) wordt onderscheid gemaakt tussen zwachtels met een lange rek en zwachtels met een korte rek. De zwachtels met een lange rek hebben een elasticiteit van circa 180%. Deze zwachtels hebben een lage werkdruk en een hoge rustdruk. Daardoor zijn ze vooral geschikt voor langdurige compressie bij het behandelen van oedemen of veneuze insufficiëntie, waarbij het aangedane lichaamsdeel slechts weinig beweging heeft. De zwachtels met een korte rek hebben een elasticiteit van 50% tot 100%. Hierdoor ontstaat een hoge werkdruk en een lage rustdruk. Ze zijn vooral geschikt voor compressietherapie bij een mobiele patiënt met een 'open been' (ulcus cruris). Vooral tijdens

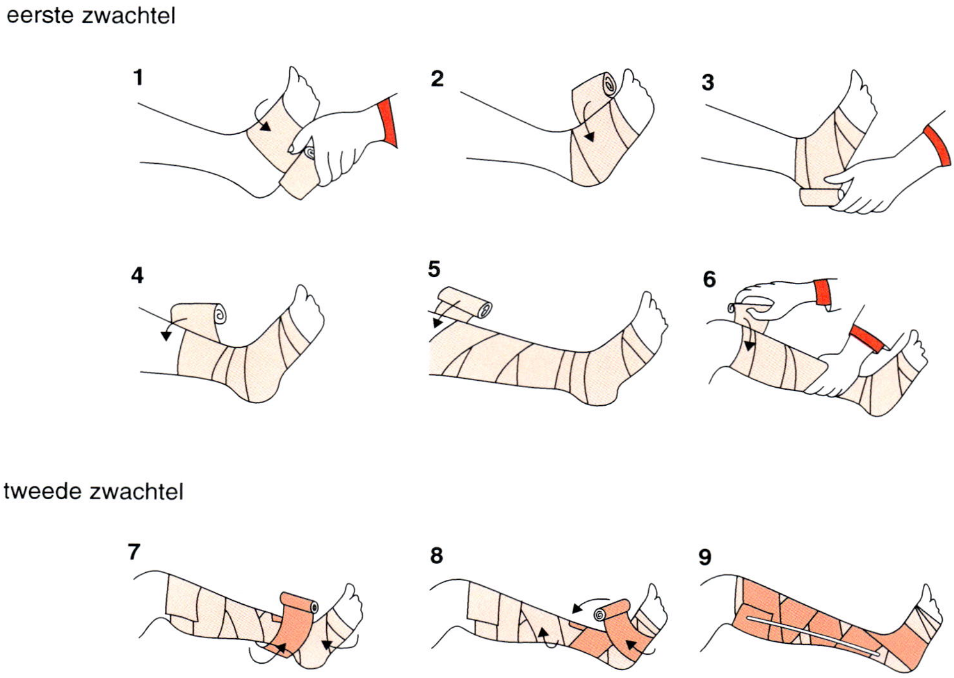

Figuur 6.25 Compressieverband met korterekzwachtels (bron: ,Bij de NHG-Standaard Ulcus cruris venosum', in: *Huisarts en Wetenschap, 53*(6), juni 2010, p. 334).

het lopen zorgt het verband voor de noodzakelijke ondersteuning van de circulatie. Deze zwachtels met korte rek worden ook wel gebruikt voor steungevende verbanden.

Ulcus cruris Het 'open been' (ulcus cruris) wordt veroorzaakt door slechte bloedafvoer vanuit de benen (chronische veneuze insufficiëntie) en is meestal gelokaliseerd in de buurt van de binnen- of buitenenkel. De klachten van de patiënt ten gevolge van het ulcus kunnen sterk variëren. Houd er rekening mee dat veneuze ulcera ook erg pijnlijk kunnen zijn. Bij een ongecompliceerd ulcus cruris venosum is compressietherapie met korterekzwachtels (zie figuur 6.25) de behandeling van eerste keuze. Een niet-elastisch compressieverband verbetert namelijk de veneuze bloedstroom en bevordert daarmee de wondgenezing. Daarom moet het verband de grootste druk ontwikkelen aan de voet vanaf de tenen, waarna de druk in de richting van de knie gelijkmatig moet afnemen.

Protocol 35

Bij veel wondvocht en oedeem wordt het verband in het begin dagelijks verwisseld. Zodra de benen slank gezwachteld zijn en het ulcus duidelijk gaat genezen, neemt de zwachtelfrequentie af naar tweemaal per week. Een niet-elastisch compressieverband blijft in principe dag en nacht zitten. Let op: zwachtels met lange rek en elastische kousen moeten 's nachts juist worden verwijderd, vanwege de grote druk tijdens rust. Korterekzwachtels geven echter alleen een grotere druk bij beweging.

Bij de behandeling van het ulcus cruris is van belang dat:

- het dode weefsel altijd goed verwijderd wordt (bij voorkeur met pincet en schaar);
- er lokaal geen antiseptische middelen gebruikt worden;

- de wond wordt schoongemaakt door de douche of met in schoon kraanwater gedrenkte gazen;
- de ulcusranden beschermd worden met een barrièrecrème of zinkolie;
- het veneuze ulcus behandeld wordt afhankelijk van wondfase (rood, geel of zwart); veelal zullen daarbij moderne wondbedekkers gebruikt worden, omdat het ulcus beter geneest in een vochtig wondklimaat en omdat het verband dan niet zo vaak verwisseld hoeft te worden.

Nadat de wondbedekker is aangebracht, wordt een secundair verband aangebracht. Als er veel wondvocht is, wordt een absorberend verband gebruikt en bij een droge wond een gaasverband. Ten slotte wordt het been ingezwachteld. Als er grote holten zijn rond de enkel, worden deze opgevuld met hydrofiele watten of met op maat geknipt foam, om de druk gelijkmatig te verdelen. Fixeer de watten eventueel met een elastische fixatiezwachtel van 6 cm breed.

Neem voor het zwachtelen per been twee korterekzwachtels met een breedte van 10 cm. Houd tijdens het zwachtelen de voet in een hoek van 90 graden en leg de zwachtel glad en zonder kreukels aan, om drukplekken te voorkomen. De eerste zwachtel begint boven op de voet, direct aan de basis van de tenen. Draai de zwachtel rondom de voet, hiel en enkels stevig naar boven, waarbij de voet zoveel mogelijk omhooggetrokken wordt gehouden om een spitsvoet te voorkomen. De laatste winding eindigt vlak onder de knie. Gebruik bij het vastzetten van de zwachtel geen fixatiekrammetjes maar fixatiepleisters. De tweede zwachtel wordt onder voortdurende druk in tegengestelde richting gedraaid. Begin bovenop de voet, maak één slag om de voet en ga daarna verder over het onderbeen. Ook deze zwachtel eindigt vlak onder de knie. Plak om verschuiving tegen te gaan een lange fixatiepleister aan de beide zijkanten van het verband.

Vervolgens wordt de kleur van de tenen na lopen beoordeeld. Indien er kort na het aanleggen veel pijn ontstaat, de pijn niet minder wordt na circa tien minuten lopen of de tenen blauw kleuren, overleg dan met de arts. Aan de volgende punten moet in het contact met de patiënt regelmatig aandacht worden gegeven:

- veel lopen versnelt de genezing van het ulcus cruris;
- adviseer de patiënt om in liggende positie (ook 's nachts) de benen iets boven het niveau van het hart te leggen en in zittende positie iets boven het zitvlakniveau;
- goede schoenen zijn belangrijk om nieuwe ulcera te voorkomen;
- goede voeding bevordert de genezing;
- overgewicht en roken vertragen de genezing.

Draagverbanden

Protocol 36

De driekante doek of mitella wordt gebruikt als draagdoek voor de arm bij fracturen en ontwrichtingen van pols, arm en schouder. Door het grote gebruiksgemak van de collar'n'cuff ('sling') wordt de mitella steeds minder gebruikt. Door het zachte materiaal ervaren de meeste patiënten de collar'n'cuff ook als comfortabeler in gebruik dan een mitella. Een collar'n'cuff is gemaakt van een strook schuimplastic, met daaromheen een tricot kous. Het heeft dezelfde gebruiksmogelijkheden als een mitella.

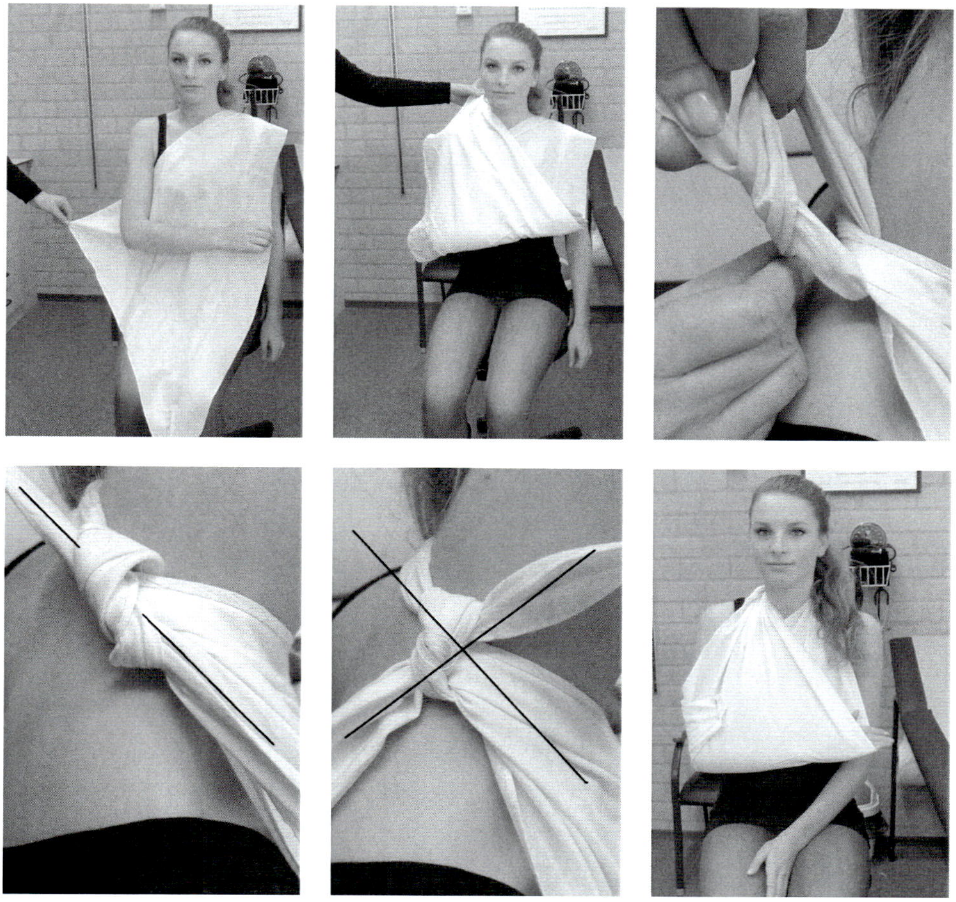

Figuur 6.26 Als de platte knoop correct is aangelegd, liggen de losse flappen in het verlengde van de mitella (zie links onder). Als de losse flappen er loodrecht op staan (zie midden onder), is het dus geen platte knoop.

Aanbrengen mitella Ga zoals te zien in figuur 6.26 voor de patiënt staan bij het aanleggen van de mitella. Pak de driekante doek met de punt en de slip vast en leg de slip op de schouder van de gezonde zijde. Leg de punt op de borst, achter de elleboog, en vouw de voorste slip over de arm heen, naar de schouder van de gewonde zijde. Knoop de slippen naast de wervelkolom aan de gezonde zijde met een platte knoop. Je hebt dan een knoop die vlak is, daardoor prettiger aanvoelt en niet uit zichzelf zal losraken. Zorg er bij het aanleggen van de mitella voor dat de hand iets hoger komt te liggen dan de elleboog; de vingers moeten net iets uit de mitella steken. Vouw de punt bij de elleboog naar voren en zet deze met een veiligheidsspeld vast. Houd hierbij je andere hand tussen de mitella en de arm van de patiënt, zodat je niet per ongeluk in de arm kunt prikken.

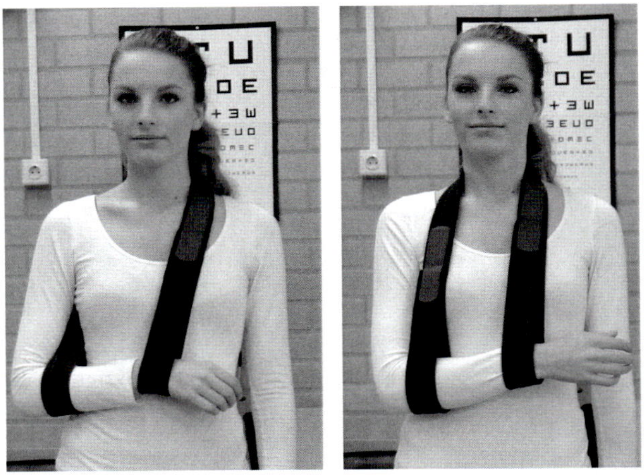

Figuur 6.27 Verschillende manieren om een collar'n'cuff aan te leggen.

Protocol 37

De arts bepaalt of de mitella ook 's nachts gedragen moet worden. Eventueel kan de patiënt de arm 's nachts op een kussen laten rusten. Voor kinderen kun je een mitella kleiner maken, door een strook van de lange zijde af te knippen of door de mitella dubbel te vouwen. De mitella kan eventueel ook als verhoogde mitella aangelegd worden. Je neemt na het aanbrengen van de mitella de gevouwen zijde onder de arm op en legt deze met een veiligheidsspeld vast voor de borst; de arm komt dan vanzelf omhoog te liggen.

Aanbrengen collar'n'cuff Er zijn verschillende manieren om een collar'n'cuff aan te brengen. Meestal vindt de bevestiging plaats met klittenband, maar soms wordt ook wel gebruik gemaakt van kabelbinders of tiewraps. Ook voor de collar'n'cuff geldt dat de hand iets hoger moet liggen dan de elleboog. In figuur 6.27 zijn twee manieren te zien waarop een collar'n'cuff kan worden aangebracht.

6.6 Wratten

Doel van de behandeling

Gewone huidwratten (verruca vulgaris) worden veroorzaakt door besmetting met een humaan papillomavirus. Ze komen vooral bij kinderen voor, door het nog ontbreken van voldoende immuniteit. Omdat bij twee derde van de patiënten binnen twee jaar spontaan genezing plaatsvindt, is de behandeling van eerste keuze in de meeste gevallen gewoon afwachten tot het vanzelf overgaat. Soms is het toch nodig om wratten actief te behandelen. Dat kan bijvoorbeeld als de wrat klachten geeft, zoals pijn bij het lopen als gevolg van een voetwrat. Ook cosmetische redenen kunnen een actieve behandeling nodig maken.

Voor het actief behandelen van wratten bestaan verschillende mogelijkheden. De voorkeur bij behandeling van voetwratten gaat uit naar etsen met monochloorazijnzuur (MCA) of trichloorazijnzuur (TCA) of verweking van de hoornlaag met salicylzuur. Bij wratten op andere plaatsen is 'bevriezen' (cryotherapie) of etsen met MCA/TCA de behandeling van eerste keus.

Salicylzuur

Door onjuist gebruik of verkeerde verwachtingen hebben mensen nogal eens de indruk dat het aanbrengen van salicylzuur 40% niet effectief is. Goede voorlichting is dus belangrijk.

Bescherm de huid rondom de wrat met een leukotape, met daarin een gat ter grootte van de wrat. Een alternatief is om, voorafgaand aan de behandeling, de huid rond de wrat in te smeren met zinkzalf. Het salicylzuur wordt op de wrat aangebracht en het geheel wordt afgedekt met nog een strook leukotape om de salicylzuur op zijn plaats te houden. De ervaring leert dat salicylzuur in een aanstipvloeistof beter op de wrat blijft zitten dan salicylzuur in een zalf. Dit laatste heeft sterker de neiging om zich verder uit te 'smeren'. Er zijn ook kant en klaar salicylpleisters te koop (met een viltring, ter bescherming van de omliggende huid). Deze pleisters zijn meestal in de handel als likdoornpleisters. Voor een goed effect moet het salicylzuur eenmaal per dag worden aangebracht. Van tevoren moet telkens het witte, dode weefsel worden weggeschraapt.

MCA en TCA

Protocol 38

Wratten kunnen ook worden aangestipt met monochloorazijnzuur (MCA) of trichloorazijnzuur (TCA). Dit zijn irriterende stoffen, waardoor het wratweefsel door etsing verdwijnt. Ook bij deze behandeling is het belangrijk dat de huid rondom de wrat goed beschermd wordt met vaseline. Vijl bij een wrat met veel eeltvorming eerst de eeltlaag wat weg om de werking van het MCA/TCA te verbeteren. Na het aanstippen wordt de wrat afgedekt met een pleister. Deze pleister moet na behandeling in ieder geval 12 uur droog gehouden worden. Leg uit dat er de eerste 12 uur niet aan de wrat gezeten mag worden. Er kan dan namelijk nog iets van het MCA of TCA via de vingers op de gezonde huid of in de ogen komen en daar aanleiding geven tot beschadiging.
De behandeling wordt zonodig na drie à vier weken herhaald.

Het aanstippen met MCA en TCA via een wattenstaafje of penseeltje moet altijd zeer voorzichtig gedaan worden. Er wordt zelfs een ziekenhuisopname aangeraden als meer dan 1% van het totale lichaamsoppervlak in aanraking met MCA is gekomen! Stip daarom nooit meer dan vijf wratten tegelijk aan en stip sowieso geen wratten aan bij zwangere vrouwen. Bij het aanbrengen is het daarom raadzaam om handschoenen te dragen. Realiseer je goed dat knoeien met deze middelen op gezonde huid ernstige wonden kan veroorzaken. Handel in zo'n situatie alsof het een chemische brandwond is, door direct gedurende 45 minuten te spoelen met lauw water en de besmette kleding te verwijderen tijdens het spoelen. Mocht er MCA of TCA op het rondom de wrat aangebrachte vaseline terechtgekomen zijn, dan kan het teveel direct met een tissue verwijderd worden. Dep na ongeveer dertig seconden het overgebleven MCA/TCA met een tissue van de wrat.

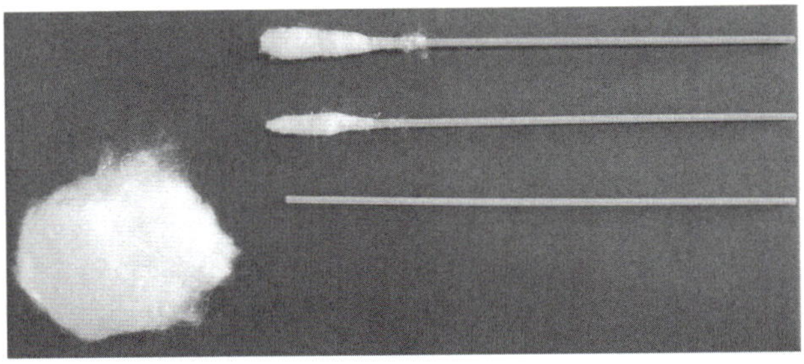

Figuur 6.28 Wattenstokjes.

Vanwege de sterk etsende werking zijn er huisartsen die ervoor kiezen om gebruik te maken van verschillende concentraties. Zo kun je per soort wrat een andere concentratie kiezen:
- TCA 400 mg/g: hele kleine wratjes of wratjes in het gezicht;
- TCA 750 mg/g: normale wratten;
- TCA 900 mg/g: grote dikke wratten, zoals op voetzolen of wratten met een eeltlaag erop.

Cryotherapie

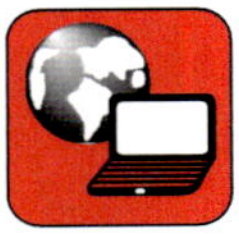

Protocol 39

Cryotherapie is een veel toegepaste behandeling van wratten in de huisartspraktijk. Bij cryotherapie wordt de wrat met vloeibare stikstof (temperatuur van -196°C) aangestipt. Omdat de behandeling met vloeibare stikstof pijnlijk is, is het goed dat van tevoren duidelijk aan te kondigen. Maak vooraf enkele stokjes klaar, met daarop losjes gedraaide wattenpunten (zie figuur 6.28). Kies het wattenstokje met een punt ter dikte van de wrat en doop dat in de vloeibare stikstof, zodat er een druppel in de wattenpunt blijft hangen. Houd het wattenstokje zonder onderbreking loodrecht op de wrat, totdat 1-2 mm van de huid rondom de wrat wit is geworden.

Wacht tot de wrat weer ontdooid is (de witte kleur is dan verdwenen) en herhaal het aanstippen maximaal drie keer, afhankelijk van de grootte en diepte van de wrat. Vooral voetwratten moeten vaak meerdere keren aangestipt worden. Bij aanstippen met stikstof worden de cellen van de wrat vernietigd en er ontstaat een blaar onder de wrat. Na indrogen laat het blaardak met de wrat erin los. Als de wrat na behandeling niet volledig verdwenen is, kan er na twee tot drie weken opnieuw aangestipt worden.

Informeer de patiënt over hoe thuis te handelen: de wrat wordt zwart of er ontstaat een blaar. De patiënt moet proberen de blaar heel te houden, door er niet aan te peuteren. Als de blaar opengaat, moet er een desinfecteermiddel op gedaan worden, waarna de wond met een pleister moet worden afgedekt.

Coaguleren

Met een elektrocauter kun je een wrat coaguleren ('wegschroeien'). Hierna ontstaat een korst die na enige dagen afvalt. Dit wordt per vier weken herhaald, totdat de wrat volledig is verdwenen. Deze behandeling is effectief, maar geeft in vergelijking met de andere methoden de meeste kans op blijvende littekens en is daarom laatste keuze.

Handig om te weten

- In alle gevallen geldt dat je de patiënt, voordat deze naar huis gaat, instructies geeft over eventuele pijnstilling. Zonodig maak je een controleafspraak. Soms moet de patiënt na enkele dagen terugkomen, om het verband te laten verwijderen. In andere gevallen mag de patiënt het verband zelf verwijderen.
- Wratten aanstippen kan voor kinderen erg pijnlijk zijn. Je kunt de behandeling draaglijker voor ze maken door ze af te leiden. Dat kan bijvoorbeeld door veel tegen ze te praten, een verhaaltje te vertellen of ze mee te laten tellen. Als het onmogelijk is om ze stil te krijgen, overleg dan met de begeleiders of je de wrat niet beter uit zichzelf kunt laten verdwijnen. Dat duurt wel wat langer, maar uiteindelijk gaat vrijwel elke wrat vanzelf weg. Ook het (doorgaan met) aanstippen met salicylzuur kan dan geadviseerd worden. Eventueel kan overwogen worden om bij kinderen zo'n dertig minuten voor het aanstippen de huid plaatselijk te verdoven met lidocaïne-prilocaïnecrème of een lidocaïne-prilocaïnepleister.
- Combinatiebehandeling met eerst (dagelijks) salicylzuur voor verweking en daarna (soms zelfs wekelijks) cryotherapie, is effectiever dan elk van deze behandelingen afzonderlijk.
- Cryotherapie met bijvoorbeeld een Histofreezer® is veel minder effectief dan met vloeibare stikstof.
- Doop een gebruikt wattenstokje nooit voor de tweede keer in de vloeibare stikstof (of MCA of TCA). Dit om te voorkomen dat de vloeistof besmet raakt met het wrattenvirus. Gebruik voor elke keer aanstippen dus steeds een nieuw wattenstokje.
- Noteer elke behandeling duidelijk in het patiëntendossier. Waarmee zijn de wratten behandeld? Hoeveel wratten zijn er aangestipt en waar zaten ze precies? Noteer ook hoe groot ze waren (geschat in mm) en welke vervolgafspraak er met de patiënt is gemaakt.
- Ken je grenzen: de diagnose 'wrat' moet eerst door de arts gesteld zijn. Laat ook het aanstippen van wratten in het gezicht, op geslachtsorganen en op de nagelriem liever aan de arts over.

6.7 Uitspuiten van het oor

Oorsmeer (ook wel cerumen genoemd) is een mengsel van losgelaten huidcellen ('schilfers'), talg en vuil in de gehoorgang. Het beweegt zich naar buiten toe en heeft een zelfreinigende en beschermende rol voor de gehoorgang. Sommige mensen hebben regelmatig last van een door cerumen verstopte gehoorgang. Dit kan veroorzaakt worden door het chronisch gebruik van oordopjes bij bijvoorbeeld slechthorendheid, maar vaker zien we dat een verstopping het gevolg is 'rommelen' in de gehoorgang met een wattenstokje, pen, paperclip, enzovoort. Vaak doen mensen dit omdat ze last hebben van jeuk in de gehoorgang, die weer het gevolg kan zijn van een

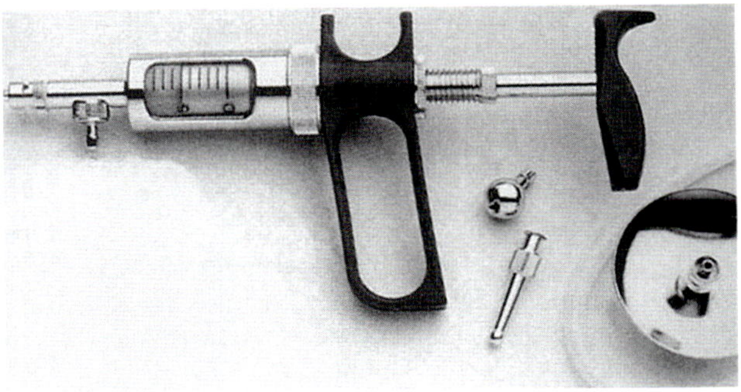

Figuur 6.29 Zelfvullende of automatische oorspuit.

Protocol 40

droog eczeem. Ten slotte kan een verstopping van de gehoorgang ook voorkomen bij een ontsteking van de uitwendige gehoorgang (otitis externa).

In al deze situaties kan het nodig zijn om het oor 'uit te spuiten'. Het uitspuiten van het oor is niet pijnlijk, maar de patiënt kan het wel als een vervelend gevoel ervaren. Ook kan de patiënt duizelig worden. Er zijn veel verschillende soorten oorspuiten. Zo zijn er grote handspuiten, waarbij in de spuit veel water kan worden opgezogen. Nadeel van deze spuit is dat hij hierdoor erg zwaar wordt en dat er wat grotere handen nodig zijn om hem te bedienen. Daarnaast wordt ook de automatische spuit zoals afgebeeld in figuur 6.29 veel gebruikt. Dit is een kleine spuit (soms met een soort revolverhandvat), waarbij een slangetje in een bak met water gelegd moet worden. Na iedere keer dat er gespoten is, zorgt een veermechanisme ervoor dat de zuiger weer teruggaat en de spuit automatisch weer wordt volgezogen. Ten slotte zijn er ook volautomatische elektronische oorspuiten, waarbij het water pulserend wordt uitgespoten. Bij deze spuiten is de spuitkracht meestal instelbaar.

Om het uitspuiten te vergemakkelijken is het prettig als de patiënt enkele dagen voor het uitspuiten gedruppeld heeft met bijvoorbeeld slaolie, arachideolie of gewoon water. Het is goed om dit bij het maken van een afspraak aan de patiënt te vragen. Controleer voordat je gaat spuiten of er contra-indicaties bestaan, zoals oorpijn, een trommelvliesperforatie, aanwezigheid van trommelvliesbuisjes of het hebben ondergaan van een operatie aan het middenoor of trommelvlies. In al deze gevallen is het goed eerst met de arts te overleggen voordat er gespoten gaat worden.

Vertel de patiënt hoe de handeling gaat en welke houding het beste aangenomen kan worden tijdens de uitvoering. De patiënt moet het direct aangeven als er klachten als pijn of duizeligheid ontstaan. Kijk eerst met de otoscoop in beide oren en begin daarbij altijd met het oor zonder klachten. Maak altijd gebruik van disposable oortips en gebruik voor beide oren een andere tip om kruisinfecties te voorkomen.

Kijk in het oor hoe de gehoorgang loopt en waar de prop zit. Laat de patiënt dan op een stoel zitten (bij voorkeur met armleuningen) en ga aan de kant staan waar je met het uitspuiten begint. Zorg voor water van 37°C (handwarm, maar liefst

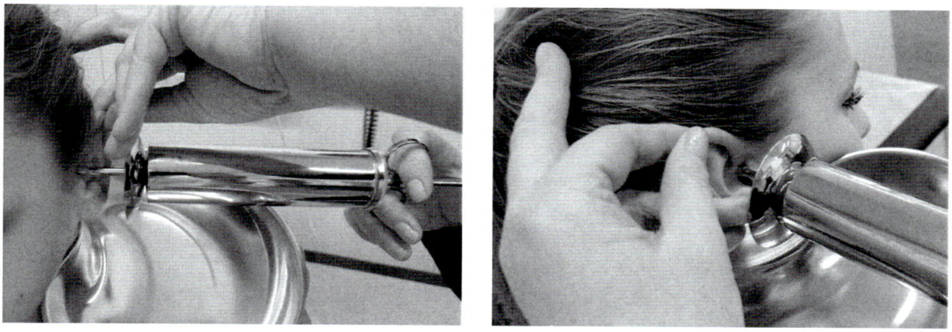

Figuur 6.30 Uitspuiten van het linker- en rechteroor.

gecontroleerd met een thermometer) en spuit eerst de spuit door met water van de juiste temperatuur. Te koud of te warm water kan namelijk het evenwichtsorgaan prikkelen, en zo voor een aanval van duizeligheid zorgen.

Hang een handdoek over de schouder van de patiënt en vraag of deze een nierbekken onder het oor vast kan houden. Zuig de spuit vol water en trek het oor bij de oorschelp naar achteren en iets naar boven, zodat de gehoorgang rechtgetrokken wordt. Waarschuw de patiënt als je gaat spuiten, zodat hij niet schrikt en met zijn hoofd gaat bewegen. Breng de spuit tot aan het begin van de gehoorgang. De hand die de spuit steunt moet zoals afgebeeld in figuur 6.30 ook goed contact maken met het hoofd, zodat de tip van de spuit bij een onverwachte beweging van de patiënt geen beschadiging van de gehoorgang kan veroorzaken en de gehoorgang niet kan afsluiten.

Bij het spuiten moet de straal niet op het trommelvlies maar op de bovenwand van de gehoorgang gericht worden, om te voorkomen dat er een trommelvliesperforatie ontstaat.

Kijk steeds na het spuiten of de cerumenprop eruit gekomen is. Als de cerumenprop na drie pogingen niet is losgekomen, moet de patiënt met water in het oor en een watje circa vijftien minuten wachten om de prop los te weken. Als er na weer twee pogingen nog steeds geen resultaat is bereikt, wordt de patiënt gevraagd thuis het oor te druppelen met olie, tweemaal per dag gedurende drie dagen, en dan terug te komen.

Vraag, als de prop eruit is, of de patiënt het hoofd even goed wil buigen naar de kant waar het oor is uitgespoten. Zo kan het overtollige water er uitlopen. Controleer met de otoscoop of de prop in de gehoorgang weg is. Droog de oorschelp af en droog de gehoorgang zo ver mogelijk met een opgerold gaasje. Informeer naar de toestand van de patiënt. Bij duizeligheid kan hij (nog) niet aan het verkeer deelnemen; laat hem dan eerst nog even rustig zitten. Noteer de gegevens in het medisch dossier.

Reinig de oorspuit na elk gebruik, dus na iedere patiënt, van binnen en buiten. Gebruik daarbij het juiste reinigingsmiddel voor instrumenten, zoals bijvoorbeeld Sekusept®. Maak instrumenten na het reinigen goed droog en desinfecteer met alcohol 70%. Bij ontsteking of letsel van de gehoorgang moet de oorspuit na gebruik ook nog worden gesteriliseerd.

Handig om te weten

- Het chronisch gebruiken van tweemaal per dag vier druppels water in de gehoorgang vermindert de behoefte om oren uit te spuiten met 50%.
- Voor het uitspuiten van de oren van een kind moet je sommige handelingen anders uitvoeren. Kinderen zitten moeilijker stil, vinden het eng en weten niet wat er gaat gebeuren. Vraag of de ouder of verzorger wil plaatsnemen op de stoel en het kind op schoot wil nemen. Laat de ouder of verzorger het hoofd van het kind tegen de borst gedrukt houden, zodat het kind geen onverwachte bewegingen kan maken tijdens de handeling. Soms is het nodig om de beentjes tussen de benen van de verzorger te fixeren. Met de ene hand kan de ouder of verzorger nu het bekken vasthouden en tegelijk de andere vrije arm om de armen van het kind slaan.
- Controleer altijd beide oren, ook al klaagt de patiënt maar over één kant. Vaak zie je in het andere oor ook een cerumenprop zitten, die misschien op dit moment nog geen klachten geeft, maar eventueel nu ook uitgespoten kan worden.
- Bij het uitspuiten van een oor met een otitis externa moeten niet-steriele handschoenen, een beschermende bril en een mond-neusmasker gedragen worden.

6.8 Teek verwijderen

De teek is een klein insect dat zich voedt met bloed van dieren of mensen. Doordat een deel van de teken besmet is met de bacterie *Borrelia burgdorferi*, is er na een tekenbeet altijd een kleine kans dat deze besmetting op de mens is overgebracht. Bij een deel van de besmette mensen kan op deze manier de ziekte van Lyme ontstaan. We gaan ervan uit dat de kans op deze besmetting klein is, als de teek binnen 24 uur verwijderd is. Omdat er elders in Europa ook andere infectieziekten zijn die door teken kunnen worden overgebracht, is het belangrijk dat je altijd vraagt waar de tekenbeet opgelopen is. Overleg met de arts als de beet buiten Nederland opgelopen is.

Verwijderen van de teek

Protocol 41

Pak de teek zo dicht mogelijk op de huid vast met een spits pincet (of een speciaal tekenpincet). Let er daarbij goed op dat je niet knijpt in het lijfje van de teek. Trek de teek zonder draaien voorzichtig loodrecht uit de huid. Als het kopje van de teek hierbij afbreekt en in de huid achterblijft, is dat niet erg. Het resterende stukje zweert er, net als een splinter, vanzelf weer uit. Omdat men vermoedt dat de kans op besmetting groter is als de teek voorafgaand aan het verwijderen verdoofd wordt (bijvoorbeeld met alcohol, spiritus, olie of nagellak) wordt dit ontraden. Maak na het verwijderen van de teek het wondje schoon met alcohol 70% of jodiumtinctuur. Noteer in het medisch dossier van de patiënt op welke plek van het lichaam de tekenbeet geweest is en de datum van de tekenbeet. Zie figuur 6.31.

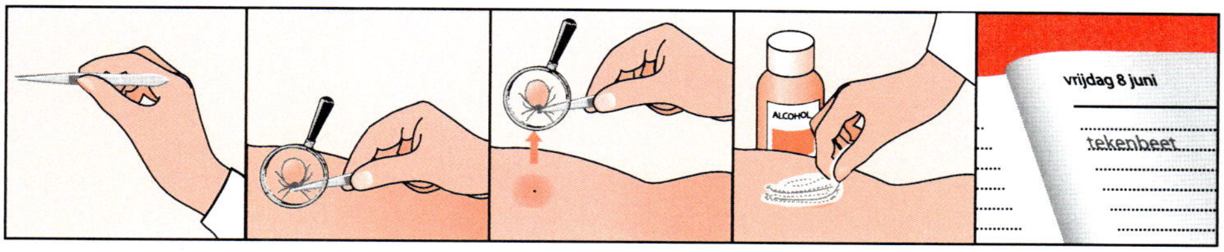

Rijksinstituut voor Volksgezondheid en Milieu
Ministerie van Volksgezondheid, Welzijn en Sport

Figuur 6.31 Verwijderen van een teek (Deze informatie is tot stand gekomen in samenwerking met het Rijksinstituut voor Volksgezondheid en Milieu (RIVM), diverse organisaties en beroepsgroepen. Aan de inhoud van deze informatie kunnen geen rechten worden ontleend.)

Informatie patiënt

Vertel de patiënt dat het normaal is dat er na het verwijderen van een teek de eerste dagen een rood vlekje rond de bijtopening aanwezig is. Dat gaat vanzelf weer weg. Leg uit dat er in ieder geval contact moet worden opgenomen als een van de volgende verschijnselen optreedt in de periode vanaf enkele dagen tot circa drie maanden na de tekenbeet:
- een rode of blauwrode plek op de huid die steeds groter wordt;
- griepachtige klachten, zoals koorts, hoofdpijn of spierpijn;
- dubbelzien of een scheef gezicht;
- tintelingen of krachtsvermindering in armen of benen;
- gewrichtsklachten (dik en pijnlijk).

6.9 IUD inbrengen

Een koper- of hormoonhoudend spiraal ('intrauterine device', IUD) kan ingebracht worden als anticonceptiemiddel. Het hormoonhoudend spiraal (Mirena®, zie Figuur 6.32) wordt echter ook veel gebruikt bij hevige menstruaties in de overgang. Tijdens het vrijen horen noch de vrouw, noch haar partner iets te merken van de aanwezigheid van het spiraaltje. Als dit wel zo is, moet de patiënt contact opnemen met de arts. Vooral het te kort afknippen van de draadjes kan tijdens het vrijen een prikkend gevoel geven in de penis van de man.

Tampons kunnen zonder enig bezwaar worden gebruikt. De vrouw moet na elke menstruatie wel altijd even controleren of de draadjes er nog zijn. Dit gaat het beste door met een voet bijvoorbeeld op het bed, het bad of de rand van de toiletpot te staan, waardoor de vagina iets geopend wordt. Met twee vingers kan ze dan zelf de draadjes voelen. Als de draadjes niet voelbaar zijn of als het spiraaltje zelf te voelen is, moet ze contact met de arts opnemen.

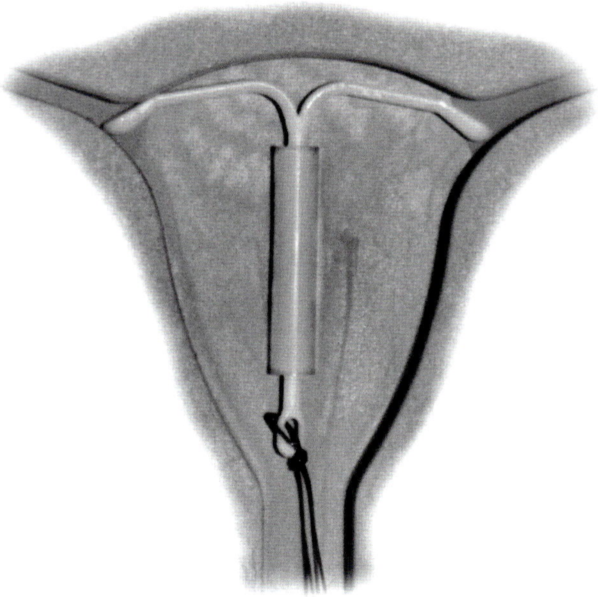

Figuur 6.32 Mirena®-spiraal.

Een spiraaltje kan over het algemeen een jaar of vijf blijven zitten. Noteer het tijdstip waarop het spiraaltje vervangen moet worden in het medisch dossier. Zonodig kun je de vrouw er dan aan herinneren.

Voorbereiding

Als je in de agenda ziet dat er een vrouw komt om een spiraaltje te laten inbrengen, leg je vooraf op een steriel veld de benodigde steriele materialen klaar:
- speculum;
- portioaanhaaktang;
- uterussonde;
- eventueel uterusdilatator;
- lange chirurgische schaar;
- voorgeschreven spiraaltje.

Verder heb je nog gazen en/of deppers nodig, desinfectans, een onderlegger en een maandverband of inlegkruisje.

Handeling

Na het onderzoek van de baarmoeder brengt de arts een speculum in. De baarmoederhals en schede worden met een desinfecterend middel schoongemaakt. Met een uterussonde wordt de diepte van de baarmoeder gemeten. Zonodig houdt de arts de baarmoeder op zijn plaats met een portioaanhaaktang. Als de baarmoedermond erg nauw is, kan deze wat opgerekt worden met een uterusdilatator. Omdat het inbrengen van een spiraaltje het makkelijkst gaat als de baarmoedermond iets open is, wordt dit vaak op de derde dag van de menstruatie gedaan. Het spiraaltje wordt ingebracht in de baarmoeder met behulp van een dun plastic buisje. De draadjes moeten enkele centimeters uitsteken en worden daarom op maat afgeknipt. Na afloop krijgt de patiënt een maandverband of inlegkruisje. Het is normaal dat er wat bloedverlies optreedt.

6.10 Materialen bij incontinentie en stomaverzorging

Incontinentiematerialen

Incontinentie is het onvermogen om de ontlasting of urine op te houden. Bij de behandeling van incontinentie is het belangrijk om de oorzaak op te sporen. Soms kan een relatief eenvoudig te verhelpen urineweginfectie al incontinentieklachten geven. Ook kan behandeling door de (bekken)fysiotherapeut of een chirurgische behandeling uitkomst bieden. Soms is echter geen behandeling mogelijk of moeten er in afwachting van een behandeling hulpmiddelen gebruikt worden om urine of ontlasting op te vangen. In principe wordt gekozen voor een middel waarbij de functie van de blaas zo goed mogelijk intact blijft. Dat betekent in de praktijk dat er pas op het allerlaatste moment voor een blaaskatheter gekozen zal worden.

De meeste apotheken en ziekenhuizen hebben een medewerker die gespecialiseerd is in incontinentie. Meestal krijgt de patiënt eerst een proefpakketje mee, zodat het gewenste materiaal uitgeprobeerd kan worden. De meeste incontinentiematerialen worden door de ziektekostenverzekering vergoed, nadat de arts een machtiging heeft uitgeschreven.

Het is voor de patiënt een hele stap om toe te geven dat hij incontinentiemateriaal nodig heeft. Een verkeerd advies of verkeerde verwijzing kan aanleiding zijn om niet meer op de vraag terug te komen, met alle vervelende gevolgen van dien.

De verscheidenheid aan verbandmaterialen lijkt oneindig. Iedere fabrikant heeft een eigen productlijn, met eigen naamgeving. Verbandmateriaal is er in diverse grootten en vormen. Voor een lichte incontinentie (af en toe een paar druppels urine) is er een klein verband dat veel lijkt op maandverband. Voor meer urineverlies is er groter verband, tot aan verband in luiermodel voor totale incontinentie. Deze grotere verbanden zijn meestal ook geschikt voor de opvang van ontlasting. Groter verband is er in dag- en nachtmodel. Het nachtmodel heeft een grotere absorptiecapaciteit.

Kleinere verbanden worden in de onderkleding gedragen. Voor groter verband zijn er elastische netbroekjes om het verband te fixeren. Verband in broekluiermodel wordt met plakstrips vastgemaakt op het verband zelf.

Maandverband is niet geschikt voor de opvang van urine. Het moderne incontinentiemateriaal bevat speciale absorberende middelen die de urine vasthouden en geurtjes en lekken helpen voorkomen. Bij goed gebruik ruikt incontinentiemateriaal niet en komt lekkage niet tot nauwelijks voor. Incontinentiemateriaal kan ongezien gedragen worden onder de kleding. De patiënt moet er soms wel rekening mee houden bij de keuze van de kleding.

Uit respect voor een patiënt is het overigens goed om nooit te spreken over luiers, maar altijd aanduidingen als verbanden of opvangmateriaal te gebruiken.

Afvoerende systemen

In plaats van het opvangen van de urine kun je er ook voor kiezen om de urine af te voeren. Voor vrouwen is daarvoor (nog) geen bevredigende oplossing voorhanden. Bij mannen kan een condoomkatheter gebruikt worden. Om de penis wordt een speciaal condoom aangebracht. Dit lijkt op een condoom voor anticonceptie. Op de top van het condoom bestaat daarbij de mogelijkheid een urineopvangzak aan te sluiten. Overdag wordt de urineopvangzak aan het been gedragen, 's nachts kan er een zakje aangesloten worden dat bijvoorbeeld aan de rand van het bed gehangen kan worden. Bij een condoomkatheter blijft de normale blaasfunctie intact en kan de man op iedere gewenste plaats de urineopvangzak laten leeglopen.

Urethrastopje

Voor vrouwen is er een urethrastopje en de incontinentietampon. Het urethrastopje moet in de opening van de plasbuis ingebracht worden, waardoor deze afgesloten wordt. De incontinentietampon drukt tegen de urethra, waardoor de incontinentieklachten minder worden of overgaan. Deze hulpmiddelen werken nog niet altijd optimaal, maar sommige vrouwen hebben er wel baat bij.

Anaaltampon

De naam zegt het al: dit is een soort tampon die je in de anus inbrengt. De tampon blijft daar zitten. De anus wordt afgesloten en de ontlasting wordt tegengehouden. Enkele vormen van incontinentie van ontlasting kunnen hiermee goed behandeld worden. Het grote voordeel is dat de ontlasting niet meer opgevangen hoeft te worden, maar, na het verwijderen van de tampon, gewoon op het toilet geloosd kan worden.

Materialen voor stomaverzorging

Een stoma is een kunstmatige opening door de buikwand voor afvoer van urine of ontlasting. Als de ontlasting niet langs de natuurlijke weg afgevoerd kan worden, kan de chirurg de darm doornemen en het uiteinde via de buikwand naar buiten halen en vasthechten. Ook de urine kan zo afgevoerd worden. Er wordt een stukje darm weggenomen en door de buikwand naar buiten gehaald en vastgezet. Op dit stukje

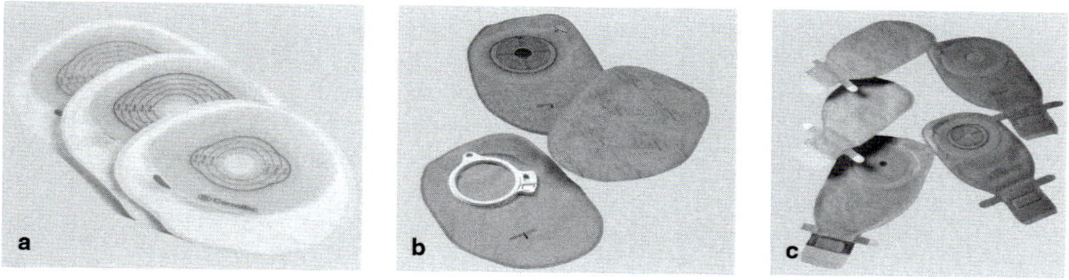

Figuur 6.33 Van links naar rechts: eendelig systeem, tweedelig systeem en zakjes voor een ileostoma.

darm worden de ureters aangesloten. Zo komt de urine via de buikwand naar buiten. Om de ontlasting of de urine op te vangen, wordt een stomazakje gebruikt. Hiervoor zijn twee systemen in de handel: een eendelig en een tweedelig systeem. Bij het eendelige systeem wordt het zakje direct op de huid rondom de stoma aangebracht. Bij een tweedelig systeem wordt eerst een plak met een ring om de stoma aangebracht. Op deze ring kan een zakje vastgemaakt worden met een kliksysteem. Welk systeem de patiënt kiest, hangt af van zijn persoonlijke voorkeur.

Bijna ieder ziekenhuis heeft een stomaverpleegkundige in dienst, die de patiënt adviseert bij de keuze van het opvangmateriaal. De stomaverpleegkundige geeft ook instructies voor het gebruik van het materiaal en fungeert als vraagbaak voor de patiënt en het overige personeel. Als doktersassistent kun je ook te maken krijgen met patiënten die stomamaterialen gebruiken. Meestal bestaat je taak uit het schrijven van een machtiging voor die materialen (die de arts ondertekent). Het verzorgen van de stoma doet de patiënt in principe zelf. Bij vragen kun je verwijzen naar de stomaverpleegkundige of wijkverpleegkundige.

Stoma voor ontlasting

Een stoma voor de ontlasting (anus praeternaturalis, AP) wordt, afhankelijk van de plaats, ook wel ileostoma of colostoma genoemd. Bij een colostoma is de dikke darm naar buiten gehaald. Afhankelijk van de plaats in het colon heb je dan iets dunnere tot normale ontlasting. Bij een ileostoma is de dunne darm naar buiten gehaald. Omdat er dan nog geen water is geresorbeerd door de dikke darm, is de ontlasting dun tot waterdun.

Door de aard van de ontlasting vraagt een colostoma een ander soort zakje dan een ileostoma. Het zakje voor het colostoma is een dicht zakje. Als er ontlasting in zit, wordt het zakje vervangen door een schoon zakje. Het zakje voor een ileostoma heeft een afsluitbare opening. Als er ontlasting in het zakje zit, kan de patiënt het zakje in het toilet laten leeglopen, waarna het opnieuw gesloten wordt. Het zakje hoeft dus niet steeds vervangen te worden. In figuur 6.33 zijn drie verschillende stomazakjes afgebeeld.

Stoma voor urine

Een stoma voor de urine (urostoma of ureter praeternaturalis, UP) moet regelmatig geleegd kunnen worden, daarom zit er een aftappunt aan. Dit kan een kraantje of een dopje zijn. De patiënt kan het zakje hierdoor legen in het toilet. 's Nachts kan er een urineopvangzak op aangesloten worden, zodat de patiënt het zakje 's nachts niet hoeft te legen.

Bijlagen

Literatuur

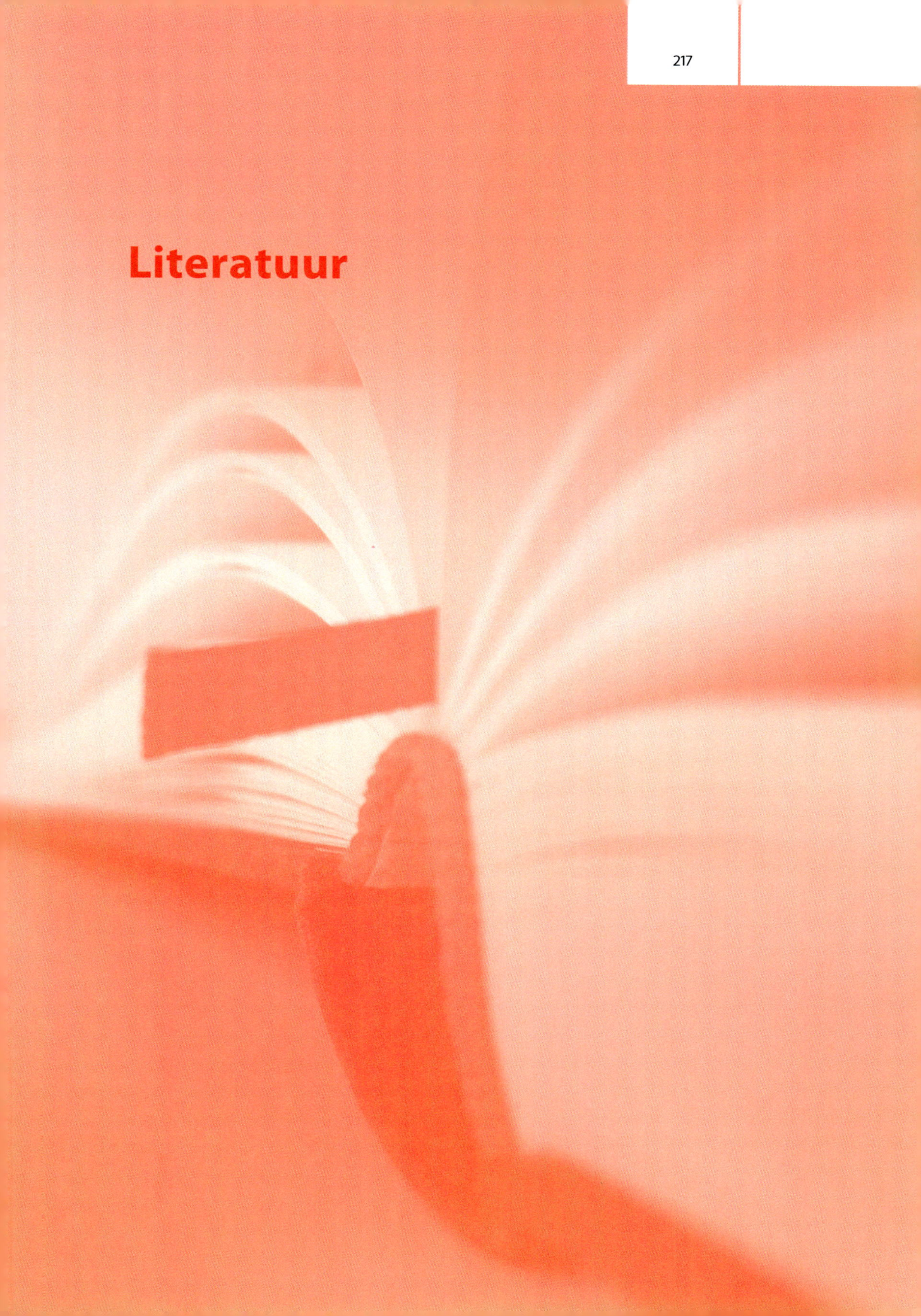

Balen, F.A.M. van (2005). Tympanometrie in de huisartsenpraktijk. *Bijblijven, 21*, 57–65.

Bijlage audiometrie, fluisterspraaktest, stemvorkproeven en uitspuiten (2014). *Huisarts & Wetenschap, juni.*

Bischoff, E. (2007). Spirometrie in de eerste lijn. *Bijblijven, 23*(9).

Bloedafname KCL, Instructie voor verpleegkundigen en doktersassistenten; Meppel: Diaconessenhuis.

Brölmann, F.E. e.a. (2013). Richtlijn 'Wondzorg', De behandeling van acute wonden: 7 tips; *Ned Tijdschr Geneeskd, 157*, A6086.

Chavannes, N. (2005). De saturatiemeter. *Bijblijven, 21*, 24–7.

Dongen-Lases, E.C. van e.a. (2013). Richtlijn veneuze bloedafname. Werkgroep Preanalyse van de NVKC. Amsterdam: AMC.

Donkers, E.C.M.M., & Wittebol-Post, D. (red.) (1998). *Oogheelkundige screening bij kinderen. Uitvoering en achtergronden*. Assen: Van Gorcum.

Eekhof, J., & Knuistingh Neven, A. (2009). Cerumen; *Huisarts & Wetenschap, mei.*

Genderen, M.E. van (2013). Perifere circulatie bij ernstig zieke patiënten. *Ned Tijdschr Geneeskd, 157*, A5338.

Glerum, J., Reuver, A. de, Dorussen, N., & Walk, C. (2006). *Medisch-technisch handelen*. Houten: Bohn Stafleu van Loghum.

Goudswaard, A.N. e.a. (2014). *Handboek verrichtingen in de huisartsenpraktijk*. Houten: Prelum.

Groot, R. de (2014). Handhygiëne in de jeugdgezondheidszorg, ook bij het vaccineren? *Infectieziekten Bulletin, 3*(25).

Gunst, S. van e.a. (2011). Wondbehandeling. *NHG-PraktijkWijzer*. Utrecht: NHG.

Haaren, K.M.A. van e.a. (2013). Bevolkingsonderzoek baarmoederhalskanker; *NHG-Praktijkhandleiding*; Utrecht: NHG.

Hermsen, J.T. (2005). Elektrocardiografie. *Bijblijven, 21*, 15–23.

Hirasing, R.A., & Leerdam, F.J.M. van (2010). *Basisboek jeugdgezondheidszorg*. Amsterdam: Elsevier.

Hof, N. van, Balak, F.S.R., Apeldoorn, L., Nooijer, H.J. de, Vleesch Dubois, V., Rijn-van Kortenhof, N.M.M. M. van (2010). NHG-Standaard Ulcus cruris venosum. *Huisarts Wet, 53*(6), 321–34.

In 't Veld, C.J. e.a. (2012). *Handboek diagnostische verrichtingen in de huisartsenpraktijk*. Houten: Prelum.

JGZ (november 2014). *Richtlijnen*. ▶ http://www.ncj.nl/onderwerpen/2/richtlijnen.

Jongh, T.O.H. de e.a. (2012). *Praktische vaardigheden*. Houten: Bohn Stafleu van Loghum.

Kazemier, B.M. e.a. (2014). Interpretatie urinekweek toch niet zo eenvoudig; *Ned Tijdschr Geneeskd, 158*, A7223.

Kwaliteitskoepel (november 2014). *Richtlijnen*. ▶ http://www.kwaliteitskoepel.nl/kwaliteitsbibliotheek/richtlijnen/. Nederlands Centrum Jeugdgezondheid.

Nederlands Huisartsen Genootschap (april 2015). *NHG-standaarden*. ▶ https://www.nhg.org/nhg-standaarden.

Nisbet, A.C. (2006). Intramuscular gluteal injections in the increasingly obese population: retrospective study. *BMJ, 332*(7542), 637–8.

Oogziekenhuis (2011). *Oogdruppelwaaier*. Rotterdam: Oogziekenhuis.

Pekelharing, J.M. e.a. (2013). *Handboek medische laboratoriumdiagnostiek*. Houten: Prelum.

NHG (2013). *Protocol Ambulante bloeddrukmeting; bijlage bij Protocollair CVRM*. Utrecht: NHG.

NHG (2013). *Protocol Bloeddruk meten; bijlage bij Protocollair CVRM*. Utrecht: NHG.

Rijksinstituut voor Volksgezondheid en Milieu (november 2014). *RIVM-richtlijnen*. ▶ http://www.rivm.nl/cib/infectieziekten-a-z/richtlijnen.

Rijt, W.G. van (2014). Lokale anesthesie met adrenaline in hand en vingers. *Ned Tijdschr Geneeskd, 158*, A7390.

Sajet-van de Pol, R., & Vedder, J. (2009). *Cervix in beeld*. Nijmegen: Lijn.

Schermer, T.R.J. (2005). Spirometrie. *Bijblijven, 21*, 5–14.

Stobberingh, E. (2013). Infectiepreventie blijft hoofdzaak. *Huisarts & Wetenschap, januari.*

Stoffers, H.E.J.H. (2005). Het Dopplerapparaat: de bepaling van de enkel-armindex. *Bijblijven, 21*, 33–40.

Talma, H. e.a. (2010). *Groeidiagrammen 2010*. Amsterdam: Elsevier.

Thiel, E. van, & Broek, A. (2008). Inrichting van de praktijk. *Huisarts in Praktijk.*

Veen, N. van der e.a. (2013). Uitvoeringstoets wijziging bevolkingsonderzoek baarmoederhalskanker 2013; *RIVM rapport 225121002/2013.*

Veldhuizen, H. van (2013). Ontlastingstest bevolkingsonderzoek darmkanker. *Ned Tijdschr Geneeskd, 157*, A6330.

Venrooij, M. van e.a. (2012); *NHG-PraktijkWijzer*, Verrichtingen, deel 1, juni. Utrecht: NHG.

Vries, C.G.J.C.A. de e.a. (2012). Point-of-care testing in primary care in the Netherlands; Management of patient safety related aspects. *RIVM Report 360121001/2012.*

Wetering, H. van de (2014). Hechten is als veters strikken. *Arts in Spe, augustus.*

Wierik, M.J.M. te e.a. (2013). Tetanusprofylaxe na verwonding. *Ned Tijdschr Geneeskd, 157*, A5906.

Wijshake D. e.a. (2013). Otitis externa na cerumenlavage. *Huisarts & Wetenschap, januari.*

WIP (februari 2015). *Richtlijnen.* ▶ http://www.rivm.nl/Onderwerpen/W/Werkgroep_Infectie_Preventie_WIP.

Wolff, A.P., & Heideveld-Chevalking A.J. (2014). *Gouden patiëntveiligheidsregels vs 1.0.* Panton & Radboudumc 2014; internet: ▶ www.vvcz.nl

Wondbedekkers en wondverbandwijzer [2014]; *KNMP-kennisbank.* [▶ https://kennisbank.knmp.nl]

Woundcare Consultant Society (2014). *Wondenboek 2014.* Leiden: Woundcare Consultant Society.

Register

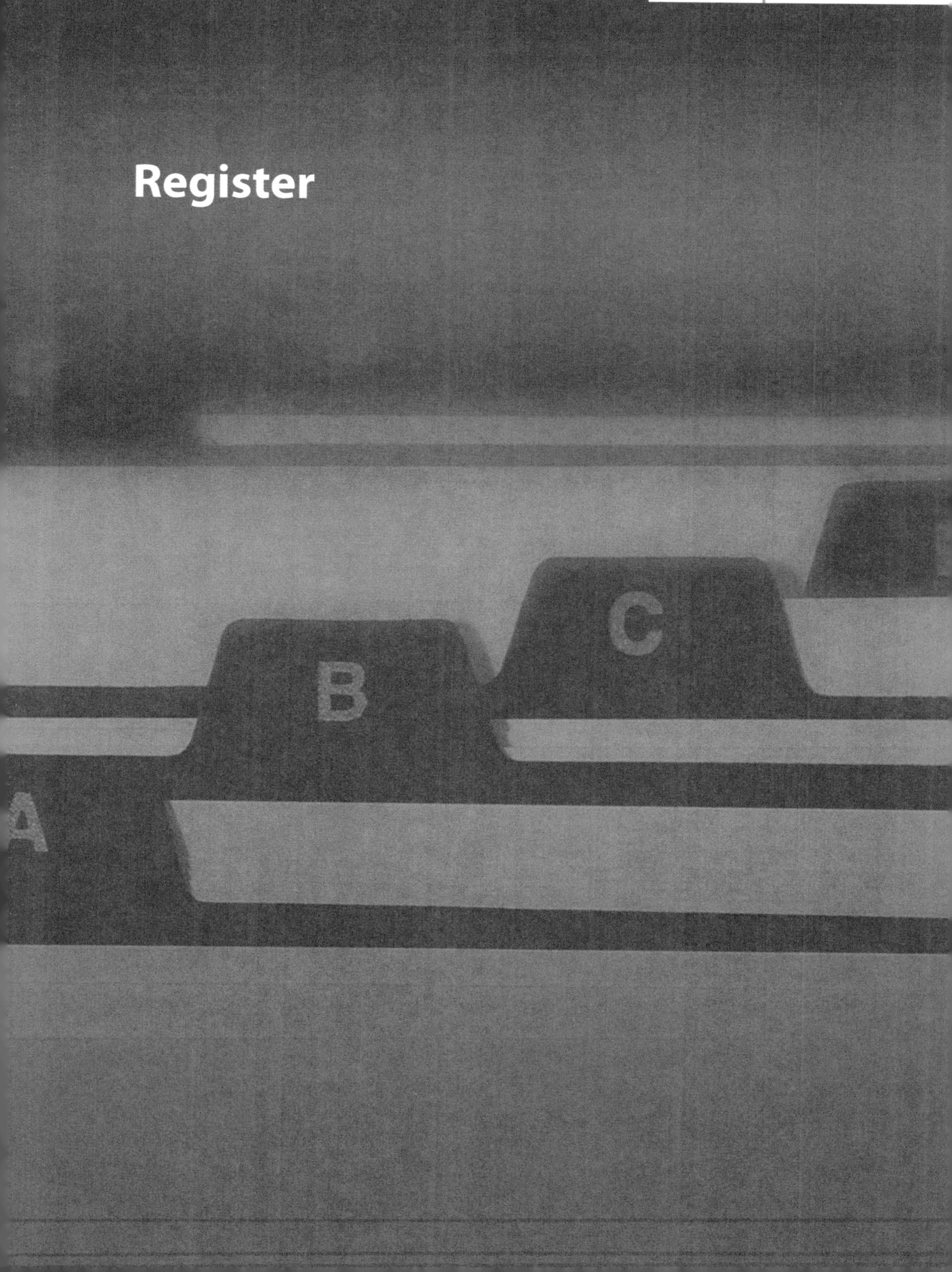

I

J

K

L

M

N

O

P

R

S

T

U

V

W

Z

Made in the USA
Monee, IL
06 September 2025

25100693R00140